上海市医疗服务需求方服务利用年度分析报告（2018）

ANNUAL ANALYSIS REPORT ON DEMANDERS' UTILIZATION
OF SHANGHAI MEDICAL SERVICE (2018)

上海市卫生健康信息中心　组编

U0263692

科 学 出 版 社
北 京

内 容 简 介

本报告是我国首部基于区域诊疗大数据,从医疗服务需求方(即就诊人口)切入的分析报告。本报告通过系统梳理 2018 年度上海市医疗服务需求方的全部就诊数据,全方位还原了上海市医疗服务需求与利用全貌。报告从多个角度切入,描述其人口学特征,以及在公立医疗机构内利用医疗服务的频次、就诊费用、就诊原因等,对利用门急诊和住院服务的人群特征及各类人群卫生服务需求和利用的特征深度剖析,全面展现了上海市医疗服务需求方对医疗服务的利用。

本报告适合医疗卫生行业各类相关人员,具体包括行政管理者、医务工作者、科研工作者等参考使用,其中,行政管理者可将本报告作为区域卫生发展规划等相关政策制定的参考书,科研工作者可将本报告作为研究行业现状的工具书。

图书在版编目(CIP)数据

上海市医疗服务需求方服务利用年度分析报告. 2018 / 上海市卫生健康信息中心组编. —北京:科学出版社, 2019.10

ISBN 978-7-03-062391-1

Ⅰ. ①上… Ⅱ. ①上… Ⅲ. ①医疗卫生服务—研究报告—上海—2018 Ⅳ. ①R199.2

中国版本图书馆 CIP 数据核字(2019)第 208783 号

责任编辑:闵 捷 / 责任校对:谭宏宇
责任印制:黄晓鸣 / 封面设计:殷 靓

科学出版社 出版

北京东黄城根北街 16 号
邮政编码:100717
http://www.sciencep.com

南京展望文化发展有限公司排版
上海万卷印刷股份有限公司印刷
科学出版社发行 各地新华书店经销

*

2019 年 10 月第 一 版 开本:787×1092 1/16
2019 年 10 月第一次印刷 印张:15 1/2
字数:370 000

定价:140.00 元
(如有印装质量问题,我社负责调换)

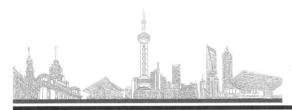

ANNUAL ANALYSIS REPORT ON DEMANDERS' UTILIZATION
OF SHANGHAI MEDICAL SERVICE (2018)

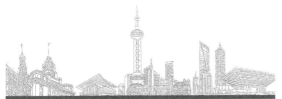

前 言

　　随着人群健康需求的日益增长、疾病谱的变化和医疗技术的发展，利用门急诊和住院服务人口的构成特征、就医流向和行为模型等也会随之发生转变。有鉴于此，为厘清上海市医疗服务需求方（即就诊人口）对卫生服务的需求和利用特征，上海市卫生健康信息中心于2018年年初启动了《上海市医疗服务需求方服务利用年度分析报告（2018）》的编写工作。本报告理论紧密联系实际，深入浅出，梳理了医疗服务需求和利用相关的指标体系，突出实用性和创新性。

　　《上海市医疗服务需求方服务利用年度分析报告（2018）》主要分为三个部分。第一部分以第二章为主体，主要描述上海市就诊人口的人口学特征和就诊主要原因，以构建上海市就诊人口的疾病谱。第二部分以第三章为主体，主要描述就诊人口对门急诊服务的利用程度、就诊费用和处方数量，并在每个维度上展示了资源利用最多的疾病分类。第三部分以第四章为主体，主要描述就诊人口对住院服务的利用程度和住院费用，并在每个维度上展示了资源利用最多的疾病分类。

　　《上海市医疗服务需求方服务利用年度分析报告（2018）》图文并茂，深入浅出，繁简得当，希望医疗卫生工作者将其作为制定卫生发展规划相关政策的参考书，科研工作者则可将本报告作为研究行业现状的工具书。

　　在此特别感谢上海市卫生健康信息中心成员们对本报告无私的付出和奉献。对上海市卫生行业相关专家对本报告提出的宝贵意见一并表示诚挚的谢意。

上海市卫生健康信息中心

2019 年 4 月

ANNUAL ANALYSIS REPORT ON DEMANDERS' UTILIZATION
OF SHANGHAI MEDICAL SERVICE (2018)

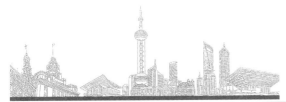

目 录

ANNUAL ANALYSIS REPORT ON DEMANDERS' UTILIZATION
OF SHANGHAI MEDICAL SERVICE (2018)

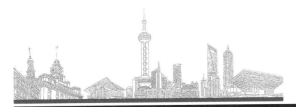

上海市医疗服务需求方服务利用年度分析报告（2018）

基本情况

一、目的

随着人群健康需求的日益增长、疾病谱的变化和医疗技术的发展,利用门急诊和住院服务人口的构成特征、就医流向和行为模型等也随之发生转变。本报告旨在深度剖析在上海市公立医疗机构①中利用门急诊和住院服务人群的特征,以及各类人群卫生服务需求和利用的特征,为制定卫生发展规划相关政策提供客观依据。

二、方法和内容

本报告数据广度大、覆盖面全。本报告基于上海市现有"健康网"平台系统收集的2018年全市公立医疗机构的门急诊和住院服务诊疗个案的大数据,采用360°视图的评价方法,从上海市医疗服务需求方(即就诊人口,下文均称"就诊人口")的多个角度切入,描述其人口学特征,以及在公立医疗机构内利用医疗服务的频次、就诊费用、就诊原因等,从而全面展现上海市就诊人口健康医疗的需要与需求。

本报告中,以就诊人口身份证号为数据来源,对人口分别按性别、年龄组、支付方式进行了分类。按支付方式分为医保(特指上海市城镇职工基本医疗保险、城镇居民基本医疗保险和新型农村合作医疗)支付人口和非医保支付人口;按世界卫生组织对年龄段的划分,将就诊人口分为不同年龄组,分别为儿童 0~14 岁,青年 15~44 岁,中年 45~59 岁,年轻老年人60 岁~74 岁,老年人 75~89 岁,长寿老人 90 岁及以上。

三、数据分析

本报告使用描述性分析对 2018 年上海市公立医疗机构的门急诊和住院服务诊疗个案的大数据进行展示,用以比较不同类型就诊人口对门急诊和住院服务的利用特征。

---

① 本报告中公立医疗机构计算口径为市级三级医院、区属三级医院、区属二级医院和社区卫生服务中心(站)。市级三级医院: 6 家国家卫生健康委员会委属医院,3 家海军军医大学附属医院,1 家中国福利会附属医院,1 家同济大学附属医院,10 家上海交通大学医学院附属医院(上海交通大学医学院附属第九人民医院和上海交通大学医学院附属第九人民医院北院计为 2 家医院),以及 16 家上海申康医院发展中心直属医院;区属三级医院: 除市级三级医院外的三级公立医院;区属二级医院: 所有等级为二级的公立医院;社区卫生服务中心(站): 所有社区卫生服务中心(站)。

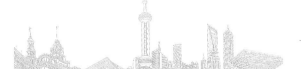

上海市就诊人口基本情况

第一节 人口学特征

一、性别

如表 2-1,2018 年上海市就诊人口中,男性占比 47.6%,女性占比 52.4%,男女性别比为 0.91①。门急诊就诊人口中,男性占比 47.5%,女性占比 52.5%,男女性别比为 0.90;住院人口中,男性占比 44.5%,女性占比 55.5%,男女性别比为 0.80。

表 2-1 就诊人口的性别构成

性 别	服务类型		合 计
	门急诊	住院	
男性(%)	47.5	44.5	47.6
女性(%)	52.5	55.5	52.4
男女性别比	0.90	0.80	0.91

二、年龄

如图 2-1,从就诊人口占比随年龄变化来看,呈现多波峰变化,分别在 0~4 岁(10.5%)、30~34 岁(8.9%)和 60~64 岁(7.4%)出现 3 个波峰。

如表 2-2,从年龄组角度来看,青年在总就诊人口中占比最高,为 39.6%。青年在门急诊就诊人口中占比最高,为 39.7%;年轻老年人在住院人口中占比最高,为 28.0%。

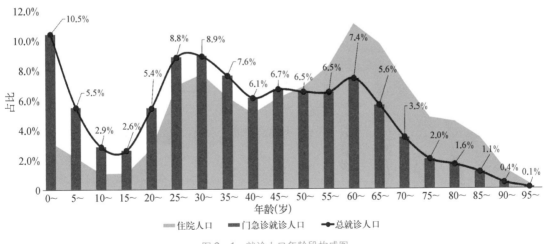

图 2-1 就诊人口年龄段构成图

---

① 性别比:以女性为 1,下同。

表 2-2 就诊人口年龄组构成(%)

年 龄 组	服 务 类 型		合 计
	门急诊	住 院	
儿童	18.9	6.4	18.8
青年	39.7	29.9	39.6
中年	19.7	21.3	19.7
年轻老年人	16.5	28.0	16.6
老年人	4.7	12.7	4.8
长寿老人	0.5	1.7	0.5

三、支付方式

如表 2-3,在总就诊人口中,医保支付人口占比 48.4%,非医保支付人口占比 51.6%。门急诊就诊人口中,医保支付人口占比 48.3%,非医保支付人口占比 51.7%;住院人口中,医保支付人口占比 62.0%,非医保支付人口占比 38.0%。

表 2-3 就诊人口支付方式占比

服务类型	支 付 方 式	
	医保支付	非医保支付
门急诊	48.3	51.7
住 院	62.0	38.0
合 计	48.4	51.6

四、各医疗机构就诊人口占比

如图 2-2,在总就诊人口中,市级三级医院就诊人口占比 51.3%①,区属三级医院占比

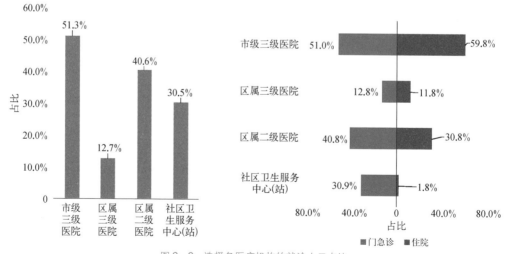

图 2-2 选择各医疗机构的就诊人口占比

① 计算方式:市级三级医院就诊人口数/总就诊人口数,下同。

12.7%，区属二级医院占比 40.6%，社区卫生服务中心（站）占比 30.5%。门急诊就诊人口和住院人口在医疗机构选择上，偏好差异较大：门急诊就诊人口选择前往社区卫生服务中心（站）就诊人口的占比（30.9%）远高于住院人口（1.8%）；住院人口选择前往市级三级医院就诊人口的占比（59.8%）略高于门急诊就诊人口（51.0%）。

五、婚姻状况

如图 2-3，在总就诊人口（已知婚姻状况）中，已婚者（包括初婚、再婚和复婚）占 60.9%，未婚者占 33.2%，丧偶者占 1.5%，离异者占 4.4%。相较于住院人口，门急诊就诊人口中未婚者占比较高（门急诊 33.3%，住院 18.2%）；相较于门急诊就诊人口，住院人口中已婚者占比较高（门急诊 60.8%，住院 74.8%）。

六、地区来源构成

如图 2-4，总就诊人口中，常住人口占比为 56.9%，非常住人口占比为 43.1%。相较于门急诊就诊人口，住院人口中常住人口的占比较高（门急诊 56.8%，住院 63.7%）。

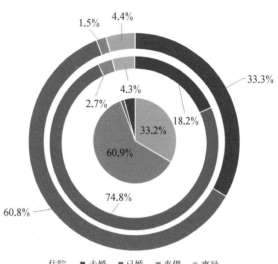

图 2-3 就诊人口婚姻状况构成图

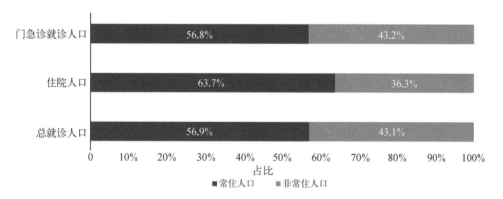

图 2-4 就诊人口地区来源构成

如图 2-5，常住就诊人口来源地区最多的为浦东新区、闵行区和宝山区，占比分别为 20.6%、8.2% 和 7.2%。

如表 2-4，非常住就诊人口的主要来源地区是江苏省、安徽省、浙江省、河南省和江西省，占比分别为 22.5%、20.7%、13.8%、7.1% 和 6.4%，总计达 70.5%。

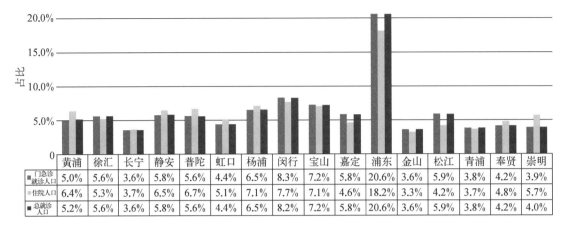

	黄浦	徐汇	长宁	静安	普陀	虹口	杨浦	闵行	宝山	嘉定	浦东	金山	松江	青浦	奉贤	崇明
■门急诊就诊人口	5.0%	5.6%	3.6%	5.8%	5.6%	4.4%	6.5%	8.3%	7.2%	5.8%	20.6%	3.6%	5.9%	3.8%	4.2%	3.9%
▨住院人口	6.4%	5.3%	3.7%	6.5%	6.7%	5.1%	7.1%	7.7%	7.1%	4.6%	18.2%	3.3%	4.2%	3.7%	4.8%	5.7%
■总就诊人口	5.2%	5.6%	3.6%	5.8%	5.6%	4.4%	6.5%	8.2%	7.2%	5.8%	20.6%	3.6%	5.9%	3.8%	4.2%	4.0%

图 2-5　常住就诊人口的来源地区及占比

表 2-4　非常住就诊人口的主要来源地区及占比（排名前五）

顺 位	门 急 诊		住 院		合 计	
	地 区	占比（%）	地 区	占比（%）	地 区	占比（%）
1	江苏	22.5	江苏	25.7	江苏	22.5
2	安徽	20.7	安徽	20.1	安徽	20.7
3	浙江	13.7	浙江	17.2	浙江	13.8
4	河南	7.2	江西	7.2	河南	7.1
5	江西	6.3	河南	4.7	江西	6.4

第二节　就诊原因

一、门急诊就诊人口就诊原因

如表2-5,2018年,门急诊就诊人口就诊的主要原因是呼吸系统疾病(33.7%[1])、消化系统疾病(26.1%)及循环系统疾病[2](22.1%)。因呼吸系统疾病就诊人口的就诊主要病种是急性上呼吸道感染(14.7%)、支气管炎(5.7%)和急性支气管炎(5.7%)。因消化系统疾病就诊人口的就诊主要病种是胃炎和十二指肠炎(7.8%)、龈炎和牙周疾病(4.5%),以及非感染性胃肠炎和结肠炎(3.1%)。因循环系统疾病就诊人口的就诊主要病种是特发性高血压(15.9%)、慢性缺血性心脏病(8.0%)和脑血管病(3.4%)。

表2-5　门急诊就诊人口就诊的主要原因

顺　　位	疾 病 分 类	病　　种	占比(%)
1	呼吸系统疾病		33.7
		急性上呼吸道感染	14.7
		支气管炎	5.7
		急性支气管炎	5.7
2	消化系统疾病		26.1
		胃炎和十二指肠炎	7.8
		龈炎和牙周疾病	4.5
		非感染性胃肠炎和结肠炎	3.1
3	循环系统疾病		22.1
		特发性高血压	15.9
		慢性缺血性心脏病	8.0
		脑血管病	3.4

(一) 不同支付方式人口门急诊就诊原因

如表2-6,医保支付人口门急诊就诊主要原因是呼吸系统疾病(43.5%)、消化系统疾病(36.2%)及循环系统疾病(34.9%)。因呼吸系统疾病就诊人口的就诊主要病种是急性上呼吸道感染(21.3%)、急性支气管炎(8.3%)和支气管炎(8.1%)。因消化系统疾病就诊人口的就诊主要病种是胃炎和十二指肠炎(11.7%)、龈炎和牙周疾病(7.2%),以及功能性肠疾患

---

[1]　计算方式:因呼吸系统疾病就诊人口数/门诊就诊总人口数,下同。

[2]　本报告对所有有效病例的疾病分类依据国际通用的国际疾病分类(International Classification of Disease,ICD)的第10次修订本——《疾病和有关健康问题的国际统计疾病分类》(ICD-10)进行编码归类,具体病种对应ICD-10亚码(前三位编码),下同。

(4.7%)。因循环系统疾病就诊人口的就诊主要病种是特发性高血压(26.2%)、慢性缺血性心脏病(13.8%)和脑血管病(5.8%)。

表2-6 不同支付方式人口门急诊就诊主要原因

顺位	医保支付			非医保支付		
	疾病分类	病种	占比(%)	疾病分类	病种	占比(%)
1	呼吸系统疾病		43.5	呼吸系统疾病		20.3
		急性上呼吸道感染	21.3		急性上呼吸道感染	6.1
		急性支气管炎	8.3		支气管炎	2.6
		支气管炎	8.1		呼吸性疾患	2.5
2	消化系统疾病		36.2	实验室异常		14.5
		胃炎和十二指肠炎	11.7		腹部和盆腔痛	2.8
		龈炎和牙周疾病	7.2		其他和原因不明的发热	1.5
		功能性肠疾患	4.7		头晕和眩晕	1.2
3	循环系统疾病		34.9	消化系统疾病		13.1
		特发性高血压	26.2		胃炎和十二指肠炎	2.9
		慢性缺血性心脏病	13.8		非感染性胃肠炎和结肠炎	1.7
		脑血管病	5.8		牙面畸形(包括错颌)	1.2

非医保支付人口门急诊就诊主要原因是呼吸系统疾病(20.3%)、实验室异常(14.5%)及消化系统疾病(13.1%)。因呼吸系统疾病就诊人口的就诊主要病种是急性上呼吸道感染(6.1%)、支气管炎(2.6%)和呼吸性疾患(2.5%)。因实验室异常就诊人口的就诊主要病种是腹部和盆腔痛(2.8%)、其他和原因不明的发热(1.5%),以及头晕和眩晕(1.2%)。因消化系统疾病就诊人口的就诊主要病种是胃炎和十二指肠炎(2.9%)、非感染性胃肠炎和结肠炎(1.7%),以及牙面畸形(包括错颌)(1.2%)。

(二)不同性别人口门急诊就诊原因

如表2-7,不同性别人口门急诊就诊主要原因较类似,第一、第二顺位均为呼吸系统疾病和消化系统疾病。因呼吸系统疾病就诊人口的就诊主要病种集中于急性上呼吸道感染、支气管炎和急性支气管炎。因消化系统疾病就诊人口的就诊主要病种集中于胃炎和十二指肠炎、龈炎和牙周疾病等。

表2-7 不同性别人口门急诊就诊主要原因

顺位	男 性			女 性		
	疾病分类	病种	占比(%)	疾病分类	病种	占比(%)
1	呼吸系统疾病		33.7	呼吸系统疾病		33.6
		急性上呼吸道感染	14.0		急性上呼吸道感染	15.3
		支气管炎	5.5		支气管炎	5.9
		急性支气管炎	5.5		急性支气管炎	5.9
2	消化系统疾病		25.5	消化系统疾病		26.6
		胃炎和十二指肠炎	7.1		胃炎和十二指肠炎	8.4

顺位	男　性			女　性		
	疾病分类	病　　种	占比(%)	疾病分类	病　　种	占比(%)
		龈炎和牙周疾病	4.7		龈炎和牙周疾病	4.4
		非感染性胃肠炎和结肠炎	3.2		牙髓和根尖周组织疾病	3.2
3	循环系统疾病		22.5	实验室异常		22.2
		特发性高血压	16.4		腹部和盆腔痛	4.0
		慢性缺血性心脏病	7.2		头晕和眩晕	3.1
		脑血管病	2.8		其他和原因不明的发热	2.6

位于男性门急诊就诊原因的第三顺位是循环系统疾病(22.5%),主要就诊病种是特发性高血压(16.4%)、慢性缺血性心脏病(7.2%)和脑血管病(2.8%);位于女性门急诊就诊原因第三顺位是实验室异常(22.2%),主要就诊病种是腹部和盆腔痛(4.0%)、头晕和眩晕(3.1%),以及其他和原因不明的发热(2.6%)。

(三) 不同年龄组人口门急诊就诊原因

如表 2-8,儿童门急诊就诊主要原因是呼吸系统疾病(47.6%)、消化系统疾病(14.7%)及实验室异常(12.7%)。因呼吸系统疾病就诊人口的就诊主要病种是急性上呼吸道感染(15.8%)、支气管炎(9.8%)和急性扁桃体炎(7.9%)。因消化系统疾病就诊人口的就诊主要病种是非感染性胃肠炎和结肠炎(3.4%)、牙发育和出牙疾患(2.4%),以及龋(牙)(1.8%)。因实验室异常(12.7%)就诊人口的就诊主要病种是腹部和盆腔痛(2.9%)、恶心和呕吐(1.7%),以及咳嗽(1.6%)。

表 2-8　儿童门急诊就诊主要原因

顺　位	疾病分类	病　　种	占比(%)
1	呼吸系统疾病		47.6
		急性上呼吸道感染	15.8
		支气管炎	9.8
		急性扁桃体炎	7.9
2	消化系统疾病		14.7
		非感染性胃肠炎和结肠炎	3.4
		牙发育和出牙疾患	2.4
		龋(牙)	1.8
3	实验室异常		12.7
		腹部和盆腔痛	2.9
		恶心和呕吐	1.7
		咳嗽	1.6

如表 2-9,青年门急诊就诊主要原因是呼吸系统疾病(25.3%)、消化系统疾病(21.1%)及实验室异常(18.6%)。因呼吸系统疾病就诊人口的就诊主要病种是急性上呼吸

道感染(10.9%)、呼吸性疾患(3.5%)和急性咽炎(3.2%)。因消化系统疾病就诊人口的就诊主要病种是胃炎和十二指肠炎(4.7%)、龈炎和牙周疾病(3.2%),以及非感染性胃肠炎和结肠炎(3.0%)。因实验室异常前去就诊人口的就诊主要病种是腹部和盆腔痛(3.9%)、其他和原因不明的发热(2.8%),以及咳嗽(2.0%)。

表2-9 青年门急诊就诊主要原因

顺 位	疾病分类	病 种	占比(%)
1	呼吸系统疾病		25.3
		急性上呼吸道感染	10.9
		呼吸性疾患	3.5
		急性咽炎	3.2
2	消化系统疾病		21.1
		胃炎和十二指肠炎	4.7
		龈炎和牙周疾病	3.2
		非感染性胃肠炎和结肠炎	3.0
3	实验室异常		18.6
		腹部和盆腔痛	3.9
		其他和原因不明的发热	2.8
		咳嗽	2.0

如表2-10,中年门急诊就诊主要原因是呼吸系统疾病(27.8%)、消化系统疾病(26.4%)及循环系统疾病(24.6%)。因呼吸系统疾病就诊人口的就诊主要病种是急性上呼吸道感染(12.0%)、急性支气管炎(4.8%)和支气管炎(4.2%)。因消化系统疾病就诊人口的就诊主要病种是胃炎和十二指肠炎(8.6%)、龈炎和牙周疾病(5.0%),以及牙髓和根尖周组织疾病(3.4%)。因循环系统疾病就诊人口的就诊主要病种是特发性高血压(17.8%)、慢性缺血性心脏病(5.2%)和脑血管病(2.4%)。

表2-10 中年门急诊就诊主要原因

顺 位	疾病分类	病 种	占比(%)
1	呼吸系统疾病		27.8
		急性上呼吸道感染	12.0
		急性支气管炎	4.8
		支气管炎	4.2
2	消化系统疾病		26.4
		胃炎和十二指肠炎	8.6
		龈炎和牙周疾病	5.0
		牙髓和根尖周组织疾病	3.4
3	循环系统疾病		24.6
		特发性高血压	17.8
		慢性缺血性心脏病	5.2
		脑血管病	2.4

如表 2-11，年轻老年人门急诊就诊主要原因是循环系统疾病(51.8%)、呼吸系统疾病(41.7%)及消化系统疾病(38.6%)。因循环系统疾病就诊人口的就诊主要病种是特发性高血压(39.0%)、慢性缺血性心脏病(21.7%)和脑血管病(8.9%)。因呼吸系统疾病就诊人口的就诊主要病种是急性上呼吸道感染(21.2%)、急性支气管炎(8.8%)和支气管炎(8.7%)。因消化系统疾病就诊人口的就诊主要病种是胃炎和十二指肠炎(14.4%)、龈炎和牙周疾病(8.8%)，以及功能性肠疾患(6.1%)。

表 2-11 年轻老年人门急诊就诊主要原因

顺　位	疾病分类	病　种	占比(%)
1	循环系统疾病		51.8
		特发性高血压	39.0
		慢性缺血性心脏病	21.7
		脑血管病	8.9
2	呼吸系统疾病		41.7
		急性上呼吸道感染	21.2
		急性支气管炎	8.8
		支气管炎	8.7
3	消化系统疾病		38.6
		胃炎和十二指肠炎	14.4
		龈炎和牙周疾病	8.8
		功能性肠疾患	6.1

如表 2-12，老年人门急诊就诊主要原因是循环系统疾病(72.2%)、呼吸系统疾病(50.9%)及消化系统疾病(45.1%)。因循环系统疾病就诊人口的就诊主要病种是特发性高血压(55.8%)、慢性缺血性心脏病(41.9%)和脑血管病(17.4%)。因呼吸系统疾病就诊人口的就诊主要病种是急性上呼吸道感染(26.2%)、支气管炎(13.0%)和急性支气管炎(11.7%)。因消化系统疾病就诊人口的就诊主要病种是胃炎和十二指肠炎(19.2%)、功能性肠疾患(14.1%)，以及龈炎和牙周疾病(8.7%)。

表 2-12 老年人门急诊就诊主要原因

顺　位	疾病分类	病　种	占比(%)
1	循环系统疾病		72.2
		特发性高血压	55.8
		慢性缺血性心脏病	41.9
		脑血管病	17.4
2	呼吸系统疾病		50.9
		急性上呼吸道感染	26.2
		支气管炎	13.0
		急性支气管炎	11.7
3	消化系统疾病		45.1
		胃炎和十二指肠炎	19.2
		功能性肠疾患	14.1
		龈炎和牙周疾病	8.7

如表 2-13，长寿老人门急诊就诊主要原因是循环系统疾病(74.4%)、呼吸系统疾病(55.1%)及消化系统疾病(45.7%)。因循环系统疾病就诊人口的就诊主要病种是特发性高血压(55.1%)、慢性缺血性心脏病(46.3%)和脑血管病(16.5%)。因呼吸系统疾病就诊人口的就诊主要病种是急性上呼吸道感染(27.0%)、支气管炎(15.2%)和慢性支气管炎(13.5%)。因消化系统疾病就诊人口的就诊主要病种是胃炎和十二指肠炎(19.7%)、功能性肠疾患(19.5%)，以及龈炎和牙周疾病(6.1%)。

表 2-13 长寿老人门急诊就诊主要原因

顺 位	疾病分类	病 种	占比(%)
1	循环系统疾病		74.4
		特发性高血压	55.1
		慢性缺血性心脏病	46.3
		脑血管病	16.5
2	呼吸系统疾病		55.1
		急性上呼吸道感染	27.0
		支气管炎	15.2
		慢性支气管炎	13.5
3	消化系统疾病		45.7
		胃炎和十二指肠炎	19.7
		功能性肠疾患	19.5
		龈炎和牙周疾病	6.1

(四) 各医疗机构就诊人口门急诊就诊原因

如表 2-14，市级三级医院门急诊就诊人口的就诊主要原因是实验室异常(22.7%)、呼吸系统疾病(19.8%)及消化系统疾病(18.9%)。因实验室异常就诊人口的就诊主要病种是腹部和盆腔痛(3.5%)、咳嗽(2.9%)和肺诊断性影像检查的异常所见(2.6%)。因呼吸系统疾病就诊人口的就诊主要病种是急性上呼吸道感染(5.6%)、呼吸性疾患(3.4%)和支气管炎(2.8%)。因消化系统疾病就诊人口的就诊主要病种是胃炎和十二指肠炎(4.4%)、非感染性胃肠炎和结肠炎(2.1%)，以及龈炎和牙周疾病(2.0%)。

表 2-14 市级三级医院门急诊就诊人口的就诊主要原因

顺 位	疾病分类	病 种	占比(%)
1	实验室异常		22.7
		腹部和盆腔痛	3.5
		咳嗽	2.9
		肺诊断性影像检查的异常所见	2.6
2	呼吸系统疾病		19.8
		急性上呼吸道感染	5.6
		呼吸性疾患	3.4
		支气管炎	2.8

顺　位	疾病分类	病　种	占比(%)
3	消化系统疾病		18.9
		胃炎和十二指肠炎	4.4
		非感染性胃肠炎和结肠炎	2.1
		龈炎和牙周疾病	2.0

　　如表2-15,区属三级医院门急诊就诊人口的就诊主要原因是呼吸系统疾病(25.7%)、消化系统疾病(18.2%)及实验室异常(15.2%)。因呼吸系统疾病就诊人口的就诊主要病种是急性上呼吸道感染(10.5%)、急性支气管炎(4.0%)和呼吸性疾患(3.1%)。因消化系统疾病就诊人口的就诊主要病种是胃炎和十二指肠炎(6.0%)、非感染性胃肠炎和结肠炎(3.1%),以及牙髓和根尖周组织疾病(1.8%)。因实验室异常就诊人口的就诊主要病种是腹部和盆腔痛(3.0%)、头晕和眩晕(2.9%),以及咳嗽(1.6%)。

表2-15　区属三级医院门急诊就诊人口的就诊主要原因

顺　位	疾病分类	病　种	占比(%)
1	呼吸系统疾病		25.7
		急性上呼吸道感染	10.5
		急性支气管炎	4.0
		呼吸性疾患	3.1
2	消化系统疾病		18.2
		胃炎和十二指肠炎	6.0
		非感染性胃肠炎和结肠炎	3.1
		牙髓和根尖周组织疾病	1.8
3	实验室异常		15.2
		腹部和盆腔痛	3.0
		头晕和眩晕	2.9
		咳嗽	1.6

　　如表2-16,区属二级医院门急诊就诊人口的就诊主要原因是呼吸系统疾病(26.9%)、消化系统疾病(21.7%)及实验室异常(17.6%)。因呼吸系统疾病就诊人口的就诊主要病种是急性上呼吸道感染(8.3%)、呼吸性疾患(4.7%)和支气管炎(4.0%)。因消化系统疾病就诊人口的就诊主要病种是胃炎和十二指肠炎(5.4%)、龈炎和牙周疾病(2.8%),以及牙髓和根尖周组织疾病(2.8%)。因实验室异常就诊人口的就诊主要病种是腹部和盆腔痛(3.6%)、其他和原因不明的发热(2.9%),以及头晕和眩晕(2.3%)。

　　如表2-17,社区卫生服务中心(站)门急诊就诊人口的就诊主要原因是循环系统疾病(46.1%)、呼吸系统疾病(43.5%)及消化系统疾病(30.5%)。因循环系统疾病就诊人口的就诊主要病种是特发性高血压(35.6%)、慢性缺血性心脏病(20.0%)和脑血管病(7.6%)。因呼吸系统疾病就诊人口的就诊主要病种是急性上呼吸道感染(23.9%)、急性支气管炎(9.3%)和支气管炎(7.8%)。因消化系统疾病就诊人口的就诊主要病种是胃炎和十二指肠炎(10.9%)、龈炎和牙周疾病(7.2%),以及功能性肠疾患(6.3%)。

表2-16 区属二级医院门急诊就诊人口的就诊主要原因

顺　位	疾病分类	病　种	占比(%)
1	呼吸系统疾病		26.9
		急性上呼吸道感染	8.3
		呼吸性疾患	4.7
		支气管炎	4.0
2	消化系统疾病		21.7
		胃炎和十二指肠炎	5.4
		龈炎和牙周疾病	2.8
		牙髓和根尖周组织疾病	2.8
3	实验室异常		17.6
		腹部和盆腔痛	3.6
		其他和原因不明的发热	2.9
		头晕和眩晕	2.3

表2-17 社区卫生服务中心(站)门急诊就诊人口的就诊主要原因

顺　位	疾病分类	病　种	占比(%)
1	循环系统疾病		46.1
		特发性高血压	35.6
		慢性缺血性心脏病	20.0
		脑血管病	7.6
2	呼吸系统疾病		43.5
		急性上呼吸道感染	23.9
		急性支气管炎	9.3
		支气管炎	7.8
3	消化系统疾病		30.5
		胃炎和十二指肠炎	10.9
		龈炎和牙周疾病	7.2
		功能性肠疾患	6.3

二、住院人口住院原因

如表2-18,2018年,住院人口的主要住院原因是循环系统疾病(17.2%)、肿瘤(16.7%)及消化系统疾病(11.4%)。因循环系统疾病住院人口的主要住院病种是慢性缺血性心脏病(4.3%)、脑梗死(3.2%)和特发性高血压(2.5%)。因肿瘤住院人口的主要住院病种是支气管和肺恶性肿瘤(2.7%)、子宫平滑肌瘤(1.1%)和甲状腺恶性肿瘤(1.0%)。因消化系统疾病住院人口的主要住院病种是胆石症(1.8%)、肠的其他疾病(1.3%),以及胃炎和十二指肠炎(0.8%)。

表 2-18　住院人口的主要住院原因

顺　位	疾病分类	病　种	占比(%)
1	循环系统疾病		17.2
		慢性缺血性心脏病	4.3
		脑梗死	3.2
		特发性高血压	2.5
2	肿瘤		16.7
		支气管和肺恶性肿瘤	2.7
		子宫平滑肌瘤	1.1
		甲状腺恶性肿瘤	1.0
3	消化系统疾病		11.4
		胆石症	1.8
		肠的其他疾病	1.3
		胃炎和十二指肠炎	0.8

（一）不同支付方式人口住院原因

如表 2-19,医保支付人口的主要住院原因是循环系统疾病(21.9%)、肿瘤(14.3%)及消化系统疾病(13.1%)。因循环系统疾病住院人口的主要住院病种是慢性缺血性心脏病(5.7%)、脑梗死(4.5%)和特发性高血压(3.5%)。因肿瘤住院人口的主要住院病种是支气管和肺恶性肿瘤(2.2%)、子宫平滑肌瘤(1.2%)和乳房良性肿瘤(1.0%)。因消化系统疾病住院人口的主要住院病种是胆石症(2.2%)、肠的其他疾病(1.6%)和腹股沟疝(0.9%)。

表 2-19　不同支付方式人口的主要住院原因

顺位	医　保　支　付			非医保支付		
	疾病分类	病　种	占比(%)	疾病分类	病　种	占比(%)
1	循环系统疾病		21.9	肿瘤		20.6
		慢性缺血性心脏病	5.7		支气管和肺恶性肿瘤	3.6
		脑梗死	4.5		甲状腺恶性肿瘤	1.3
		特发性高血压	3.5		肝和肝内胆管恶性肿瘤	1.1
2	肿瘤		14.3	妊娠、分娩和产褥期		12.6
		支气管和肺恶性肿瘤	2.2		医疗性流产	2.8
		子宫平滑肌瘤	1.2		单胎顺产	1.5
		乳房良性肿瘤	1.0		为盆腔器官异常给予的孕产妇医疗	1.1
3	消化系统疾病		13.1	循环系统疾病		9.4
		胆石症	2.2		慢性缺血性心脏病	2.1
		肠的其他疾病	1.6		脑梗死	1.1
		腹股沟疝	0.9		特发性高血压	0.9

非医保支付人口的主要住院原因是肿瘤（20.6%），妊娠、分娩和产褥期（12.6%），以及循环系统疾病（9.4%）。因肿瘤住院人口的主要住院病种是支气管和肺恶性肿瘤（3.6%）、甲状腺恶性肿瘤（1.3%），以及肝和肝内胆管恶性肿瘤（1.1%）。因妊娠、分娩和产褥期住院人口的主要住院病种是医疗性流产（2.8%）、单胎顺产（1.5%）和为盆腔器官异常给予的孕产妇医疗（1.1%）。因循环系统疾病住院人口的主要住院病种是慢性缺血性心脏病（2.1%）、脑梗死（1.1%）和特发性高血压（0.9%）。

（二）不同性别人口住院原因

如表2-20，男性主要住院原因是循环系统疾病（21.2%）、肿瘤（16.1%）及消化系统疾病（14.5%）。因循环系统疾病住院人口的主要住院病种是慢性缺血性心脏病（5.5%）、脑梗死（3.9%）和特发性高血压（2.7%）。因肿瘤住院人口的主要住院病种是支气管和肺恶性肿瘤（3.4%）、胃恶性肿瘤（1.2%），以及肝和肝内胆管恶性肿瘤（1.1%）。因消化系统疾病住院人口的主要住院病种是肠的其他疾病（1.9%）、胆石症（1.8%）和腹股沟疝（1.7%）。

女性主要住院原因是妊娠、分娩和产褥期（19.5%），肿瘤（17.1%），以及循环系统疾病（14.1%）。因妊娠、分娩和产褥期住院人口的主要住院病种是医疗性流产（3.1%）、单胎顺产（2.3%）和为盆腔器官异常给予的孕产妇医疗（1.9%）。因肿瘤住院人口的主要住院病种是支气管和肺恶性肿瘤（2.2%）、子宫平滑肌瘤（1.9%），以及乳房良性肿瘤（1.7%）。因循环系统疾病住院人口的主要住院病种是慢性缺血性心脏病（3.4%）、脑梗死（2.7%）和特发性高血压（2.4%）。

表2-20 不同性别人口的主要住院原因

顺位	男　　性			女　　性		
	疾病分类	病　　种	占比（%）	疾病分类	病　　种	占比（%）
1	循环系统疾病		21.2	妊娠、分娩和产褥期		19.5
		慢性缺血性心脏病	5.5		医疗性流产	3.1
		脑梗死	3.9		单胎顺产	2.3
		特发性高血压	2.7		为盆腔器官异常给予的孕产妇医疗	1.9
2	肿瘤		16.1	肿瘤		17.1
		支气管和肺恶性肿瘤	3.4		支气管和肺恶性肿瘤	2.2
		胃恶性肿瘤	1.2		子宫平滑肌瘤	1.9
		肝和肝内胆管恶性肿瘤	1.1		乳房良性肿瘤	1.7
3	消化系统疾病		14.5	循环系统疾病		14.1
		肠的其他疾病	1.9		慢性缺血性心脏病	3.4
		胆石症	1.8		脑梗死	2.7
		腹股沟疝	1.7		特发性高血压	2.4

（三）不同年龄组人口住院原因

如表 2-21，儿童主要住院原因是呼吸系统疾病（31.7%），先天性畸形、变形和染色体异常（11.2%），以及神经系统疾病（10.3%）。因呼吸系统疾病住院人口的主要住院病种是肺炎（16.3%）、急性支气管炎（3.3%）和急性扁桃体炎（2.9%）。因先天性畸形、变形和染色体异常住院人口的主要住院病种是男性生殖器官的先天性畸形（1.3%）、循环系统疾病的先天性畸形（0.7%）和尿道下裂（0.7%）。因神经系统疾病住院人口的主要住院病种是睡眠障碍（5.8%）、癫痫（癫痫）（3.2%）和大脑性瘫痪（0.2%）。

表 2-21　儿童主要住院原因

顺　位	疾病分类	病　种	占比（%）
1	呼吸系统疾病		31.7
		肺炎	16.3
		急性支气管炎	3.3
		急性扁桃体炎	2.9
2	先天性畸形、变形和染色体异常		11.2
		男性生殖器官的先天性畸形	1.3
		循环系统疾病的先天性畸形	0.7
		尿道下裂	0.7
3	神经系统疾病		10.3
		睡眠障碍	5.8
		癫痫（癫痫）	3.2
		大脑性瘫痪	0.2

如表 2-22，青年主要住院原因是妊娠、分娩和产褥期（36.5%），泌尿生殖系统疾病（11.9%），以及肿瘤（13.1%）。因妊娠、分娩和产褥期住院人口的主要住院病种是医疗性流产（5.7%）、单胎顺产（4.4%）和为盆腔器官异常给予的孕产妇医疗（3.6%）。因泌尿生殖系统疾病住院人口的主要住院病种是子宫其他非炎性疾患（宫颈除外）（1.7%）、女性生殖道息肉（1.5%），以及卵巢、输卵管和阔韧带的非炎性疾患（1.3%）。因肿瘤住院人口的主要住院病种是乳房良性肿瘤（2.1%）、子宫平滑肌瘤（1.7%）和甲状腺恶性肿瘤（1.7%）。

表 2-22　青年主要住院原因

顺　位	疾病分类	病　种	占比（%）
1	妊娠、分娩和产褥期		36.5
		医疗性流产	5.7
		单胎顺产	4.4
		为盆腔器官异常给予的孕产妇医疗	3.6

续 表

顺 位	疾病分类	病 种	占比(%)
2	泌尿生殖系统疾病		11.9
		子宫其他非炎性疾患(宫颈除外)	1.7
		女性生殖道息肉	1.5
		卵巢、输卵管和阔韧带的非炎性疾患	1.3
3	肿瘤		13.1
		乳房良性肿瘤	2.1
		子宫平滑肌瘤	1.7
		甲状腺恶性肿瘤	1.7

如表 2-23，中年主要住院原因是肿瘤(25.1%)、循环系统疾病(14.0%)及消化系统疾病(13.6%)。因肿瘤住院人口的主要住院病种是支气管和肺恶性肿瘤(4.0%)、子宫平滑肌瘤(2.4%)，以及甲状腺恶性肿瘤(1.8%)。因循环系统疾病住院人口的主要住院病种是慢性缺血性心脏病(3.0%)、特发性高血压(2.1%)和脑梗死(1.9%)。因消化系统疾病住院人口的主要住院病种是胆石症(2.2%)、肠的其他疾病(1.8%)，以及胃炎和十二指肠炎(1.2%)。

表 2-23 中年主要住院原因

顺 位	疾病分类	病 种	占比(%)
1	肿瘤		25.1
		支气管和肺恶性肿瘤	4.0
		子宫平滑肌瘤	2.4
		甲状腺恶性肿瘤	1.8
2	循环系统疾病		14.0
		慢性缺血性心脏病	3.0
		特发性高血压	2.1
		脑梗死	1.9
3	消化系统疾病		13.6
		胆石症	2.2
		肠的其他疾病	1.8
		胃炎和十二指肠炎	1.2

如表 2-24，年轻老年人主要住院原因是循环系统疾病(25.4%)、肿瘤(17.0%)及消化系统疾病(13.9%)。因循环系统疾病住院人口的主要住院病种是慢性缺血性心脏病(6.7%)、脑梗死(4.7%)和特发性高血压(3.7%)。因肿瘤住院人口的主要住院病种是支气管和肺恶性肿瘤(5.0%)、胃恶性肿瘤(1.4%)，以及结肠恶性肿瘤(1.0%)。因消化系统疾病住院人口的主要住院病种是肠的其他疾病(2.4%)、胆石症(2.3%)和腹股沟疝(1.2%)。

如表 2-25，老年人主要住院原因是循环系统疾病(39.8%)、呼吸系统疾病(17.5%)及消化系统疾病(11.9%)。因循环系统疾病住院人口的主要住院病种是慢性缺血性心脏病(11.3%)、脑梗死(9.7%)和特发性高血压(6.0%)。因呼吸系统疾病住院人口的主要住院病种是慢性阻塞性肺病(6.0%)、呼吸性疾患(3.8%)和肺炎(2.9%)。因消化系统疾病住院人口的主要住院病种是胆石症(2.2%)、腹股沟疝(1.3%),以及胃炎和十二指肠炎(1.0%)。

表2-24 年轻老年人主要住院原因

顺　位	疾病分类	病　种	占比(%)
1	循环系统疾病		25.4
		慢性缺血性心脏病	6.7
		脑梗死	4.7
		特发性高血压	3.7
2	肿瘤		17.0
		支气管和肺恶性肿瘤	5.0
		胃恶性肿瘤	1.4
		结肠恶性肿瘤	1.0
3	消化系统疾病		13.9
		肠的其他疾病	2.4
		胆石症	2.3
		腹股沟疝	1.2

表2-25 老年人主要住院原因

顺　位	疾病分类	病　种	占比(%)
1	循环系统疾病		39.8
		慢性缺血性心脏病	11.3
		脑梗死	9.7
		特发性高血压	6.0
2	呼吸系统疾病		17.5
		慢性阻塞性肺病	6.0
		呼吸性疾患	3.8
		肺炎	2.9
3	消化系统疾病		11.9
		胆石症	2.2
		腹股沟疝	1.3
		胃炎和十二指肠炎	1.0

　　如表2-26,长寿老人主要住院原因是循环系统疾病(44.8%)、呼吸系统疾病(31.0%)及消化系统疾病(11.5%)。因循环系统疾病住院人口的主要住院病种是慢性缺血性心脏病(15.9%)、脑梗死(11.1%)和特发性高血压(7.0%)。因呼吸系统疾病住院人口的主要住院病种是慢性阻塞性肺病(9.4%)、呼吸性疾患(8.8%)和肺炎(6.7%)。因消化系统疾病住院人口的主要住院病种是胆石症(2.7%)、消化系统疾病的其他疾病(1.8%),以及胃炎和十二指肠炎(1.0%)。

表 2－26　长寿老人主要住院原因

顺　位	疾病分类	病　种	占比（%）
1	循环系统疾病		44.8
		慢性缺血性心脏病	15.9
		脑梗死	11.1
		特发性高血压	7.0
2	呼吸系统疾病		31.0
		慢性阻塞性肺病	9.4
		呼吸性疾患	8.8
		肺炎	6.7
3	消化系统疾病		11.5
		胆石症	2.7
		消化系统疾病的其他疾病	1.8
		胃炎和十二指肠炎	1.0

（四）各医疗机构住院人口住院原因

如表 2－27，市级三级医院住院人口的主要住院原因是肿瘤（23.1%）、循环系统疾病（13.6%）及消化系统疾病（9.7%）。因肿瘤住院人口的主要住院病种是支气管和肺恶性肿瘤（4.2%）、甲状腺恶性肿瘤（1.5%）和子宫平滑肌瘤（1.3%）。因循环系统疾病住院人口的主要住院病种是慢性缺血性心脏病（3.7%）、脑梗死（1.5%）和特发性高血压（1.2%）。因消化系统疾病住院人口的主要住院病种是胆石症（1.6%）、肠的其他疾病（1.1%）和腹股沟疝（0.8%）。

表 2－27　市级三级医院住院人口的主要住院原因

顺　位	疾病分类	病　种	占比（%）
1	肿瘤		23.1
		支气管和肺恶性肿瘤	4.2
		甲状腺恶性肿瘤	1.5
		子宫平滑肌瘤	1.3
2	循环系统疾病		13.6
		慢性缺血性心脏病	3.7
		脑梗死	1.5
		特发性高血压	1.2
3	消化系统疾病		9.7
		胆石症	1.6
		肠的其他疾病	1.1
		腹股沟疝	0.8

如表 2－28，区属三级医院住院人口的主要住院原因是循环系统疾病（24.4%）、消化系统疾病（14.2%）及呼吸系统疾病（11.8%）。因循环系统疾病住院人口的主要住院病种是特发

性高血压(6.3%)、慢性缺血性心脏病(5.3%)和脑梗死(5.0%)。因消化系统疾病住院人口的主要住院病种是胆石症(2.1%)、肠的其他疾病(1.4%)和急性阑尾炎(1.3%)。因呼吸系统疾病住院人口的主要住院病种是肺炎(2.7%)、慢性阻塞性肺病(2.0%)和呼吸性疾患(1.4%)。

表2-28　区属三级医院住院人口的主要住院原因

顺　位	疾病分类	病　种	占比(%)
1	循环系统疾病		24.4
		特发性高血压	6.3
		慢性缺血性心脏病	5.3
		脑梗死	5.0
2	消化系统疾病		14.2
		胆石症	2.1
		肠的其他疾病	1.4
		急性阑尾炎	1.3
3	呼吸系统疾病		11.8
		肺炎	2.7
		慢性阻塞性肺病	2.0
		呼吸性疾患	1.4

如表2-29,区属二级医院住院人口的主要住院原因是循环系统疾病(19.6%),妊娠、分娩和产褥期(14.4%),以及呼吸系统疾病(12.2%)。因循环系统疾病住院人口的主要住院病种是脑梗死(5.3%)、慢性缺血性心脏病(4.5%)和特发性高血压(3.3%)。因妊娠、分娩和产褥期住院人口的主要住院病种是单胎顺产(2.9%)、医疗性流产(2.8%)和为盆腔器官异常给予的孕产妇医疗(1.4%)。因呼吸系统疾病住院人口的主要住院病种是肺炎(3.1%)、慢性阻塞性肺病(2.5%)和细菌性肺炎(2.0%)。

表2-29　区属二级医院住院人口的主要住院原因

顺　位	疾病分类	病　种	占比(%)
1	循环系统疾病		19.6
		脑梗死	5.3
		慢性缺血性心脏病	4.5
		特发性高血压	3.3
2	妊娠、分娩和产褥期		14.4
		单胎顺产	2.9
		医疗性流产	2.8
		为盆腔器官异常给予的孕产妇医疗	1.4
3	呼吸系统疾病		12.2
		肺炎	3.1
		慢性阻塞性肺病	2.5
		细菌性肺炎	2.0

　　如表 2 - 30,社区卫生服务中心(站)住院人口的主要住院原因是循环系统疾病 (47.6%)、呼吸系统疾病(33.9%)及肿瘤(7.1%)。因循环系统疾病住院人口的主要住院病 种是脑血管病后遗症(19.0%)、脑梗死(13.4%)和慢性缺血性心脏病(10.5%)。因呼吸系统 疾病住院人口的主要住院病种是慢性阻塞性肺病(12.5%)、急性支气管炎(7.1%)和呼吸性 疾患(5.0%)。因肿瘤住院人口的主要住院病种是支气管和肺恶性肿瘤(1.1%)、口腔和消化 器官动态未定或动态未知的肿瘤(0.9%),以及中耳、呼吸和胸腔内器官动态未定或动态未知 的肿瘤(0.8%)。

表 2 - 30　社区卫生服务中心(站)住院人口的主要住院原因

顺　　位	疾病分类	病　　种	占比(%)
1	循环系统疾病		47.6
		脑血管病后遗症	19.0
		脑梗死	13.4
		慢性缺血性心脏病	10.5
2	呼吸系统疾病		33.9
		慢性阻塞性肺病	12.5
		急性支气管炎	7.1
		呼吸性疾患	5.0
3	肿瘤		7.1
		支气管和肺恶性肿瘤	1.1
		口腔和消化器官动态未定或动态未知的肿瘤	0.9
		中耳、呼吸和胸腔内器官动态未定或动态未知的肿瘤	0.8

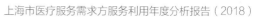

上海市医疗服务需求方服务利用年度分析报告（2018）

第三章

门急诊 360° 视图

第一节　门急诊服务利用 360°视图

一、门急诊就诊人次占比及占比最高的就诊原因

(一) 总体概述

如表 3-1，2018 年，门急诊就诊人次中，因循环系统疾病(24.1%①)、呼吸系统疾病(12.9%)及消化系统疾病(10.3%)就诊人次占比最高。因循环系统疾病就诊人次中，占比最高的就诊病种是特发性高血压(12.9%)、慢性缺血性心脏病(5.6%)和脑血管病(1.3%)。因呼吸系统疾病就诊人次中，占比最高的就诊病种是急性上呼吸道感染(3.5%)、支气管炎(1.4%)和急性支气管炎(1.3%)。因消化系统疾病就诊人次中，占比最高的就诊病种是胃炎和十二指肠炎(2.6%)、龈炎和牙周疾病(1.0%)，以及功能性肠疾患(0.9%)。

表 3-1　门急诊就诊人次占比最高的就诊原因

顺　位	疾病分类	病　种	占比(%)
1	循环系统疾病		24.1
		特发性高血压	12.9
		慢性缺血性心脏病	5.6
		脑血管病	1.3
2	呼吸系统疾病		12.9
		急性上呼吸道感染	3.5
		支气管炎	1.4
		急性支气管炎	1.3
3	消化系统疾病		10.3
		胃炎和十二指肠炎	2.6
		龈炎和牙周疾病	1.0
		功能性肠疾患	0.9

(二) 不同支付方式人口门急诊就诊人次占比及占比最高的就诊原因

2018 年，在门急诊就诊人次中，医保支付人口占 81.4%，非医保支付人口占 18.6%。

如表 3-2，医保支付人口门急诊就诊人次中，因循环系统疾病(27.2%)、呼吸系统疾病(12.4%)及消化系统疾病(10.3%)就诊人次占比最高。因循环系统疾病就诊人次中，占比最高的就诊病种是特发性高血压(14.6%)、慢性缺血性心脏病(6.4%)和脑血管病(1.5%)。因

---

① 计算方式：因循环系统疾病门急诊就诊人次/门急诊就诊总人次，下同。

呼吸系统疾病就诊人次中,占比最高的就诊病种是急性上呼吸道感染(3.4%)、支气管炎(1.3%)和急性支气管炎(1.3%)。因消化系统疾病就诊人次中,占比最高的就诊病种是胃炎和十二指肠炎(2.7%)、龈炎和牙周疾病(1.0%),以及功能性肠疾患(1.0%)。

非医保支付人口门急诊就诊人次中,因呼吸系统疾病(15.6%)、消化系统疾病(10.6%)及实验室异常(9.8%)就诊人次占比最高。因呼吸系统疾病就诊人次中,占比最高的就诊病种是急性上呼吸道感染(3.6%)、支气管炎(1.8%)和呼吸性疾患(1.6%)。因消化系统疾病就诊人次中,占比最高的就诊病种是胃炎和十二指肠炎(2.0%)、牙面畸形(包括错颌)(1.4%),以及非感染性胃肠炎和结肠炎(0.9%)。因实验室异常就诊人次中,占比最高的就诊病种是腹部和盆腔痛(1.6%)、其他和原因不明的发热(1.1%),以及头晕和眩晕(0.7%)。

表3-2 不同支付方式人口门急诊就诊人次占比最高的就诊原因

顺位	医保支付			非医保支付		
	疾病分类	病种	占比(%)	疾病分类	病种	占比(%)
1	循环系统疾病		27.2	呼吸系统疾病		15.6
		特发性高血压	14.6		急性上呼吸道感染	3.6
		慢性缺血性心脏病	6.4		支气管炎	1.8
		脑血管病	1.5		呼吸性疾患	1.6
2	呼吸系统疾病		12.4	消化系统疾病		10.6
		急性上呼吸道感染	3.4		胃炎和十二指肠炎	2.0
		支气管炎	1.3		牙面畸形(包括错颌)	1.4
		急性支气管炎	1.3		非感染性胃肠炎和结肠炎	0.9
3	消化系统疾病		10.3	实验室异常		9.8
		胃炎和十二指肠炎	2.7		腹部和盆腔痛	1.6
		龈炎和牙周疾病	1.0		其他和原因不明的发热	1.1
		功能性肠疾患	1.0		头晕和眩晕	0.7

(三)不同性别人口门急诊就诊人次占比及占比最高的就诊原因

如表3-3,门急诊就诊人次中,男性占42.5%,女性占57.5%,性别比是0.74。医保支付门急诊就诊人次中,男性占42.3%,女性占57.7%,性别比是0.73;非医保支付门急诊就诊人次中,男性占43.4%,女性占56.6%,性别比是0.77。

表3-3 不同性别人口门急诊就诊人次占比

性别	支付方式		合计
	医保支付	非医保支付	
男性(%)	42.3	43.4	42.5
女性(%)	57.7	56.6	57.5
男女性别比	0.73	0.77	0.74

如表3-4,不同性别人口门急诊就诊人次中,占比排名靠前的就诊原因较类似,主要集中在循环系统疾病、呼吸系统疾病及消化系统疾病。因循环系统疾病就诊人次中,占比最高的

就诊病种是特发性高血压、慢性缺血性心脏病和脑血管病。因呼吸系统疾病就诊人次中，占比最高的就诊病种是急性上呼吸道感染、支气管炎和急性支气管炎。因消化系统疾病就诊人次中，占比最高的就诊病种是胃炎和十二指肠炎、龈炎和牙周疾病，以及功能性肠疾患。

表3-4　不同性别人口门急诊就诊人次占比最高的就诊原因

顺位	男性			女性		
	疾病分类	病种	占比(%)	疾病分类	病种	占比(%)
1	循环系统疾病		25.0	循环系统疾病		23.4
		特发性高血压	14.2		特发性高血压	12.0
		慢性缺血性心脏病	5.4		慢性缺血性心脏病	5.8
		脑血管病	1.1		脑血管病	1.4
2	呼吸系统疾病		13.8	呼吸系统疾病		12.1
		急性上呼吸道感染	3.5		急性上呼吸道感染	3.4
		支气管炎	1.5		支气管炎	1.3
		急性支气管炎	1.4		急性支气管炎	1.3
3	消化系统疾病		10.6	消化系统疾病		10.2
		胃炎和十二指肠炎	2.5		胃炎和十二指肠炎	2.7
		龈炎和牙周疾病	1.1		功能性肠疾患	0.9
		功能性肠疾患	0.9		龈炎和牙周疾病	0.9

（四）不同年龄人口门急诊就诊人次占比及占比最高的就诊原因

如图3-1，从门急诊就诊人次占比随年龄段变化来看，分别在0~4岁（3.9%）、30~34岁（5.5%）和60~64岁（12.4%）出现3个波峰。

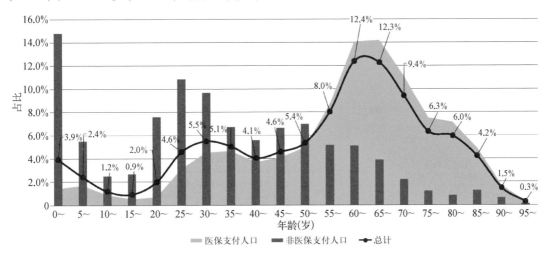

图3-1　不同年龄段人口门急诊就诊人次占比

如表3-5，在门急诊就诊人次中，年轻老年人就诊人次占比最高，为34.1%。医保支付人口门急诊就诊人次中，年轻老年人就诊人次占比最高，为39.3%；非医保支付人口门急诊就诊人次中，青年就诊人次占比最高，为43.1%。

表 3 - 5　不同年龄组人口门急诊就诊人次占比(%)

年龄组	支付方式		合计
	医保支付	非医保支付	
儿童	4.0	22.8	7.5
青年	17.3	43.1	22.1
中年	17.8	18.8	18.0
年轻老年人	39.3	11.2	34.1
老年人	19.6	3.3	16.5
长寿老人	2.0	0.7	1.8

　　如表 3 - 6,儿童门急诊就诊人次中,因呼吸系统疾病(44.6%)、消化系统疾病(8.9%),以及眼和附器疾病(7.2%)就诊人次占比最高。因呼吸系统疾病就诊人次中,占比最高的就诊病种是急性上呼吸道感染(9.6%)、支气管炎(6.9%)和急性扁桃体炎(5.0%)。因消化系统疾病就诊人次中,占比最高的就诊病种是非感染性胃肠炎和结肠炎(1.6%)、牙发育和出牙疾患(1.2%),以及龋(牙)(1.0%)。因眼和附器疾病就诊人次中,占比最高的就诊病种是屈光和调节疾患(4.0%)、结膜炎(2.0%),以及睑腺炎和睑板腺囊肿(0.3%)。

表 3 - 6　儿童门急诊就诊人次占比最高的就诊原因

顺位	疾病分类	病种	占比(%)
1	呼吸系统疾病		44.6
		急性上呼吸道感染	9.6
		支气管炎	6.9
		急性扁桃体炎	5.0
2	消化系统疾病		8.9
		非感染性胃肠炎和结肠炎	1.6
		牙发育和出牙疾患	1.2
		龋(牙)	1.0
3	眼和附器疾病		7.2
		屈光和调节疾患	4.0
		结膜炎	2.0
		睑腺炎和睑板腺囊肿	0.3

　　如表 3 - 7,青年门急诊就诊人次中,因呼吸系统疾病(14.2%)、消化系统疾病(13.4%)及泌尿生殖系统疾病(11.1%)就诊人次占比最高。因呼吸系统疾病就诊人次中,占比最高的就诊病种是急性上呼吸道感染(4.6%)、呼吸性疾患(1.5%)和急性支气管炎(1.3%)。因消化系统疾病就诊人次中,占比最高的就诊病种是胃炎和十二指肠炎(2.3%)、龈炎和牙周疾病(1.4%),以及牙髓和根尖周组织疾病(1.2%)。因泌尿生殖系统疾病就诊人次中,占比最高的就诊病种是月经过多、频繁和不规则(2.0%),女性不孕症(1.4%),以及泌尿系统的其他疾患(1.3%)。

表 3-7　青年门急诊就诊人次占比最高的就诊原因

顺　位	疾病分类	病　种	占比(%)
1	呼吸系统疾病		14.2
		急性上呼吸道感染	4.6
		呼吸性疾患	1.5
		急性支气管炎	1.3
2	消化系统疾病		13.4
		胃炎和十二指肠炎	2.3
		龈炎和牙周疾病	1.4
		牙髓和根尖周组织疾病	1.2
3	泌尿生殖系统疾病		11.1
		月经过多、频繁和不规则	2.0
		女性不孕症	1.4
		泌尿系统的其他疾患	1.3

　　如表 3-8,中年门急诊就诊人次中,因循环系统疾病(20.5%)、消化系统疾病(11.6%)及呼吸系统疾病(11.0%)就诊人次占比最高。因循环系统疾病就诊人次中,占比最高的就诊病种是特发性高血压(14.3%)、慢性缺血性心脏病(2.8%)和脑血管病(0.8%)。因消化系统疾病就诊人次中,占比最高的就诊病种是胃炎和十二指肠炎(3.1%)、龈炎和牙周疾病(1.2%),以及牙髓和根尖周组织疾病(1.1%)。因呼吸系统疾病就诊人次中,占比最高的就诊病种是急性上呼吸道感染(3.2%)、急性支气管炎(1.3%)和支气管炎(1.1%)。

表 3-8　中年门急诊就诊人次占比最高的就诊原因

顺　位	疾病分类	病　种	占比(%)
1	循环系统疾病		20.5
		特发性高血压	14.3
		慢性缺血性心脏病	2.8
		脑血管病	0.8
2	消化系统疾病		11.6
		胃炎和十二指肠炎	3.1
		龈炎和牙周疾病	1.2
		牙髓和根尖周组织病	1.1
3	呼吸系统疾病		11.0
		急性上呼吸道感染	3.2
		急性支气管炎	1.3
		支气管炎	1.1

　　如表 3-9,年轻老年人产生的门急诊就诊人次中,因循环系统疾病(31.3%),内分泌、营养和代谢疾病(12.2%),以及呼吸系统疾病(10.2%)就诊人次占比最高。因循环系统疾病就诊人次中,占比最高的就诊病种是特发性高血压(17.1%)、慢性缺血性心脏病(7.4%)和脑血管病(1.7%)。因内分泌、营养和代谢疾病就诊人次中,占比最高的就诊病种是糖尿病

（4.7%）、非胰岛素依赖型糖尿病（3.1%），以及脂蛋白代谢紊乱和其他脂血症（3.0%）。因呼吸系统疾病就诊人次中，占比最高的就诊病种是急性上呼吸道感染（2.8%）、急性支气管炎（1.1%）和支气管炎（1.1%）。

表3-9 年轻老年人门急诊就诊人次占比最高的就诊原因

顺　位	疾病分类	病　种	占比(%)
1	循环系统疾病		31.3
		特发性高血压	17.1
		慢性缺血性心脏病	7.4
		脑血管病	1.7
2	内分泌、营养和代谢疾病		12.2
		糖尿病	4.7
		非胰岛素依赖型糖尿病	3.1
		脂蛋白代谢紊乱和其他脂血症	3.0
3	呼吸系统疾病		10.2
		急性上呼吸道感染	2.8
		急性支气管炎	1.1
		支气管炎	1.1

如表3-10，老年人门急诊就诊人次中，因循环系统疾病（37.7%），内分泌、营养和代谢疾病（10.3%），以及呼吸系统疾病（9.6%）就诊人次占比最高。因循环系统疾病就诊人次中，占比最高的就诊病种是特发性高血压（16.5%）、慢性缺血性心脏病（11.0%）和脑血管病后遗症（2.5%）。因内分泌、营养和代谢疾病就诊人次中，占比最高的就诊病种是糖尿病（3.9%）、非胰岛素依赖型糖尿病（2.9%），以及脂蛋白代谢紊乱和其他脂血症（2.6%）。因呼吸系统疾病就诊人次中，占比最高的就诊病种是急性上呼吸道感染（2.3%）、慢性支气管炎（1.1%）和支气管炎（1.1%）。

表3-10 老年人门急诊就诊人次占比最高的就诊原因

顺　位	疾病分类	病　种	占比(%)
1	循环系统疾病		37.7
		特发性高血压	16.5
		慢性缺血性心脏病	11.0
		脑血管病后遗症	2.5
2	内分泌、营养和代谢疾病		10.3
		糖尿病	3.9
		非胰岛素依赖型糖尿病	2.9
		脂蛋白代谢紊乱和其他脂血症	2.6
3	呼吸系统疾病		9.6
		急性上呼吸道感染	2.3
		慢性支气管炎	1.1
		支气管炎	1.1

如表 3-11,长寿老人门急诊就诊人次中,因循环系统疾病(38.0%)、呼吸系统疾病(11.6%)及消化系统疾病(8.3%)就诊人次占比最高。因循环系统疾病就诊人次中,占比最高的就诊病种是特发性高血压(15.9%)、慢性缺血性心脏病(12.6%)和脑血管病后遗症(2.2%)。因呼吸系统疾病就诊人次中,占比最高的就诊病种是急性上呼吸道感染(2.5%)、慢性支气管炎(1.6%)和支气管炎(1.4%)。因消化系统疾病就诊人次中,占比最高的就诊病种是胃炎和十二指肠炎(2.4%)、功能性肠疾患(2.3%),以及胆囊炎(0.6%)。

表 3-11　长寿老人门急诊就诊人次占比最高的就诊原因

顺　位	疾病分类	病　种	占比(%)
1	循环系统疾病		38.0
		特发性高血压	15.9
		慢性缺血性心脏病	12.6
		脑血管病后遗症	2.2
2	呼吸系统疾病		11.6
		急性上呼吸道感染	2.5
		慢性支气管炎	1.6
		支气管炎	1.4
3	消化系统疾病		8.3
		胃炎和十二指肠炎	2.4
		功能性肠疾患	2.3
		胆囊炎	0.6

二、门急诊就诊人口年人均就诊次数及次数最高的就诊原因

(一) 总体概述

2018 年,门急诊就诊人口年人均就诊次数为 7.5 次。如表 3-12,因循环系统疾病(7.6 次[①]),内分泌、营养和代谢疾病(5.1 次),以及肿瘤(4.0 次)就诊人口年人均就诊次数最高。因循环系统疾病就诊人口年人均就诊次数最高的病种是他处的疾病引起的脑血管疾患(6.5 次)、特发性高血压(5.7 次)和慢性缺血性心脏病(4.9 次)。因内分泌、营养和代谢疾病就诊人口年人均就诊次数最高的病种是糖尿病(5.5 次)、非胰岛素依赖型糖尿病(5.2 次),以及脂蛋白代谢紊乱和其他脂血症(3.1 次)。因肿瘤就诊人口年人均就诊次数最高的病种是乳房恶性肿瘤(8.2 次)、多发性骨髓瘤和恶性浆细胞肿瘤(7.5 次),以及前列腺恶性肿瘤(6.8 次)。

表 3-12　门急诊就诊人口年人均就诊次数最高的就诊原因

顺　位	疾病分类	病　种	年人均就诊次数(次)
1	循环系统疾病		7.6
		他处的疾病引起的脑血管疾患	6.5

---

① 　计算方式:因循环系统疾病就诊人次数/因循环系统疾病就诊人口数,下同。

续　表

顺　位	疾病分类	病　种	年人均就诊次数(次)
		特发性高血压	5.7
		慢性缺血性心脏病	4.9
2	内分泌、营养和代谢疾病		5.1
		糖尿病	5.5
		非胰岛素依赖型糖尿病	5.2
		脂蛋白代谢紊乱和其他脂血症	3.1
3	肿瘤		4.0
		乳房恶性肿瘤	8.2
		多发性骨髓瘤和恶性浆细胞肿瘤	7.5
		前列腺恶性肿瘤	6.8

(二) 不同支付方式人口门急诊年人均就诊次数及次数最高的就诊原因

医保支付人口(12.6 次)的门急诊年人均就诊次数高于非医保支付人口(2.5 次)。

如表 3 - 13,医保支付人口因循环系统疾病(8.3 次),内分泌、营养和代谢疾病(5.6 次),以及肿瘤(5.0 次)就诊的年人均就诊次数最高。因循环系统疾病就诊人口年人均就诊次数最高的病种是他处的疾病引起的脑血管疾患(12.0 次)、特发性高血压(6.0 次)和风湿性舞蹈症(5.5 次)。因内分泌、营养和代谢疾病就诊人口年人均就诊次数最高的病种是糖尿病(5.9 次)、非胰岛素依赖型糖尿病(5.5 次)和青春期疾患(3.8 次)。因肿瘤就诊人口年人均就诊次数最高的病种是多发性骨髓瘤和恶性浆细胞肿瘤(9.8 次)、乳房恶性肿瘤(9.3 次),以及支气管和肺恶性肿瘤(8.4 次)。

表 3 - 13　医保支付人口门急诊年人均就诊次数最高的就诊原因

顺　位	疾病分类	病　种	年人均就诊次数(次)
1	循环系统疾病		8.3
		他处的疾病引起的脑血管疾患	12.0
		特发性高血压	6.0
		风湿性舞蹈症	5.5
2	内分泌、营养和代谢疾病		5.6
		糖尿病	5.9
		非胰岛素依赖型糖尿病	5.5
		青春期疾患	3.8
3	肿瘤		5.0
		多发性骨髓瘤和恶性浆细胞肿瘤	9.8
		乳房恶性肿瘤	9.3
		支气管和肺恶性肿瘤	8.4

如表 3-14,非医保支付人口因妊娠、分娩和产褥期(2.6 次),肿瘤(2.4 次),以及精神和行为障碍(2.2 次)就诊的年人均就诊次数最高。因妊娠、分娩和产褥期就诊人口年人均就诊次数最高的病种是为主要与妊娠有关的情况给予的孕产妇医疗(4.0 次)、为盆腔器官异常给予的孕产妇医疗(3.0 次)和妊娠期糖尿病(2.7 次)。因肿瘤就诊人口年人均就诊次数最高的病种是乳房恶性肿瘤(4.6 次)、淋巴样白血病(4.5 次)和腮腺恶性肿瘤(4.5 次)。因精神和行为障碍就诊人口年人均就诊次数最高的病种是精神分裂症(4.7 次)、非器质性睡眠障碍(3.3 次)和中度精神发育迟缓(3.3 次)。

表 3-14　非医保支付人口门急诊年人均就诊次数最高的就诊原因

顺　位	疾 病 分 类	病　种	年人均就诊次数(次)
1	妊娠、分娩和产褥期		2.6
		为主要与妊娠有关的情况给予的孕产妇医疗	4.0
		为盆腔器官异常给予的孕产妇医疗	3.0
		妊娠期糖尿病	2.7
2	肿瘤		2.4
		乳房恶性肿瘤	4.6
		淋巴样白血病	4.5
		腮腺恶性肿瘤	4.5
3	精神和行为障碍		2.2
		精神分裂症	4.7
		非器质性睡眠障碍	3.3
		中度精神发育迟缓	3.3

(三) 不同性别人口门急诊年人均就诊次数及次数最高的就诊原因

如图 3-2,女性(8.2 次)门急诊年人均就诊次数高于男性(6.7 次)。医保支付人口中,男性门急诊年人均就诊次数为 11.3 次,女性为 13.7 次;非医保支付人口中,男性门急诊年人均就诊次数为 2.3 次,女性为 2.6 次。

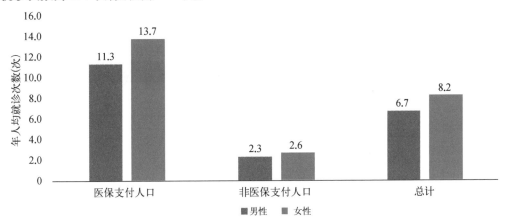

图 3-2　不同性别人口门急诊年人均就诊次数

　　如表 3-15,男性因循环系统疾病(7.1 次),内分泌、营养和代谢疾病(5.3 次),以及肿瘤(4.6 次)就诊的年人均就诊次数最高。因循环系统疾病就诊人口年人均就诊次数最高的病种是他处的疾病引起的脑血管疾患(6.5 次)、特发性高血压(5.5 次)和慢性缺血性心脏病(4.8 次)。因内分泌、营养和代谢疾病就诊人口年人均就诊次数最高的病种是糖尿病(5.4 次)、非胰岛素依赖型糖尿病(5.1 次)和甲状腺毒症(甲状腺功能亢进症)(3.1 次)。因肿瘤就诊人口年人均就诊次数最高的病种是多发性骨髓瘤和恶性浆细胞肿瘤(7.4 次)、前列腺恶性肿瘤(6.8 次),以及骨髓增生异常综合征(6.6 次)。

表 3-15　男性门急诊年人均就诊次数最高的就诊原因

顺　位	疾病分类	病　种	年人均就诊次数(次)
1	循环系统疾病		7.1
		他处的疾病引起的脑血管疾患	6.5
		特发性高血压	5.5
		慢性缺血性心脏病	4.8
2	内分泌、营养和代谢疾病		5.3
		糖尿病	5.4
		非胰岛素依赖型糖尿病	5.1
		甲状腺毒症(甲状腺功能亢进症)	3.1
3	肿瘤		4.6
		多发性骨髓瘤和恶性浆细胞肿瘤	7.4
		前列腺恶性肿瘤	6.8
		骨髓增生异常综合征	6.6

　　如表 3-16,女性因循环系统疾病(8.0 次),内分泌、营养和代谢疾病(5.0 次),以及肿瘤(3.7 次)就诊的年人均就诊次数最高。因循环系统疾病就诊人口年人均就诊次数最高的病种是特发性高血压(5.8 次)、慢性缺血性心脏病(4.9 次)和肺栓塞(4.7 次)。因内分泌、营养和代谢疾病就诊人口年人均就诊次数最高的病种是糖尿病(5.7 次)、非胰岛素依赖型糖尿病(5.4 次),以及脂蛋白代谢紊乱和其他脂血症(3.2 次)。因肿瘤就诊人口年人均就诊次数最高的病种是乳房恶性肿瘤(8.3 次)、多发性骨髓瘤和恶性浆细胞肿瘤(7.7 次),以及卵巢恶性肿瘤(6.6 次)。

表 3-16　女性门急诊年人均就诊次数最高的就诊原因

顺　位	疾病分类	病　种	年人均就诊次数(次)
1	循环系统疾病		8.0
		特发性高血压	5.8
		慢性缺血性心脏病	4.9
		肺栓塞	4.7
2	内分泌、营养和代谢疾病		5.0
		糖尿病	5.7
		非胰岛素依赖型糖尿病	5.4
		脂蛋白代谢紊乱和其他脂血症	3.2

顺　位	疾病分类	病　种	年人均就诊次数(次)
3	肿瘤		3.7
		乳房恶性肿瘤	8.3
		多发性骨髓瘤和恶性浆细胞肿瘤	7.7
		卵巢恶性肿瘤	6.6

(四)不同年龄人口门急诊年人均就诊次数及次数最高的就诊原因

如图 3-3,门急诊年人均就诊次数随就诊人口年龄增高而增多,在 85~89 岁年龄段人口到达波峰(28.2 次),随后略有下降。

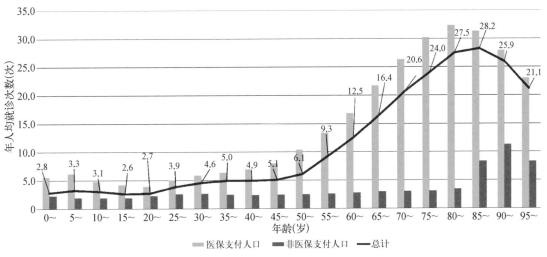

图 3-3　不同年龄段人口门急诊年人均就诊次数

医保支付人口中,门急诊年人均就诊次数变化趋势和总人口较相似;非医保支付人口中,0~80 岁的各年龄段人口的门急诊年人均就诊次数较稳定在 2~3 次,随后有所上升,90~94 岁年龄段人口的门急诊年人均就诊次数最高,为 11.3 次。

如表 3-17,老年人门急诊年人均就诊次数最高,为 26.2 次。在各年龄组人口中,医保支付人口的门急诊年人均就诊次数均高于非医保支付人口。

表 3-17　不同年龄组人口年人均门急诊就诊次数(次)

年龄组	支付方式		合　计
	医保支付	非医保支付	
儿童	5.6	2.1	3.0
青年	5.8	2.4	4.2
中年	10.8	2.5	6.8
年轻老年人	20.6	2.9	15.5
老年人	31.2	4.2	26.2
长寿老人	26.9	10.7	25.0

如表3−18,儿童因精神和行为障碍(2.6次)、呼吸系统疾病(2.4次)及神经系统疾病(2.1次)就诊的年人均就诊次数最高。因精神和行为障碍就诊人口年人均就诊次数最高的病种是心理发育障碍(4.6次)、脑部疾病、损害和功能障碍引起的人格和行为障碍(3.8次),以及特定性运动功能发育障碍(3.5次)。因呼吸系统疾病就诊人口年人均就诊次数最高的病种是肺炎(2.7次)、肺嗜酸性粒细胞增多(2.6次),以及单纯性和黏液脓性慢性支气管炎(2.3次)。因神经系统疾病就诊人口年人均就诊次数最高的病种是中枢神经系统疾病炎性疾病的后遗症(6.8次)、偏瘫(5.2次)和多发性硬化(4.2次)。

表3−18　儿童门急诊年人均就诊次数最高的就诊原因

顺　位	疾病分类	病　种	年人均就诊次数(次)
1	精神和行为障碍		2.6
		心理发育障碍	4.6
		脑部疾病、损害和功能障碍引起的人格和行为障碍	3.8
		特定性运动功能发育障碍	3.5
2	呼吸系统疾病		2.4
		肺炎	2.7
		肺嗜酸性粒细胞增多	2.6
		单纯性和黏液脓性慢性支气管炎	2.3
3	神经系统疾病		2.1
		中枢神经系统疾病炎性疾病的后遗症	6.8
		偏瘫	5.2
		多发性硬化	4.2

如表3−19,青年因精神和行为障碍(3.0次)、循环系统疾病(2.7次),以及内分泌、营养和代谢疾病(2.6次)就诊的年人均就诊次数最高。因精神和行为障碍就诊人口年人均就诊次数最高的病种分别为精神分裂症(7.0次)、使用大麻类物质引起的精神和行为障碍(6.6次),以及痴呆(5.4次)。因循环系统疾病就诊人口年人均就诊次数最高的病种分别为风湿性舞蹈症(9.0次)、肺栓塞(3.7次)和特发性高血压(3.2次)。因内分泌、营养和代谢疾病就诊人口年人均就诊次数最高的病种分别为糖尿病(3.8次)、非胰岛素依赖型糖尿病(3.3次)和甲状腺毒症(甲状腺功能亢进症)(3.3次)。

表3−19　青年门急诊年人均就诊次数最高的就诊原因

顺　位	疾病分类	病　种	年人均就诊次数(次)
1	精神和行为障碍		3.0
		精神分裂症	7.0
		使用大麻类物质引起的精神和行为障碍	6.6
		痴呆	5.4
2	循环系统疾病		2.7
		风湿性舞蹈症	9.0
		肺栓塞	3.7
		特发性高血压	3.2

续 表

顺 位	疾病分类	病 种	年人均就诊次数(次)
3	内分泌、营养和代谢疾病		2.6
		糖尿病	3.8
		非胰岛素依赖型糖尿病	3.3
		甲状腺毒症(甲状腺功能亢进症)	3.3

如表 3-20,中年因循环系统疾病(4.9 次),内分泌、营养和代谢疾病(4.2 次),以及肿瘤(3.9 次)就诊的年人均就诊次数最高。因循环系统疾病就诊人口年人均就诊次数最高的病种是脑血管疾患(12.0 次)、特发性高血压(4.7 次)和肺栓塞(4.2 次)。因内分泌、营养和代谢疾病就诊人口年人均就诊次数最高的病种是夸希奥科病(恶性营养不良病)(5.0 次)、糖尿病(4.8 次)和非胰岛素依赖型糖尿病(4.4 次)。因肿瘤就诊人口年人均就诊次数最高的病种是乳房恶性肿瘤(7.9 次)、多发性骨髓瘤和恶性浆细胞肿瘤(6.7 次),以及腮腺恶性肿瘤(6.4 次)。

表 3-20 中年门急诊年人均就诊次数最高的就诊原因

顺 位	疾病分类	病 种	年人均就诊次数(次)
1	循环系统疾病		4.9
		脑血管疾患	12.0
		特发性高血压	4.7
		肺栓塞	4.2
2	内分泌、营养和代谢疾病		4.2
		夸希奥科病(恶性营养不良病)	5.0
		糖尿病	4.8
		非胰岛素依赖型糖尿病	4.4
3	肿瘤		3.9
		乳房恶性肿瘤	7.9
		多发性骨髓瘤和恶性浆细胞肿瘤	6.7
		腮腺恶性肿瘤	6.4

如表 3-21,年轻老年人因循环系统疾病(8.3 次),内分泌、营养和代谢疾病(6.2 次),以及肿瘤(5.9 次)就诊的年人均就诊次数最高。因循环系统疾病就诊人口年人均就诊次数最高的病种是特发性高血压(6.0 次)、肺栓塞(4.8 次)和慢性缺血性心脏病(4.7 次)。因内分泌、营养和代谢疾病就诊人口年人均就诊次数最高的病种是糖尿病(6.0 次)、非胰岛素依赖型糖尿病(5.5 次),以及脂蛋白代谢紊乱和其他脂血症(3.3 次)。因肿瘤就诊人口年人均就诊次数最高的病种是乳房恶性肿瘤(8.8 次)、多发性骨髓瘤和恶性浆细胞肿瘤(8.1 次),以及卵巢恶性肿瘤(7.6 次)。

表3-21 年轻老年人门急诊年人均就诊次数最高的就诊原因

顺 位	疾 病 分 类	病 种	年人均就诊次数(次)
1	循环系统疾病		8.3
		特发性高血压	6.0
		肺栓塞	4.8
		慢性缺血性心脏病	4.7
2	内分泌、营养和代谢疾病		6.2
		糖尿病	6.0
		非胰岛素依赖型糖尿病	5.5
		脂蛋白代谢紊乱和其他脂血症	3.3
3	肿瘤		5.9
		乳房恶性肿瘤	8.8
		多发性骨髓瘤和恶性浆细胞肿瘤	8.1
		卵巢恶性肿瘤	7.6

如表3-22,老年人因循环系统疾病(12.1次),内分泌、营养和代谢疾病(6.9次),以及肿瘤(5.8次)就诊的年人均就诊次数最高。因循环系统疾病就诊人口年人均就诊次数最高的病种是特发性高血压(6.9次)、慢性缺血性心脏病(6.1次)和门静脉血栓形成(5.3次)。因内分泌、营养和代谢疾病就诊人口年人均就诊次数最高的病种是糖尿病(6.0次)、非胰岛素依赖型糖尿病(5.9次),以及脂蛋白代谢紊乱和其他脂血症(3.5次)。因肿瘤就诊人口年人均就诊次数最高的病种是多发性骨髓瘤和恶性浆细胞肿瘤(8.1次)、乳房恶性肿瘤(7.4次),以及女性生殖器官其他和未特指的恶性肿瘤(7.3次)。

表3-22 老年人门急诊年人均就诊次数最高的就诊原因

顺 位	疾 病 分 类	病 种	年人均就诊次数(次)
1	循环系统疾病		12.1
		特发性高血压	6.9
		慢性缺血性心脏病	6.1
		门静脉血栓形成	5.3
2	内分泌、营养和代谢疾病		6.9
		糖尿病	6.0
		非胰岛素依赖型糖尿病	5.9
		脂蛋白代谢紊乱和其他脂血症	3.5
3	肿瘤		5.8
		多发性骨髓瘤和恶性浆细胞肿瘤	8.1
		乳房恶性肿瘤	7.4
		女性生殖器官其他和未特指的恶性肿瘤	7.3

如表3-23,长寿老人因循环系统疾病(11.4次),内分泌、营养和代谢疾病(5.8次),以及泌尿生殖系统疾病(5.3次)就诊的年人均就诊次数最高。因循环系统疾病就诊人口年人均就诊次数最高的病种是门静脉血栓形成(11.0次)、特发性高血压(6.4次)和慢性缺血性

心脏病(6.0次)。因内分泌、营养和代谢疾病就诊人口年人均就诊次数最高的病种是非胰岛素依赖型糖尿病(5.2次)、糖尿病(5.1次)和烟酸缺乏(糙皮病)(4.0次)。因泌尿生殖系统疾病就诊人口年人均就诊次数最高的病种是前列腺增生(6.3次)、慢性肾病(4.8次),以及睾丸炎和附睾炎(3.2次)。

表 3-23　长寿老人门急诊年人均就诊次数最高的就诊原因

顺　　位	疾病分类	病　　种	年人均就诊次数(次)
1	循环系统疾病		11.4
		门静脉血栓形成	11.0
		特发性高血压	6.4
		慢性缺血性心脏病	6.0
2	内分泌、营养和代谢疾病		5.8
		非胰岛素依赖型糖尿病	5.2
		糖尿病	5.1
		烟酸缺乏(糙皮病)	4.0
3	泌尿生殖系统疾病		5.3
		前列腺增生	6.3
		慢性肾病	4.8
		睾丸炎和附睾炎	3.2

三、就诊人口对各业务类型服务利用情况及原因

(一) 总体概述

上海市门急诊服务业务类型种类较繁多,包括普通门诊、急诊、专家门诊、专科门诊、特需门诊、专病门诊和其他门诊服务。2018年上海市就诊人口利用各业务类型服务的占比分别是普通门诊(79.1%)、急诊(7.4%)、专家门诊(8.6%)、专科门诊(1.8%)、特需门诊(1.4%)、专病门诊(1.1%)和其他门诊服务(0.6%)。由于普通门诊、急诊和专家门诊总计占比为95.1%,本部分将重点分析就诊人口对以上三种业务类型服务利用情况及主要就诊原因。

门急诊就诊人口在普通门诊年人均就诊次数为7.2次[①],急诊年人均就诊次数为2.0次,专家门诊年人均就诊次数为3.0次。

如表 3-24,普通门诊就诊人次中,因循环系统疾病(27.4%)、呼吸系统疾病(11.9%)及消化系统疾病(10.4%)就诊人次占比最高。因循环系统疾病就诊人次中,占比最高的就诊病种是特发性高血压(15.0%)、慢性缺血性心脏病(6.5%)和脑血管病(1.5%)。因呼吸系统疾病就诊人次中,占比最高的就诊病种是急性上呼吸道感染(3.4%)、支气管炎(1.4%)和急性支气管炎(1.4%)。因消化系统疾病就诊人次中,占比最高的就诊病种是胃炎和十二指肠炎(2.7%)、龈炎和牙周疾病(1.1%),以及功能性肠疾患(1.0%)。

---

① 计算方式:普通门诊年人均就诊次数=普通门诊就诊总人次数/利用普通门诊人口数,下同。

表 3－24　普通门诊就诊人次占比最高的就诊原因

顺　位	疾病分类	病　种	占比(%)
1	循环系统疾病		27.4
		特发性高血压	15.0
		慢性缺血性心脏病	6.5
		脑血管病	1.5
2	呼吸系统疾病		11.9
		急性上呼吸道感染	3.4
		支气管炎	1.4
		急性支气管炎	1.4
3	消化系统疾病		10.4
		胃炎和十二指肠炎	2.7
		龈炎和牙周疾病	1.1
		功能性肠疾患	1.0

　　如表 3－25,急诊就诊人次中,因呼吸系统疾病(32.2%)、实验室异常(19.3%)及损伤、中毒和外因的某些其他后果(11.5%)就诊人次占比最高。因呼吸系统疾病就诊人次中,占比最高的就诊病种是急性上呼吸道感染(8.1%)、呼吸性疾患(6.6%)和肺炎(3.1%)。因实验室异常就诊人次中,占比最高的就诊病种是其他和原因不明的发热(4.6%)、腹部和盆腔痛(4.1%),以及头晕和眩晕(2.7%)。因损伤、中毒和外因的某些其他后果就诊人次中,占比最高的就诊病种是身体损伤(3.2%)、头部损伤(1.9%)和呼吸道内异物(0.7%)。

表 3－25　急诊就诊人次占比最高的就诊原因

顺　位	疾病分类	病　种	占比(%)
1	呼吸系统疾病		32.2
		急性上呼吸道感染	8.1
		呼吸性疾患	6.6
		肺炎	3.1
2	实验室异常		19.3
		其他和原因不明的发热	4.6
		腹部和盆腔痛	4.1
		头晕和眩晕	2.7
3	损伤、中毒和外因的某些其他后果		11.5
		身体损伤	3.2
		头部损伤	1.9
		呼吸道内异物	0.7

　　如表 3－26,专家门诊就诊人次中,因消化系统疾病(12.1%)、泌尿生殖系统疾病(10.2%)及循环系统疾病(9.8%)就诊人次占比最高。因消化系统疾病就诊人次中,占比最

高的就诊病种是胃炎和十二指肠炎(3.1%)、肝的其他疾病(1.2%),以及牙面畸形(包括错颌)(1.0%)。因泌尿生殖系统疾病就诊人次中,占比最高的就诊病种是月经过多、频繁和不规则(1.2%),泌尿系统的其他疾患(1.0%),以及女性不孕症(0.9%)。因循环系统疾病就诊人次中,占比最高的就诊病种是特发性高血压(3.5%)、慢性缺血性心脏病(1.8%)和心律失常(0.7%)。

表3-26　专家门诊就诊人次占比最高的就诊原因

顺　位	疾病分类	病　种	占比(%)
1	消化系统疾病		12.1
		胃炎和十二指肠炎	3.1
		肝的其他疾病	1.2
		牙面畸形(包括错颌)	1.0
2	泌尿生殖系统疾病		10.2
		月经过多、频繁和不规则	1.2
		泌尿系统的其他疾患	1.0
		女性不孕症	0.9
3	循环系统疾病		9.8
		特发性高血压	3.5
		慢性缺血性心脏病	1.8
		心律失常	0.7

(二) 不同支付方式人口各业务类型服务利用情况及原因

如图3-4,医保支付人口就诊人次中,普通门诊占比为82.6%,急诊占比为6.0%,专家门诊占比为7.4%;非医保支付人口就诊人次中,普通门诊占比为63.8%,急诊占比为13.2%,专家门诊占比为13.9%。

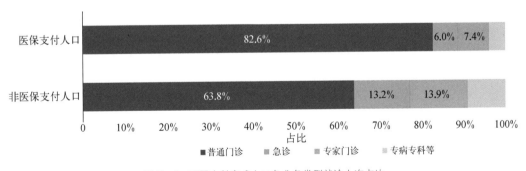

图3-4　不同支付方式人口各业务类型就诊人次占比

如图3-5,医保支付人口普通门诊年人均就诊次数是11.2次,急诊是2.5次,专家门诊是3.6次;非医保支付人口普通门诊年人均就诊次数是2.2次,急诊是1.5次,专家门诊是2.0次。

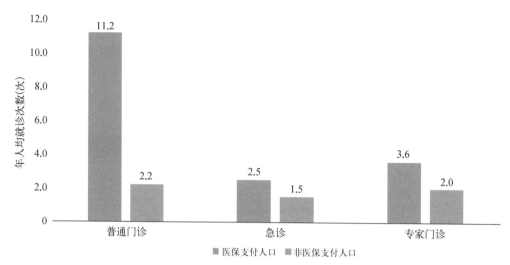

图 3-5　不同支付方式人口各业务类型年人均就诊次数

如表 3-27,医保支付人口普通门诊就诊人次中,因循环系统疾病(30.0%)就诊人次占比最高,其中占比最高的就诊病种是特发性高血压(16.4%)、慢性缺血性心脏病(7.2%)和脑血管病(1.6%);非医保支付人口普通门诊就诊人次中,因呼吸系统疾病(15.1%)就诊人次占比最高,其中占比最高的就诊病种是急性上呼吸道感染(3.5%)、支气管炎(1.8%)和急性支气管炎(1.6%)。

表 3-27　不同支付方式人口普通门诊就诊人次占比最高的就诊原因

顺位	医 保 支 付			非 医 保 支 付		
	疾病分类	病　　种	占比(%)	疾病分类	病　　种	占比(%)
1	循环系统疾病		30.0	呼吸系统疾病		15.1
		特发性高血压	16.4		急性上呼吸道感染	3.5
		慢性缺血性心脏病	7.2		支气管炎	1.8
		脑血管病	1.6		急性支气管炎	1.6
2	呼吸系统疾病		11.5	消化系统疾病		11.8
		急性上呼吸道感染	3.4		胃炎和十二指肠炎	2.3
		支气管炎	1.3		牙面畸形(包括错颌)	1.6
		急性支气管炎	1.3		牙髓和根尖周组织疾病	1.0
3	内分泌、营养和代谢疾病		11.0	泌尿生殖系统疾病		9.0
		糖尿病	4.2		女性不孕症	1.7
		非胰岛素依赖型糖尿病	2.7		月经过多、频繁和不规则	1.2
		脂蛋白代谢紊乱和其他脂血症	2.6		泌尿系统的其他疾患	1.0

如表 3-28,医保支付人口急诊就诊人次中,因呼吸系统疾病(34.3%)就诊人次占比最高,其中占比最高的就诊病种是急性上呼吸道感染(8.5%)、呼吸性疾患(7.6%)和

肺炎(3.5%);非医保支付人口急诊就诊人次中,因呼吸系统疾病(27.4%)就诊人次占比最高,其中占比最高的就诊病种是急性上呼吸道感染(7.4%)、呼吸性疾患(4.2%)和急性扁桃体炎(3.7%)。

表 3-28　不同支付方式人口急诊就诊人次占比最高的就诊原因

顺位	医 保 支 付			非 医 保 支 付		
	疾病分类	病　　种	占比(%)	疾病分类	病　　种	占比(%)
1	呼吸系统疾病		34.3	呼吸系统疾病		27.4
		急性上呼吸道感染	8.5		急性上呼吸道感染	7.4
		呼吸性疾患	7.6		呼吸性疾患	4.2
		肺炎	3.5		急性扁桃体炎	3.7
2	实验室异常		20.4	损伤、中毒和外因的某些其他后果		22.4
		其他和原因不明的发热	4.9		身体损伤	6.2
		腹部和盆腔痛	3.9		头部损伤	4.5
		头晕和眩晕	3.3		下肢损伤	1.3
3	消化系统疾病		8.9	泌尿生殖系统疾病		9.0
		非感染性胃肠炎和结肠炎	3.0		腹部和盆腔痛	4.5
		胃炎和十二指肠炎	1.1		其他和原因不明的发热	3.9
		消化系统疾病的其他疾病	1.0		头晕和眩晕	1.5

　　如表 3-29,医保支付人口专家门诊就诊人次中,因消化系统疾病(12.5%)就诊人次占比最高,其中占比最高的就诊病种是胃炎和十二指肠炎(3.5%)、肝的其他疾病(1.4%),以及牙髓和根尖周组织疾病(0.8%);非医保支付人口专家门诊就诊人次中,因泌尿生殖系统疾病(12.6%)就诊人次占比最高,其中占比最高的就诊病种是女性不孕症(2.8%),月经过多、频繁和不规则(1.4%),以及泌尿系统的其他疾患(0.9%)。

表 3-29　不同支付方式人口专家门诊就诊人次占比最高的就诊原因

顺位	医 保 支 付			非 医 保 支 付		
	疾病分类	病　　种	占比(%)	疾病分类	病　　种	占比(%)
1	消化系统疾病		12.5	泌尿生殖系统疾病		12.6
		胃炎和十二指肠炎	3.5		女性不孕症	2.8
		肝的其他疾病	1.4		月经过多、频繁和不规则	1.4
		牙髓和根尖周组织疾病	0.8		泌尿系统的其他疾患	0.9
2	循环系统疾病		11.5	消化系统疾病		10.9
		特发性高血压	4.2		胃炎和十二指肠炎	2.2
		慢性缺血性心脏病	2.3		牙面畸形(包括错颌)	2.1
		心律失常	0.9		肝的其他疾病	0.8

顺位	医　保　支　付			非　医　保　支　付		
	疾病分类	病　种	占比(%)	疾病分类	病　种	占比(%)
3	泌尿生殖系统疾病		9.3	呼吸系统疾病		9.1
		月经过多、频繁和不规则	1.1		慢性鼻炎、鼻咽炎和咽炎	1.1
		泌尿系统的其他疾患	1.1		急性上呼吸道感染	1.1
		慢性肾病	0.8		支气管炎	0.9

（三）不同性别人口各业务类型服务利用情况及原因

如图 3－6，男性普通门诊就诊人次占比为 78.8%，急诊为 8.3%，专家门诊为 8.1%；女性普通门诊就诊人次占比为 79.3%，急诊为 6.7%，专家门诊为 9.0%。

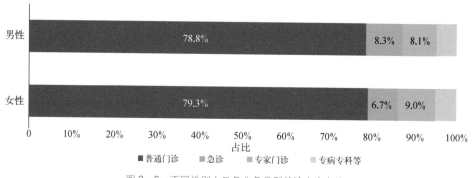

图 3－6　不同性别人口各业务类型就诊人次占比

如图 3－7，男性普通门诊年人均就诊次数是 6.6 次，急诊是 2.0 次，专家门诊是 2.8 次；女性普通门诊年人均就诊次数是 7.8 次，急诊是 2.1 次，专家门诊是 3.1 次。

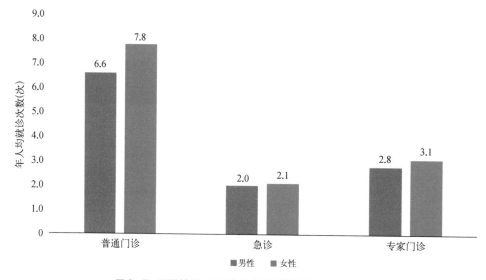

图 3－7　不同性别人口对各业务类型服务年人均就诊次数

如表3-30,男性普通门诊就诊人次中,因循环系统疾病(28.4%)就诊人次占比最高,其中占比最高的就诊病种是特发性高血压(16.5%)、慢性缺血性心脏病(6.3%)和脑血管病后遗症(1.3%);女性普通门诊就诊人次中,因循环系统疾病(26.6%)就诊人次占比最高,其中占比最高的就诊病种是特发性高血压(13.9%)、慢性缺血性心脏病(6.8%)和脑血管病(1.6%)。

表3-30 不同性别人口普通门诊就诊人次占比最高的就诊原因

顺位	男 性			女 性		
	疾病分类	病 种	占比(%)	疾病分类	病 种	占比(%)
1	循环系统疾病		28.4	循环系统疾病		26.6
		特发性高血压	16.5		特发性高血压	13.9
		慢性缺血性心脏病	6.3		慢性缺血性心脏病	6.8
		脑血管病后遗症	1.3		脑血管病	1.6
2	呼吸系统疾病		12.6	呼吸系统疾病		11.3
		急性上呼吸道感染	3.4		急性上呼吸道感染	3.4
		支气管炎	1.4		支气管炎	1.3
		急性支气管炎	1.4		急性支气管炎	1.3
3	消化系统疾病		10.7	消化系统疾病		10.3
		胃炎和十二指肠炎	2.6		胃炎和十二指肠炎	2.7
		龈炎和牙周疾病	1.2		功能性肠疾患	1.0
		功能性肠疾患	1.0		龈炎和牙周疾病	1.0

如表3-31,男性急诊就诊人次中,因呼吸系统疾病(32.5%)就诊人次占比最高,其中占比最高的就诊病种是急性上呼吸道感染(7.9%)、呼吸性疾患(6.4%)和急性扁桃体炎(3.3%);女性急诊就诊人次中,因呼吸系统疾病(31.8%)就诊人次占比最高,其中占比最高的就诊病种是急性上呼吸道感染(8.4%)、呼吸性疾患(6.8%)和肺炎(3.2%)。

表3-31 不同性别人口急诊就诊人次占比最高的就诊原因

顺位	男 性			女 性		
	疾病分类	病 种	占比(%)	疾病分类	病 种	占比(%)
1	呼吸系统疾病		32.5	呼吸系统疾病		31.8
		急性上呼吸道感染	7.9		急性上呼吸道感染	8.4
		呼吸性疾患	6.4		呼吸性疾患	6.8
		急性扁桃体炎	3.3		肺炎	3.2
2	实验室异常		17.8	实验室异常		20.7
		其他和原因不明的发热	4.2		其他和原因不明的发热	5.0
		腹部和盆腔痛	3.7		腹部和盆腔痛	4.4
		头晕和眩晕	2.1		头晕和眩晕	3.4
3	损伤、中毒和外因的某些其他后果		13.4	损伤、中毒和外因的某些其他后果		9.7

续　表

顺位	男　性			女　性		
	疾病分类	病　种	占比(%)	疾病分类	病　种	占比(%)
		身体损伤	3.6		身体损伤	2.8
		头部损伤	2.3		头部损伤	1.5
		下肢损伤	0.8		呼吸道内异物	0.8

如表3-32,男性专家门诊就诊人次中,因消化系统疾病(13.0%)就诊人次占比最高,其中占比最高的就诊病种是胃炎和十二指肠炎(3.0%)、肝的其他疾病(1.6%),以及牙面畸形(包括错颌)(0.9%);女性专家门诊就诊人次中,因泌尿生殖系统疾病(11.8%)就诊人次占比最高,其中占比最高的就诊病种是月经过多、频繁和不规则(2.0%),女性不孕症(1.6%),以及良性乳腺发育不良(1.1%)。

表3-32　不同性别人口专家门诊就诊人次占比最高的就诊原因

顺位	男　性			女　性		
	疾病分类	病　种	占比(%)	疾病分类	病　种	占比(%)
1	消化系统疾病		13.0	泌尿生殖系统疾病		11.8
		胃炎和十二指肠炎	3.0		月经过多、频繁和不规则	2.0
		肝的其他疾病	1.6		女性不孕症	1.6
		牙面畸形(包括错颌)	0.9		良性乳腺发育不良	1.1
2	循环系统疾病		11.9	消化系统疾病		11.4
		特发性高血压	4.0		胃炎和十二指肠炎	3.2
		慢性缺血性心脏病	2.5		牙面畸形(包括错颌)	1.1
		脑梗死	0.9		肝的其他疾病	1.0
3	呼吸系统疾病		8.9	循环系统疾病		8.3
		慢性鼻炎、鼻咽炎和咽炎	0.9		特发性高血压	3.1
		急性上呼吸道感染	0.8		慢性缺血性心脏病	1.3
		支气管炎	0.8		其他心律失常	0.7

(四) 不同年龄组人口各业务类型服务利用情况及原因

如图3-8,儿童普通门诊就诊人次占比为63.0%,急诊为19.7%,专家门诊为9.6%;青年普通门诊就诊人次占比为69.1%,急诊为11.4%,专家门诊为12.3%;中年普通门诊就诊人次占比为77.0%,急诊为6.6%,专家门诊为10.8%;年轻老年人普通门诊就诊人次占比为85.1%,急诊为4.0%,专家门诊为7.2%;老年人普通门诊就诊人次占比为88.4%,急诊为4.4%,专家门诊为4.4%;长寿老人普通门诊就诊人次占比为88.9%,急诊为6.9%,专家门诊为2.2%。

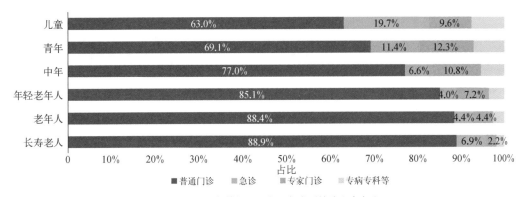

图3-8 不同年龄组人口各业务类型就诊人次占比

如图3-9,儿童普通门诊年人均就诊次数是2.5次,急诊是1.9次,专家门诊是2.0次;青年普通门诊年人均就诊次数是3.6次,急诊是1.7次,专家门诊是2.6次;中年普通门诊年人均就诊次数是6.3次,急诊是2.5次,专家门诊是3.0次;年轻老年人普通门诊年人均就诊次数是14.7次,急诊是2.5次,专家门诊是4.0次;老年人普通门诊年人均就诊次数是25.0次,急诊是2.5次,专家门诊是4.3次;长寿老人普通门诊年人均就诊次数是23.8次,急诊是4.1次,专家门诊是3.5次。

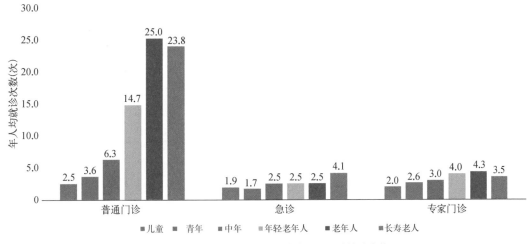

图3-9 不同年龄组人口各业务类型年人均就诊次数

如表3-33,儿童普通门诊就诊人次中,因呼吸系统疾病(40.9%)就诊人次占比最高,其中占比最高的就诊病种是急性上呼吸道感染(8.5%)、支气管炎(6.6%)和急性支气管炎(5.0%);青年普通门诊就诊人次中,因消化系统疾病(14.6%)就诊人次占比最高,其中占比最高的就诊病种是胃炎和十二指肠炎(2.6%)、龈炎和牙周疾病(1.8%),以及牙髓和根尖周组织疾病(1.5%)。

如表3-34,中年普通门诊就诊人次中,因循环系统疾病(23.5%)就诊人次占比最高,其中占比最高的就诊病种是特发性高血压(16.8%)、慢性缺血性心脏病(3.2%)和脑血管病(0.9%);年轻老年人产生的普通门诊就诊人次中,因循环系统疾病(33.5%)就诊人次占比最高,其中占比最高的就诊病种是特发性高血压(18.7%)、慢性缺血性心脏病(8.1%)和脑血管病(1.8%)。

表 3-33　儿童和青年普通就诊人次占比最高的就诊原因

顺位	儿　童			青　年		
	疾病分类	病　种	占比（%）	疾病分类	病　种	占比（%）
1	呼吸系统疾病		40.9	消化系统疾病		14.6
		急性上呼吸道感染	8.5		胃炎和十二指肠炎	2.6
		支气管炎	6.6		龈炎和牙周疾病	1.8
		急性支气管炎	5.0		牙髓和根尖周组织疾病	1.5
2	消化系统疾病		10.5	呼吸系统疾病		13.6
		牙发育和出牙疾患	1.9		急性上呼吸道感染	4.4
		龋（牙）	1.4		急性支气管炎	1.3
		非感染性胃肠炎和结肠炎	1.4		急性咽炎	1.3
3	眼和附器疾病		8.1	泌尿生殖系统疾病		10.8
		屈光和调节疾患	4.3		月经过多、频繁和不规则	2.1
		结膜炎	2.6		女性不孕症	1.3
		睑腺炎和睑板腺囊肿	0.5		泌尿系统的其他疾患	1.2

表 3-34　中年和年轻老年人普通门诊就诊人次占比最高的就诊原因

顺位	中　年			年轻老年人		
	疾病分类	病　种	占比（%）	疾病分类	病　种	占比（%）
1	循环系统疾病		23.5	循环系统疾病		33.5
		特发性高血压	16.8		特发性高血压	18.7
		慢性缺血性心脏病	3.2		慢性缺血性心脏病	8.1
		脑血管病	0.9		脑血管病	1.8
2	消化系统疾病		11.8	内分泌、营养和代谢疾病		13.0
		胃炎和十二指肠炎	3.2		糖尿病	5.1
		龈炎和牙周疾病	1.4		脂蛋白代谢紊乱和其他脂血症	3.3
		牙髓和根尖周组织疾病	1.2		非胰岛素依赖型糖尿病	3.3
3	呼吸系统疾病		11.0	呼吸系统疾病		10.1
		急性上呼吸道感染	2.8		急性上呼吸道感染	3.0
		慢性支气管炎	1.7		急性支气管炎	1.2
		支气管炎	1.6		支气管炎	1.2

　　如表 3-35，老年人产生的普通门诊就诊人次中，因循环系统疾病（39.3%）就诊人次占比最高，其中占比最高的就诊病种是特发性高血压（17.6%）、慢性缺血性心脏病（11.7%）和脑血管病后遗症（2.7%）；长寿老人产生的普通门诊就诊人次中，因循环系统疾病（39.8%）就诊人次占比最高，其中占比最高的就诊病种是特发性高血压（17.0%）、慢性缺血性心脏病（13.5%）和脑血管病后遗症（2.4%）。

表 3-35 老年人和长寿老人普通门诊就诊人次占比最高的就诊原因

顺位	老 年 人			长 寿 老 人		
	疾病分类	病 种	占比(%)	疾病分类	病 种	占比(%)
1	循环系统疾病		39.3	循环系统疾病		39.8
		特发性高血压	17.6		特发性高血压	17.0
		慢性缺血性心脏病	11.7		慢性缺血性心脏病	13.5
		脑血管病后遗症	2.7		脑血管病后遗症	2.4
2	内分泌、营养和代谢疾病		10.8	呼吸系统疾病		10.6
		糖尿病	4.1		急性上呼吸道感染	2.7
		非胰岛素依赖型糖尿病	3.0		慢性支气管炎	1.7
		脂蛋白代谢紊乱和其他脂血症	2.8		支气管炎	1.5
3	呼吸系统疾病		9.2	消化系统疾病		8.3
		急性上呼吸道感染	2.4		功能性肠疾患	2.5
		支气管炎	1.2		胃炎和十二指肠炎	2.5
		慢性支气管炎	1.2		胆囊炎	0.6

如表 3-36,儿童急诊就诊人次中,因呼吸系统疾病(62.2%)就诊人次占比最高,其中占比最高的就诊病种是急性上呼吸道感染(14.6%)、急性扁桃体炎(9.7%)和支气管炎(8.9%);青年急诊就诊人次中,因呼吸系统疾病(28.6%)就诊人次占比最高,其中占比最高的就诊病种是急性上呼吸道感染(10.5%)、呼吸性疾患(5.9%)和急性扁桃体炎(3.1%)。

表 3-36 儿童和青年急诊就诊人次占比最高的就诊原因

顺位	儿 童			青 年		
	疾病分类	病 种	占比(%)	疾病分类	病 种	占比(%)
1	呼吸系统疾病		62.2	呼吸系统疾病		28.6
		急性上呼吸道感染	14.6		急性上呼吸道感染	10.5
		急性扁桃体炎	9.7		呼吸性疾患	5.9
		支气管炎	8.9		急性扁桃体炎	3.1
2	实验室异常		7.3	实验室异常		20.6
		腹部和盆腔痛	2.2		其他和原因不明的发热	6.5
		恶心和呕吐	1.6		腹部和盆腔痛	5.5
		其他和原因不明的发热	1.1		咳嗽	1.8
3	传染病和寄生虫病		7.2	损伤、中毒和外因的某些其他后果		15.4
		传染病	3.3		身体损伤	4.4
		以皮肤和黏膜损害为特征的病毒性感染	1.9		头部损伤	2.4
		细菌性感染	0.6		下肢损伤	1.0

如表3-37，中年急诊就诊人次中，因呼吸系统疾病（22.8%）就诊人次占比最高，其中占比最高的就诊病种是急性上呼吸道感染（5.9%）、呼吸性疾患（5.2%）和肺炎（2.6%）；年轻老年人急诊就诊人次中，因实验室异常（23.7%）就诊人次占比最高，其中占比最高就诊病种是头晕和眩晕（5.7%）、其他和原因不明的发热（4.7%），以及腹部和盆腔痛（3.6%）。

表3-37 中年和年轻老年人急诊就诊人次占比最高的就诊原因

顺位	中年			年轻老年人		
	疾病分类	病种	占比(%)	疾病分类	病种	占比(%)
1	呼吸系统疾病		22.8	实验室异常		23.7
		急性上呼吸道感染	5.9		头晕和眩晕	5.7
		呼吸性疾患	5.2		其他和原因不明的发热	4.7
		肺炎	2.6		腹部和盆腔痛	3.6
2	实验室异常		21.7	呼吸系统疾病		23.4
		其他和原因不明的发热	4.8		呼吸性疾患	6.6
		腹部和盆腔痛	4.6		急性上呼吸道感染	3.9
		头晕和眩晕	3.4		肺炎	3.7
3	损伤、中毒和外因的某些其他后果		15.9	循环系统疾病		13.8
		身体损伤	4.4		身体损伤	3.8
		头部损伤	2.5		头部损伤	2.2
		下肢损伤	1.0		下肢损伤	0.9

如表3-38，老年人急诊就诊人次中，因呼吸系统疾病（23.7%）就诊人次占比最高，其中占比最高的就诊病种是急性上呼吸道感染（6.2%）、呼吸性疾患（5.4%）和肺炎（2.7%）；长寿老人急诊就诊人次中，因呼吸系统疾病（28.9%）就诊人次占比最高，其中占比最高的就诊病种是呼吸性疾患（8.1%）、急性上呼吸道感染（4.8%）和肺炎（4.6%）。

表3-38 老年人和长寿老人急诊就诊人次占比最高的就诊原因

顺位	老年人			长寿老人		
	疾病分类	病种	占比(%)	疾病分类	病种	占比(%)
1	呼吸系统疾病		23.7	呼吸系统疾病		28.9
		急性上呼吸道感染	6.2		呼吸性疾患	8.1
		呼吸性疾患	5.4		急性上呼吸道感染	4.8
		肺炎	2.7		肺炎	4.6
2	实验室异常		23.3	实验室异常		21.3
		其他和原因不明的发热	5.2		头晕和眩晕	5.1
		腹部和盆腔痛	5.0		其他和原因不明的发热	4.2
		头晕和眩晕	3.7		腹部和盆腔痛	3.3
3	循环系统疾病		20.1	循环系统疾病		18.8
		特发性高血压	8.6		脑梗死	5.4
		脑梗死	3.3		特发性高血压	4.7
		脑血管病	2.2		脑血管病	2.7

如表 3 - 39,儿童专家门诊就诊人次中,因呼吸系统疾病(31.8%)就诊人次占比最高,其中占比最高的就诊病种是急性上呼吸道感染(5.4%)、支气管炎(5.2%)和哮喘(3.0%);青年专家门诊就诊人次中,因泌尿生殖系统疾病(17.6%)就诊人次占比最高,其中占比最高的就诊病种是月经过多、频繁和不规则(3.3%),女性不孕症(3.0%),以及良性乳腺发育不良(1.3%)。

表 3 - 39　儿童和青年专家门诊就诊人次占比最高的就诊原因

顺位	儿 童			青 年		
	疾病分类	病　种	占比(%)	疾病分类	病　种	占比(%)
1	呼吸系统疾病		31.8	泌尿生殖系统疾病		17.6
		急性上呼吸道感染	5.4		月经过多、频繁和不规则	3.3
		支气管炎	5.2		女性不孕症	3.0
		哮喘	3.0		良性乳腺发育不良	1.3
2	眼和附器疾病		15.1	消化系统疾病系统		12.6
		屈光和调节疾患	9.9		胃炎和十二指肠炎	2.4
		结膜炎	1.7		牙面畸形(包括错颌)	1.8
		斜视	1.0		肝的其他疾病	1.3
3	消化系统疾病		7.9	肌肉骨骼系统和结缔组织疾病		7.1
		牙面畸形(包括错颌)	1.7		背痛	1.2
		牙髓和根尖周组织疾病	0.9		椎间盘疾患	0.9
		消化不良	0.8		关节疾患	0.8

如表 3 - 40,中年专家门诊就诊人次中,因消化系统疾病(13.5%)就诊人次占比最高,其中占比最高的就诊病种是胃炎和十二指肠炎(4.3%)、肝的其他疾病(1.6%),以及牙髓和根尖周组织疾病(0.6%);年轻老年人专家门诊就诊人次中,因循环系统疾病(14.9%)就诊人次占比最高,其中占比最高的就诊病种是特发性高血压(5.1%)、慢性缺血性心脏病(3.1%)和脑梗死(1.2%)。

表 3 - 40　中年和年轻老年人专家门诊就诊人次占比最高的就诊原因

顺位	中 年			年 轻 老 年 人		
	疾病分类	病　种	占比(%)	疾病分类	病　种	占比(%)
1	消化系统疾病		13.5	循环系统疾病		14.9
		胃炎和十二指肠炎	4.3		特发性高血压	5.1
		肝的其他疾病	1.6		慢性缺血性心脏病	3.1
		牙髓和根尖周组织疾病	0.6		脑梗死	1.2
2	泌尿生殖系统疾病		9.1	消化系统疾病		12.5

续　表

顺位	中　年			年轻老年人		
	疾病分类	病　种	占比(%)	疾病分类	病　种	占比(%)
		泌尿系统的其他疾患	1.0		胃炎和十二指肠炎	3.9
		良性乳腺发育不良	0.8		肝的其他疾病	1.3
		月经过多、频繁和不规则	0.6		牙髓和根尖周组织疾病	0.6
3	肌肉骨骼系统和结缔组织疾病		8.9	肿瘤		10.7
		关节疾患	1.1		支气管和肺恶性肿瘤	2.2
		椎间盘疾患	1.0		乳房恶性肿瘤	1.2
		背痛	1.0		结肠恶性肿瘤	0.9

如表 3-41,老年人专家门诊就诊人次中,因循环系统疾病(23.4%)就诊人次占比最高,其中占比最高的就诊病种是特发性高血压(9.9%)、慢性缺血性心脏病(3.4%)和心律失常(1.6%);长寿老人专家门诊就诊人次中,因循环系统疾病(25.1%)就诊人次占比最高,其中占比最高的就诊病种是特发性高血压(8.6%)、慢性缺血性心脏病(5.3%)和脑梗死(2.0%)。

表 3-41　老年人和长寿老人专家门诊就诊人次占比最高的就诊原因

顺位	老　年　人			长　寿　老　人		
	疾病分类	病　种	占比(%)	疾病分类	病　种	占比(%)
1	循环系统疾病		23.4	循环系统疾病		25.1
		特发性高血压	9.9		特发性高血压	8.6
		慢性缺血性心脏病	3.4		慢性缺血性心脏病	5.3
		心律失常	1.6		脑梗死	2.0
2	肿瘤		9.3	泌尿生殖系统疾病		9.3
		支气管和肺恶性肿瘤	1.5		泌尿系统的其他疾患	1.6
		乳房恶性肿瘤	1.5		前列腺增生	1.5
		甲状腺恶性肿瘤	0.8		慢性肾病	1.5
3	消化系统疾病		8.8	消化系统疾病		8.3
		胃炎和十二指肠炎	2.8		胃炎和十二指肠炎	2.6
		肝的其他疾病	1.0		肝的其他疾病	0.9
		牙髓和根尖周组织疾病	0.4		牙髓和根尖周组织疾病	0.4

第二节 门急诊就诊人次流向360°视图

一、门急诊就诊人次流向及人次占比最高的就诊原因

（一）总体概述

如图3-10,2018年,34.1%的门急诊就诊人次流向市级三级医院,6.9%流向区属三级医院,22.0%流向区属二级医院,37.0%流向社区卫生服务中心(站)。

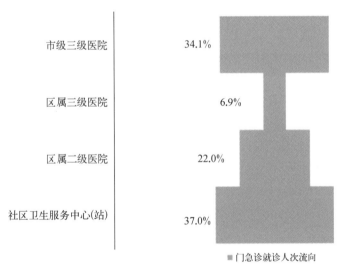

图3-10 门急诊就诊人次流向

如表3-42,流向市级三级医院就诊人次中,因消化系统疾病(11.8%)、呼吸系统疾病(11.0%)及实验室异常(10.7%)就诊人次占比最高。因消化系统疾病就诊人次中,占比最高的就诊原因是胃炎和十二指肠炎(2.3%)、牙面畸形(包括错颌)(1.1%),以及肝的其他疾病(0.9%)。因呼吸系统疾病就诊人次中,占比最高的就诊病种是急性上呼吸道感染(2.1%)、呼吸性疾患(1.5%)和支气管炎(1.1%)。因实验室异常就诊人次中,占比最高的就诊病种是肺诊断性影像检查的异常所见(1.2%)、腹部和盆腔痛(1.2%)和咳嗽(1.2%)。

如表3-43,流向区属三级医院就诊人次中,因呼吸系统疾病(15.3%)、循环系统疾病(15.0%)及消化系统疾病(10.5%)就诊人次占比最高。因呼吸系统疾病就诊人次中,占比最高的就诊病种是急性上呼吸道感染(4.0%)、急性支气管炎(1.6%)和流行性感冒(1.5%)。因循环系统疾病就诊人次中,占比最高的就诊病种是特发性高血压(7.2%)、慢性缺血性心脏病(3.2%)和脑梗死(1.5%)。因消化系统疾病就诊人次中,占比最高的就诊病种是胃炎和十二指肠炎(3.2%)、非感染性胃肠炎和结肠炎(1.1%),以及肝的其他疾病(0.9%)。

表 3-42 流向市级三级医院门急诊就诊人次占比最高的就诊原因

顺 位	疾病分类	病 种	占比(%)
1	消化系统疾病		11.8
		胃炎和十二指肠炎	2.3
		牙面畸形(包括错颌)	1.1
		肝的其他疾病	0.9
2	呼吸系统疾病		11.0
		急性上呼吸道感染	2.1
		呼吸性疾患	1.5
		支气管炎	1.1
3	实验室异常		10.7
		肺诊断性影像检查的异常所见	1.2
		腹部和盆腔痛	1.2
		咳嗽	1.2

表 3-43 流向区属三级医院门急诊就诊人次占比最高的就诊原因

顺 位	疾病分类	病 种	占比(%)
1	呼吸系统病		15.3
		急性上呼吸道感染	4.0
		急性支气管炎	1.6
		流行性感冒	1.5
2	循环系统疾病		15.0
		特发性高血压	7.2
		慢性缺血性心脏病	3.2
		脑梗死	1.5
3	消化系统疾病		10.5
		胃炎和十二指肠炎	3.2
		非感染性胃肠炎和结肠炎	1.1
		肝的其他疾病	0.9

　　如表 3-44,流向区属二级医院就诊人次中,因呼吸系统疾病(15.3%)、循环系统疾病(15.0%)及消化系统疾病(12.1%)就诊人次占比最高。因呼吸系统疾病就诊人次中,占比最高的就诊病种是急性上呼吸道感染(3.0%)、呼吸性疾患(2.0%)和支气管炎(1.7%)。因循环系统疾病就诊人次中,占比最高的就诊病种是特发性高血压(8.1%)、慢性缺血性心脏病(2.5%)和脑梗死(1.0%)。因消化系统疾病就诊人次中,占比最高的就诊病种是胃炎和十二指肠炎(2.7%)、牙髓和根尖周组织疾病(1.4%),以及龈炎和牙周疾病(1.0%)。

表 3-44 流向区属二级医院门急诊就诊人次占比最高的就诊原因

顺 位	疾病分类	病 种	占比(%)
1	呼吸系统疾病		15.3
		急性上呼吸道感染	3.0

顺 位	疾病分类	病 种	占比(%)
		呼吸性疾患	2.0
		支气管炎	1.7
2	循环系统疾病		15.0
		特发性高血压	8.1
		慢性缺血性心脏病	2.5
		脑梗死	1.0
3	消化系统疾病		12.1
		胃炎和十二指肠炎	2.7
		牙髓和根尖周组织疾病	1.4
		龈炎和牙周疾病	1.0

如表3-45,流向社区卫生服务中心(站)就诊人次中,因循环系统疾病(38.6%)、呼吸系统疾病(12.2%),以及内分泌、营养和代谢疾病(12.0%)就诊人次占比最高。因循环系统疾病就诊人次中,占比最高的就诊病种为特发性高血压(21.5%)、慢性缺血性心脏病(9.8%)和脑血管病(2.2%)。因呼吸系统疾病就诊人次中,占比最高的就诊病种是急性上呼吸道感染(4.4%)、急性支气管炎(1.7%)和支气管炎(1.5%)。因内分泌、营养和代谢疾病就诊人次中,占比最高的就诊病种是糖尿病(4.3%)、脂蛋白代谢紊乱和其他脂血症(3.5%),以及非胰岛素依赖型糖尿病(3.2%)。

表3-45 流向社区卫生服务中心(站)门急诊就诊人次占比最高的就诊原因

顺 位	疾病分类	病 种	占比(%)
1	循环系统疾病		38.6
		特发性高血压	21.5
		慢性缺血性心脏病	9.8
		脑血管病	2.2
2	呼吸系统疾病		12.2
		急性上呼吸道感染	4.4
		急性支气管炎	1.7
		支气管炎	1.5
3	内分泌、营养和代谢疾病		12.0
		糖尿病	4.3
		脂蛋白代谢紊乱和其他脂血症	3.5
		非胰岛素依赖型糖尿病	3.2

(二) 不同支付方式人口门急诊就诊人次流向及人次占比最高的就诊原因

如图3-11,医保支付人口门急诊就诊人次流向市级三级医院就诊的占比29.8%,流向区属三级医院占比6.6%,流向区属二级医院占比20.8%,流向社区卫生服务中心(站)占比42.9%;非医保支付人口门急诊就诊人次流向市级三级医院就诊的占比52.8%,流向区属三级医院占比 8.5%,流向区属二级医院占比 27.4%,流向社区卫生服务中心(站)占比 11.2%。

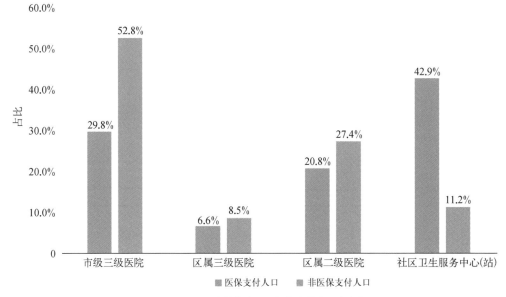

图 3 - 11 不同支付方式人口门急诊就诊人次流向

　　如表 3 - 46,医保支付人口流向各医疗机构门急诊就诊人次中,均因循环系统疾病就诊人次占比最高,其中占比最高的就诊病种集中于特发性高血压、慢性缺血性心脏病、脑梗死等;非医保支付人口流向各医疗机构门急诊就诊人次中,均因呼吸系统疾病就诊人次占比最高,其中占比最高的就诊病种集中于急性上呼吸道感染、支气管炎、急性上呼吸道感染等。

表 3 - 46 不同支付方式人口流向各医疗机构门急诊就诊人次占比最高的就诊原因

机构流向	医 保 支 付			非 医 保 支 付		
	疾病分类	病　种	占比(%)	疾病分类	病　种	占比(%)
市级三级医院						
	循环系统疾病		12.3	呼吸系统疾病		12.1
		特发性高血压	5.2		急性上呼吸道感染	2.3
		慢性缺血性心脏病	2.4		支气管炎	1.6
		脑梗死	0.9		呼吸性疾患	1.3
区属三级医院						
	循环系统疾病		17.4	呼吸系统疾病		18.1
		特发性高血压	8.3		急性上呼吸道感染	5.8
		慢性缺血性心脏病	3.7		急性支气管炎	1.8
		脑梗死	1.7		支气管炎	1.8
区属二级医院						
	循环系统疾病		17.4	呼吸系统疾病		18.2
		特发性高血压	9.4		急性上呼吸道感染	3.6

续 表

机构流向	医 保 支 付			非 医 保 支 付		
	疾病分类	病 种	占比(%)	疾病分类	病 种	占比(%)
		慢性缺血性心脏病	3.0		呼吸性疾患	2.3
		脑梗死	1.2		急性支气管炎	2.1
社区卫生服务中心(站)						
	循环系统疾病		39.4	呼吸系统疾病		19.8
		特发性高血压	22.0		急性上呼吸道感染	7.4
		慢性缺血性心脏病	10.1		急性支气管炎	3.2
		脑血管病	2.2		急性咽炎	2.4

(三) 不同性别人口门急诊就诊人次流向及人次占比最高的就诊原因

如图3-12,男性门急诊就诊人次流向市级三级医院占比33.8%,流向区属三级医院占比7.2%,流向区属二级医院占比21.9%,流向社区卫生服务中心(站)占比37.0%;女性门急诊就诊人次流向市级三级医院占比34.3%,流向区属三级医院占比6.7%,流向区属二级医院占比22.1%,流向社区卫生服务中心(站)占比36.9%。

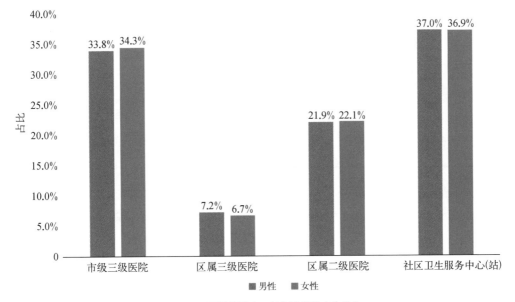

图3-12 不同性别人口门急诊就诊人次流向

如表3-47,男性流向市级三级医院就诊人次中,因呼吸系统疾病(12.4%)就诊人次占比最高,其中占比最高的就诊病种是急性上呼吸道感染(2.2%)、支气管炎(1.3%)和肺炎(0.8%);流向区属三级医院就诊人次中,因循环系统疾病(16.4%)就诊人次占比最高,其中占比最高的就诊病种是特发性高血压(8.1%)、慢性缺血性心脏病(3.5%)和脑梗死(1.5%);流向区属二级医院就诊人次中,因呼吸系统疾病(16.8%)就诊人次占比最高,其中占比最高的就诊原因是急性上呼吸道感染(3.1%)、呼吸性疾患(2.1%)和支气管炎(1.8%);流向社区卫生服务中心(站)就诊人次中,因循环系统疾病(39.1%)就诊人次占比最高,其中占比最高的就诊病种是特发性高血压(23.5%)、慢性缺血性心脏病(9.0%)和脑血管病后遗症(2.0%)。

表3-47 不同性别人口流向各医疗机构门急诊就诊人次占比最高的就诊原因

机构流向	男 性			女 性		
	疾病分类	病 种	占比(%)	疾病分类	病 种	占比(%)
市级三级医院						
	呼吸系统疾病		12.4	消化系统疾病		11.4
		急性上呼吸道感染	2.2		胃炎和十二指肠炎	2.4
		支气管炎	1.3		牙面畸形(包括错颌)	1.2
		肺炎	0.8		龈炎和牙周疾病	0.8
区属三级医院						
	循环系统疾病		16.4	呼吸系统疾病		14.6
		特发性高血压	8.1		急性上呼吸道感染	3.9
		慢性缺血性心脏病	3.5		流行性感冒	1.7
		脑梗死	1.5		急性支气管炎	1.7
区属二级医院						
	呼吸系统疾病		16.8	呼吸系统疾病		14.1
		急性上呼吸道感染	3.1		急性上呼吸道感染	2.9
		呼吸性疾患	2.1		呼吸性疾患	1.9
		支气管炎	1.8		支气管炎	1.6
社区卫生服务中心(站)						
	循环系统疾病		39.1	循环系统疾病		38.2
		特发性高血压	23.5		特发性高血压	20.1
		慢性缺血性心脏病	9.0		慢性缺血性心脏病	10.4
		脑血管病后遗症	2.0		脑血管病	2.4

女性流向市级三级医院就诊人次中,因消化系统疾病(11.4%)就诊人次占比最高,其中占比最高的就诊病种是胃炎和十二指肠炎(2.4%)、牙面畸形(包括错颌)(1.2%),以及龈炎和牙周疾病(0.8%);流向区属三级医院就诊人次中,因呼吸系统疾病(14.6%)就诊人次占比最高,其中占比最高的就诊病种是急性上呼吸道感染(3.9%)、流行性感冒(1.7%)和急性支气管炎(1.7%);流向区属二级就诊人次中,因呼吸系统疾病(14.1%)就诊人次占比最高,其中占比最高的就诊病种是急性上呼吸道感染(2.9%)、呼吸性疾患(1.9%)和支气管炎(1.6%);流向社区卫生服务中心(站)就诊人次中,因循环系统疾病(38.2%)就诊人次占比最高,其中占比最高的就诊病种是特发性高血压(20.1%)、慢性缺血性心脏病(10.4%)和脑血管病(2.4%)。

(四)不同年龄组人口门急诊就诊人次流向及人次占比最高的就诊原因

如图3-13,儿童门急诊就诊人次中,流向市级三级医院占比56.8%,流向区属三级医院占比 7.3%,流向区属二级医院占比 22.9%,流向社区卫生服务中心(站)占比 13.0%;青年门急诊就诊人次中,流向市级三级医院占比 50.1%,流向区属三级医院占比 9.1%,流向区属二级医院占比 30.7%,流向社区卫生服务中心(站)人次占比 10.1%;中年门急诊就诊人次中,流向市级三级医院占比 37.2%,流向区属三级医院占比 8.4%,流向区属二级医院占比 24.8%,流向社区卫生服务中心(站)占比 29.6%;年轻老年人门急诊就诊人次中,流向市级三级医院占比 25.7%,流向区属三级医院占比 5.5%,流向区属二级医院占比 17.5%,流向社区卫生服务中心(站)占比 51.3%;老年人门急诊就诊人次中,流向市级三级医院占比 18.3%,流向区属三级医院占比 5.2%,流向区属二级医院占比 16.7%,流向社区卫生服务中心(站)占比 59.8%;长寿老人门急诊就诊人次中,流向市级三级医院占比 15.3%,流向区属三级医院占比 5.1%,流向区属二级医院占比 18.9%,流向社区卫生服务中心(站)占比 60.7%。

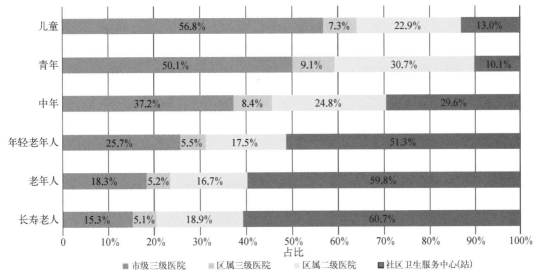

图 3-13　不同年龄组人口门急诊就诊人次流向

如表 3-48,儿童流向各医疗机构就诊人次中,均因呼吸系统疾病就诊人次占比最高,其中占比最高的就诊原因集中于急性上呼吸道感染、支气管炎、急性扁桃体炎和急性咽炎等。

表 3-48　儿童流向各医疗机构门急诊就诊人次占比最高的就诊原因

医 疗 机 构	疾 病 分 类	病 种	占比(%)
市级三级医院	呼吸系统疾病		36.0
		急性上呼吸道感染	11.6
		支气管炎	5.0
		急性扁桃体炎	4.5
区属三级医院	呼吸系统疾病		52.9
		急性上呼吸道感染	9.4
		支气管炎	8.0
		急性扁桃体炎	7.9

医 疗 机 构	疾 病 分 类	病　　　种	占比(%)
区属二级医院	呼吸系统疾病		54.6
		急性上呼吸道感染	9.7
		支气管炎	8.3
		急性扁桃体炎	8.2
社区卫生服务中心(站)	呼吸系统疾病		37.0
		急性上呼吸道感染	11.3
		急性支气管炎	7.4
		急性咽炎	4.2

　　如表 3 - 49,青年流向市级三级医院就诊人次中,因泌尿生殖系统疾病(14.2%)就诊人次占比最高,其中占比最高的就诊病种是女性不孕症(3.3%)、月经过多、频繁和不规则(2.2%),以及泌尿系统的其他疾患(1.4%);流向区属三级医院、区属二级医院和社区卫生服务中心(站)均因呼吸系统疾病就诊人次占比最高,其中占比最高的就诊病种集中于急性上呼吸道感染、急性支气管炎和急性咽炎等。

表 3 - 49　青年流向各医疗机构门急诊就诊人次占比最高的就诊原因

医 疗 机 构	疾 病 分 类	病　　　种	占比(%)
市级三级医院	泌尿生殖系统疾病		14.2
		女性不孕症	3.3
		月经过多、频繁和不规则	2.2
		泌尿系统的其他疾患	1.4
区属三级医院	呼吸系统疾病		15.0
		急性上呼吸道感染	5.3
		急性支气管炎	1.7
		呼吸性疾患	1.5
区属二级医院	呼吸系统疾病		15.0
		急性上呼吸道感染	4.3
		呼吸性疾患	2.4
		急性支气管炎	1.4
社区卫生服务中心(站)	呼吸系统疾病		26.0
		急性上呼吸道感染	11.3
		急性支气管炎	3.6
		急性咽炎	3.6

　　如表 3 - 50,中年流向市级三级医院就诊人次中,因消化系统疾病(12.7%)就诊人次占比最高,其中占比最高的就诊病种是胃炎和十二指肠炎(3.1%)、肝的其他疾病(1.3%),以及龈炎和牙周疾病(0.9%);流向区属三级医院、区属二级医院和社区卫生服务中心(站)就诊人次中,均因循环系统疾病就诊人次占比最高,其中占比最高的就诊病种集中于特发性高血压、慢性缺血性心脏病和脑血管病等。

表 3-50　中年流向各医疗机构门急诊就诊人次占比最高的就诊原因

医疗机构	疾病分类	病　种	占比(%)
市级三级医院	消化系统疾病		12.7
		胃炎和十二指肠炎	3.1
		肝的其他疾病	1.3
		龈炎和牙周疾病	0.9
区属三级医院	循环系统疾病		15.0
		特发性高血压	9.4
		慢性缺血性心脏病	2.2
		脑梗死	0.9
区属二级医院	循环系统疾病		14.6
		特发性高血压	10.0
		慢性缺血性心脏病	1.5
		脑血管病	0.6
社区卫生服务中心(站)	循环系统疾病		35.0
		特发性高血压	26.1
		慢性缺血性心脏病	5.0
		脑血管病	1.4

如表 3-51,年轻老年人流向各医疗机构就诊人次中,均因循环系统疾病就诊人次占比最高,其中占比最高的就诊病种均为特发性高血压、慢性缺血性心脏病、脑梗死和脑血管病等。

表 3-51　年轻老年人流向各医疗机构门急诊就诊人次占比最高的就诊原因

医疗机构	疾病分类	病　种	占比(%)
市级三级医院	循环系统疾病		15.9
		特发性高血压	6.2
		慢性缺血性心脏病	3.4
		脑梗死	1.3
区属三级医院	循环系统疾病		21.6
		特发性高血压	9.9
		慢性缺血性心脏病	4.9
		脑梗死	2.3
区属二级医院	循环系统疾病		22.0
		特发性高血压	11.6
		慢性缺血性心脏病	4.0
		脑梗死	1.7
社区卫生服务中心(站)	循环系统疾病		40.1
		特发性高血压	23.1
		慢性缺血性心脏病	10.0
		脑血管病	2.2

如表 3-52,老年人流向各医疗机构就诊人次中,均因循环系统疾病就诊人次占比最高,

其中占比最高的就诊病种集中于特发性高血压、慢性缺血性心脏病、脑梗死和脑血管病后遗症等。

表3-52　老年人流向各医疗机构门急诊就诊人次占比最高的就诊原因

医疗机构	疾病分类	病种	占比(%)
市级三级医院	循环系统疾病		23.6
		特发性高血压	7.6
		慢性缺血性心脏病	5.7
		脑梗死	2.3
区属三级医院	循环系统疾病		27.9
		特发性高血压	9.9
		慢性缺血性心脏病	7.7
		脑梗死	3.7
区属二级医院	循环系统疾病		30.0
		特发性高血压	12.7
		慢性缺血性心脏病	7.1
		脑梗死	2.9
社区卫生服务中心(站)	循环系统疾病		43.3
		特发性高血压	19.8
		慢性缺血性心脏病	13.3
		脑血管病后遗症	3.4

如表3-53,长寿老人流向各医疗机构就诊人次中,均因循环系统疾病就诊人次占比最高,其中占比最高的就诊病种集中于特发性高血压、慢性缺血性心脏病、脑梗死、脑血管病后遗症等。

表3-53　长寿老人流向各医疗机构门急诊就诊人次占比最高的就诊原因

医疗机构	疾病分类	病种	占比(%)
市级三级医院	循环系统疾病		24.1
		特发性高血压	7.4
		慢性缺血性心脏病	6.0
		脑梗死	2.4
区属三级医院	循环系统疾病		27.7
		特发性高血压	9.5
		慢性缺血性心脏病	8.4
		脑梗死	3.4
区属二级医院	循环系统疾病		32.0
		特发性高血压	13.5
		慢性缺血性心脏病	8.8
		脑梗死	2.8
社区卫生服务中心(站)	循环系统疾病		43.0
		特发性高血压	18.5
		慢性缺血性心脏病	15.2
		脑血管病后遗症	2.9

二、就诊人口在各医疗机构门急诊年人均就诊次数及次数最高的就诊原因

(一) 总体概述

2018 年就诊人口在市级三级医院门急诊年人均就诊次数是 5.0 次,区属三级医院是 4.1 次,区属三级医院是 4.0 次,社区卫生服务中心(站)是 9.0 次。

如表 3-54,市级三级医院门急诊就诊人口因肿瘤(4.3 次)、循环系统疾病(3.7 次)及卫气营血证候类疾病(3.6 次)就诊的年人均就诊次数最高。因肿瘤就诊人口年人均就诊次数最高的病种是乳房恶性肿瘤(8.7 次)、多发性骨髓瘤和恶性浆细胞肿瘤(7.2 次),以及前列腺恶性肿瘤(6.7 次)。因循环系统疾病就诊人口年人均就诊次数最高的病种是肺栓塞(4.3 次)、慢性缺血性心脏病(3.6 次)和特发性高血压(3.5 次)。因卫气营血证候类疾病就诊人口年人均就诊次数最高的病种是卫气同病证(6.5 次)、卫分证(3.0 次)和卫气同病,痰热蕴肺证(3.0 次)。

表 3-54　就诊人口在市级三级医院门急诊年人均就诊次数最高的就诊原因

顺　　位	疾 病 分 类	病　　种	年人均就诊次数(次)
1	肿瘤		4.3
		乳房恶性肿瘤	8.7
		多发性骨髓瘤和恶性浆细胞肿瘤	7.2
		前列腺恶性肿瘤	6.7
2	循环系统疾病		3.7
		肺栓塞	4.3
		慢性缺血性心脏病	3.6
		特发性高血压	3.5
3	卫气营血证候类疾病		3.6
		卫气同病证	6.5
		卫分证	3.0
		卫气同病,痰热蕴肺证	3.0

如表 3-55,区属三级医院门急诊就诊人口因循环系统疾病(4.0 次)、内分泌、营养和代谢疾病(3.8 次),以及精神和行为障碍(2.9 次)就诊的年人均就诊次数最高。因循环系统疾病就诊人口年人均就诊次数最高的病种是急性心包炎(4.0 次)、肺栓塞(3.9 次)和特发性高血压(3.6 次)。因内分泌、营养和代谢疾病就诊人口年人均就诊次数最高的病种是非胰岛素依赖型糖尿病(4.7 次)、糖尿病(4.0 次)和甲状腺毒症(甲状腺功能亢进症)(2.8 次)。因精神和行为障碍就诊人口年人均就诊次数最高的病种是心理发育障碍(13.8 次)、分裂情感性障碍(7.8 次)和多动性障碍(4.9 次)。

表 3 - 55　区属三级医院门急诊就诊人口年人均就诊次数最高的就诊原因

顺　位	疾病分类	病　　种	年人均就诊次数(次)
1	循环系统疾病		4.0
		急性心包炎	4.0
		肺栓塞	3.9
		特发性高血压	3.6
2	内分泌、营养和代谢疾病		3.8
		非胰岛素依赖型糖尿病	4.7
		糖尿病	4.0
		甲状腺毒症(甲状腺功能亢进症)	2.8
3	精神和行为障碍		2.9
		心理发育障碍	13.8
		分裂情感性障碍	7.8
		多动性障碍	4.9

　　如表 3 - 56,区属二级医院门急诊就诊人口因精神和行为障碍(4.4 次)、循环系统疾病(4.1 次),以及内分泌、营养和代谢疾病(3.8 次)就诊的年人均就诊次数最高。因精神和行为障碍就诊人口年人均就诊次数最高的病种是与生理紊乱和躯体因素有关的行为综合征(16.0 次)、使用阿片样物质引起的精神和行为障碍(12.3 次),以及精神分裂症(6.9 次)。因循环系统疾病就诊人口年人均就诊次数最高的病种是他处的疾病引起的脑血管疾患(12.0 次)、肺栓塞(3.9 次)和门静脉血栓形成(3.8 次)。因内分泌、营养和代谢疾病就诊人口年人均就诊次数最高的病种是糖尿病(5.1 次)、非胰岛素依赖型糖尿病(4.1 次)和醛固酮过多症(3.5 次)。

表 3 - 56　区属二级医院门急诊就诊人口年人均就诊次数最高的就诊原因

顺　位	疾病分类	病　　种	年人均就诊次数(次)
1	精神和行为障碍		4.4
		与生理紊乱和躯体因素有关的行为综合征	16.0
		使用阿片样物质引起的精神和行为障碍	12.3
		精神分裂症	6.9
2	循环系统疾病		4.1
		他处的疾病引起的脑血管疾患	12.0
		肺栓塞	3.9
		门静脉血栓形成	3.8
3	内分泌、营养和代谢疾病		3.8
		糖尿病	5.1
		非胰岛素依赖型糖尿病	4.1
		醛固酮过多症	3.5

　　如表 3 - 57,社区卫生服务中心(站)门急诊就诊人口因循环系统疾病(7.7 次)、内分泌、营养和代谢疾病(5.1 次),以及病因证候类疾病(3.5 次)就诊的年人均就诊次数最高。因循

环系统疾病就诊人口年人均就诊次数最高的病种是特发性高血压（5.6 次）、慢性缺血性心脏病（4.5 次），以及心内膜炎和心瓣膜疾患（4.0 次）。因内分泌、营养和代谢疾病就诊人口年人均就诊次数最高的病种是非胰岛素依赖型糖尿病（5.1 次）、糖尿病（4.9 次）和胸腺病（4.4 次）。因病因证候类疾病就诊人口年人均就诊次数最高的病种是邪入营血证（19.0 次）、邪陷心包证（18.0 次）和火毒传心证（17.3 次）。

表 3-57　社区卫生服务中心（站）门急诊就诊人口年人均就诊次数最高的就诊原因

顺　位	疾病分类	病　种	年人均就诊次数（次）
1	循环系统疾病		7.7
		特发性高血压	5.6
		慢性缺血性心脏病	4.5
		心内膜炎和心瓣膜疾患	4.0
2	内分泌、营养和代谢疾病		5.1
		非胰岛素依赖型糖尿病	5.1
		糖尿病	4.9
		胸腺病	4.4
3	病因证候类疾病		3.5
		邪入营血证	19.0
		邪陷心包证	18.0
		火毒传心证	17.3

（二）不同支付方式人口在各医疗机构门急诊年人均就诊次数及次数最高的就诊原因

如图 3-14，医保支付人口在市级三级医院门急诊年人均就诊次数是 6.9 次，区属三级医

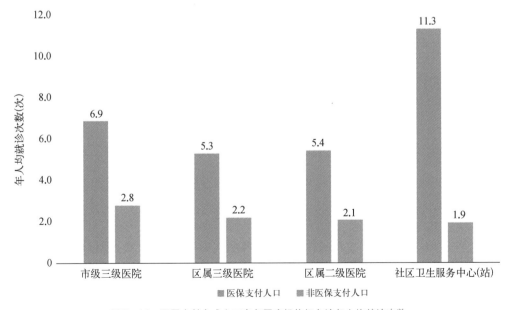

图 3-14　不同支付方式人口在各医疗机构门急诊年人均就诊次数

院是 5.3 次,区属二级医院是 5.4 次,社区卫生服务中心(站)是 11.3 次;非医保支付人口在市级三级医院门急诊年人均就诊次数是 2.8 次,区属三级医院是 2.2 次,区属二级医院是 2.1 次,社区卫生服务中心(站)是 1.9 次。

如表 3-58,医保支付人口在市级三级医院门急诊因肿瘤(5.6 次)就诊的年人均就诊次数最高,其中就诊次数最高的病种是乳房恶性肿瘤(10.0 次)、多发性骨髓瘤和恶性浆细胞肿瘤(9.4 次),以及骨髓增生异常综合征(8.7 次);在区属三级医院门急诊因循环系统疾病(4.2 次)就诊的年人均就诊次数最高,其中就诊次数最高的病种是急性心包炎(4.0 次)、肺栓塞(4.0 次)和特发性高血压(3.7 次);在区属二级医院门急诊因精神和行为障碍(4.8 次)就诊的年人均就诊次数最高,其中就诊次数最高的病种是使用阿片样物质引起的精神和行为障碍(17.6 次)、与生理紊乱和躯体因素有关的行为综合征(16.0 次),以及心境(情感)障碍(8.3 次);在社区卫生服务中心(站)门急诊因循环系统疾病(7.9 次)就诊的年人均就诊次数最高,其中就诊次数最高的病种是特发性高血压(5.7 次)、慢性缺血性心脏病(4.5 次),以及心内膜炎和心瓣膜疾患(4.0 次)。

表 3-58　医保支付人口在各医疗机构门急诊年人均就诊次数最高的就诊原因

医 疗 机 构	疾 病 分 类	病　　　种	年人均就诊次数(次)
市级三级医院	肿瘤		5.6
		乳房恶性肿瘤	10.0
		多发性骨髓瘤和恶性浆细胞肿瘤	9.4
		骨髓增生异常综合征	8.7
区属三级医院	循环系统疾病		4.2
		急性心包炎	4.0
		肺栓塞	4.0
		特发性高血压	3.7
区属二级医院	精神和行为障碍		4.8
		使用阿片样物质引起的精神和行为障碍	17.6
		与生理紊乱和躯体因素有关的行为综合征	16.0
		心境(情感)障碍	8.3
社区卫生服务中心(站)	循环系统疾病		7.9
		特发性高血压	5.7
		慢性缺血性心脏病	4.5
		心内膜炎和心瓣膜疾患	4.0

如表 3-59,非医保支付人口在市级三级医院门急诊因妊娠、分娩和产褥期疾病(2.6 次)就诊的年人均就诊次数最高,其中就诊次数最高的病种是为主要与妊娠有关给予的孕产妇医疗(4.1 次),原有的高血压并发于妊娠、分娩和产褥期(3.3 次),以及妊娠期静脉并发症(3.0 次);在区属三级医院门急诊因内分泌、营养和代谢疾病(2.4 次)就诊的年人均就诊次数最高,其中就诊次数最高的病种是非胰岛素依赖型糖尿病(2.7 次)、甲状腺毒症(甲状腺功能亢进症)(2.6 次)和糖尿病(2.6 次);在区属二级医院门急诊因妊娠、分娩和产褥期疾病(2.7 次)就诊的年人均就诊次数最高,其中就诊次数最高的病种是为主要与妊娠有关给予的

孕产妇医疗(4.4次)、特发于多胎妊娠的并发症(3.0次)和为盆腔器官异常给予的孕产妇医疗(3.0次);在社区卫生服务中心(站)门急诊因精神和行为障碍(3.3)就诊的年人均就诊次数最高,其中就诊次数最高的病种是精神分裂症(5.5次)、非器质性睡眠障碍(5.0次)和双相情感障碍(4.0次)。

表3-59 非医保支付人口在各医疗机构门急诊年人均就诊次数最高的就诊原因

医疗机构	疾病分类	病种	年人均就诊次数(次)
市级三级医院	妊娠、分娩和产褥期		2.6
		为主要与妊娠有关给予的孕产妇医疗	4.1
		原有的高血压并发于妊娠、分娩和产褥期	3.3
		妊娠期静脉并发症	3.0
区属三级医院	内分泌、营养和代谢疾病		2.4
		非胰岛素依赖型糖尿病	2.7
		甲状腺毒症(甲状腺功能亢进症)	2.6
		糖尿病	2.6
区属二级医院	妊娠、分娩和产褥期		2.7
		为主要与妊娠有关给予的孕产妇医疗	4.4
		特发于多胎妊娠的并发症	3.0
		为盆腔器官异常给予的孕产妇医疗	3.0
社区卫生服务中心(站)	精神和行为障碍		3.3
		精神分裂症	5.5
		非器质性睡眠障碍	5.0
		双相情感障碍	4.0

(三)不同性别人口在各医疗机构门急诊年人均就诊次数及次数最高的就诊原因

如图3-15,男性在市级三级医院门急诊年人均就诊次数是4.6次,区属三级医院是3.8次,区属二级医院是3.7次,社区卫生服务中心(站)是8.3次;女性在市级三级医院门急诊年人均就诊次数是5.4次,区属三级医院是4.3次,区属二级医院是4.3次,社区卫生服务中心(站)是9.5次。

如表3-60,男性在市级三级医院门急诊因肿瘤(4.7次)就诊的年人均就诊次数最高,其中就诊次数最高的病种是多发性骨髓瘤和恶性浆细胞肿瘤(7.1次)、骨髓增生异常综合征(6.9次),以及前列腺恶性肿瘤(6.8次);在区属三级医院门急诊因内分泌、营养和代谢疾病(4.2次)就诊的年人均就诊次数最高,其中次数最多的病种是非胰岛素依赖型糖尿病(4.7次)、糖尿病(4.0次)和其他特指的糖尿病(3.1次);在区属二级医院门急诊因精神和行为障碍(4.3次)就诊的年人均就诊次数最高,其中就诊次数最高的病种是与生理紊乱和躯体因素有关的行为综合征(16.0次)、使用阿片样物质引起的精神和行为障碍(13.2次),以及极重度精神发育迟缓(7.4次);在社区卫生服务中心(站)门急诊因循环系统疾病(7.2次)就诊的年人均就诊次数最高,其中就诊次数最高的病种是特发性高血压(5.4次)、慢性缺血性心脏病(4.3次),以及心内膜炎和心瓣膜疾患(4.0次)。

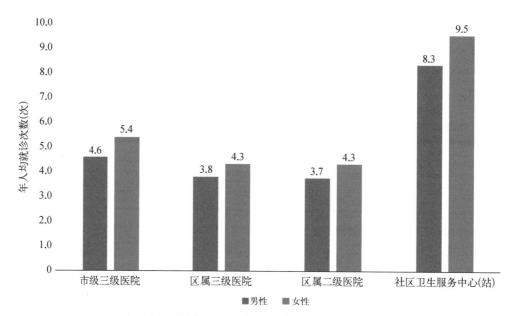

图 3-15　不同性别人口在各医疗机构门急诊年人均就诊次数

表 3-60　男性在各医疗机构年人均就诊次数最高的就诊原因

医 疗 机 构	疾 病 分 类	病　种	年人均就诊次数(次)
市级三级医院	肿瘤		4.7
		多发性骨髓瘤和恶性浆细胞肿瘤	7.1
		骨髓增生异常综合征	6.9
		前列腺恶性肿瘤	6.8
区属三级医院	内分泌、营养和代谢疾病		4.2
		非胰岛素依赖型糖尿病	4.7
		糖尿病	4.0
		其他特指的糖尿病	3.1
区属二级医院	精神和行为障碍		4.3
		与生理紊乱和躯体因素有关的行为综合征	16.0
		使用阿片样物质引起的精神和行为障碍	13.2
		极重度精神发育迟缓	7.4
社区卫生服务中心(站)	循环系统疾病		7.2
		特发性高血压	5.4
		慢性缺血性心脏病	4.3
		心内膜炎和心瓣膜疾患	4.0

　　如表3-61,女性在市级三级医院门急诊因肿瘤(4.1次)就诊的年人均就诊次数最高,其中就诊次数最高的病种是乳房恶性肿瘤(8.7次)、脑脊膜恶性肿瘤(7.4次),以及多发性骨髓瘤和恶性浆细胞肿瘤(7.4次);在区属三级医院门急诊因循环系统疾病(3.9次)就诊的年

人均就诊次数最高,其中就诊次数最高的病种是急性心包炎(4.0次)、肺栓塞(3.8次)和特发性高血压(3.5次);在区属二级医院门急诊因精神和行为障碍(4.6次)就诊的年人均就诊次数最高,其中就诊次数最高的病种是使用阿片样物质引起的精神和行为障碍(10.2次)、精神分裂症(6.9次)和强迫性障碍(5.8次);在社区卫生服务中心(站)门急诊因循环系统疾病(8.1次)就诊的年人均就诊次数最高,其中就诊次数最高的病种是特发性高血压(5.7次)、慢性缺血性心脏病(4.6次)和风湿性主动脉瓣疾病(4.0次)。

表3-61　女性在各医疗机构门急诊年人均就诊次数最高的就诊原因

医疗机构	疾病分类	病　种	年人均就诊次数(次)
市级三级医院	肿瘤		4.1
		乳房恶性肿瘤	8.7
		脑脊膜恶性肿瘤	7.4
		多发性骨髓瘤和恶性浆细胞肿瘤	7.4
区属三级医院	循环系统疾病		3.9
		急性心包炎	4.0
		肺栓塞	3.8
		特发性高血压	3.5
区属二级医院	精神和行为障碍		4.6
		使用阿片样物质引起的精神和行为障碍	10.2
		精神分裂症	6.9
		强迫性障碍	5.8
社区卫生服务中心(站)	循环系统疾病		8.1
		特发性高血压	5.7
		慢性缺血性心脏病	4.6
		风湿性主动脉瓣疾病	4.0

(四)不同年龄组人口在各医疗机构门急诊年人均就诊次数及次数最高的就诊原因

如图3-16,儿童在市级三级医院门急诊年人均就诊次数是3.2次,区属三级医院是2.5次,区属二级医院是2.5次,社区卫生服务中心(站)是2.1次;青年在市级三级医院门急诊年人均就诊次数是4.2次,区属三级医院是2.9次,区属二级医院是2.9次,社区卫生服务中心(站)是2.4次;中年在市级三级医院门急诊年人均就诊次数是5.1次,区属三级医院是4.0次,区属二级医院是4.0次,社区卫生服务中心(站)是5.9次;年轻老年人在市级三级医院门急诊年人均就诊次数是7.5次,区属三级医院是6.0次,区属二级医院是6.3次,社区卫生服务中心(站)是13.1次;老年人在市级三级医院门急诊年人均就诊次数是9.7次,区属三级医院8.2次,区属二级医院是9.2次,社区卫生服务中心(站)是21.1次;长寿老人在市级三级医院门急诊年人均就诊次数是9.5次,区属三级医院是8.4次,区属二级医院是9.4次,社区卫生服务中心(站)是19.4次。

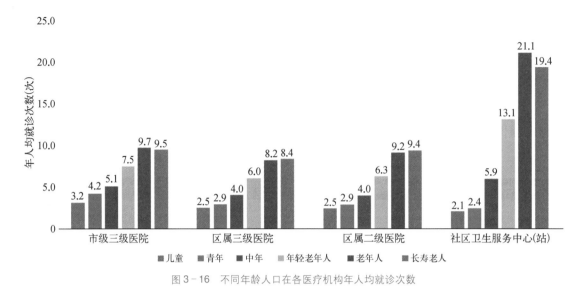

图 3‒16　不同年龄人口在各医疗机构年人均就诊次数

如表 3‒62,儿童在各医疗机构门急诊均因精神和行为障碍就诊的年人均就诊次数最高,其中就诊次数最高的病种集中于脑部疾病等引起的人格和行为障碍、心理发育障碍,以及特定性运动功能发育障碍等。

表 3‒62　儿童在各医疗机构年人均就诊次数最高的就诊原因

医 疗 机 构	疾 病 分 类	病　　种	年人均就诊次数(次)
市级三级医院	精神和行为障碍		2.5
		神经症性障碍	4.0
		特定性运动功能发育障碍	3.6
		脑部疾病等引起的人格和行为障碍	3.1
区属三级医院	精神和行为障碍		3.0
		心理发育障碍	14.9
		多动性障碍	4.9
		双相情感障碍	3.9
区属二级医院	精神和行为障碍		3.0
		谵妄	6.5
		品行障碍	6.2
		心理发育障碍	4.9
社区卫生服务中心(站)	精神和行为障碍		4.7
		脑部疾病等引起的人格和行为障碍	14.1
		心理发育障碍	8.6
		精神发育迟缓	6.5

如表 3‒63,青年在市级三级医院门急诊因精神和行为障碍(3.0 次)就诊的年人均就诊次数最高,其中就诊次数最高的病种是为痴呆(13.0 次)、使用致幻剂引起的精神和行为障碍

(6.5次),以及使用其他兴奋剂引起的精神和行为障碍(5.0次);在区属三级医院门急诊因内分泌、营养和代谢疾病(2.6次)就诊的年人均就诊次数最高,其中就诊次数最高的病种是甲状旁腺功能减退症(4.3次)、营养不良相关性糖尿病(4.0次)和非胰岛素依赖型糖尿病(3.6次);在区属二级医院门急诊因精神和行为障碍(3.9次)就诊的年人均就诊次数最高,其中就诊次数最高的病种是精神分裂症(7.4次)、弥漫性(综合性)发育障碍(6.7次)和痴呆(6.1次);在社区卫生服务中心(站)门急诊因循环系统疾病(3.3次)就诊的年人均就诊次数最高,其中就诊次数最高的病种是肺源性心脏病(6.4次)、特发性高血压(3.6次)和风湿性心脏病(2.9次)。

表 3-63　青年在各医疗机构门急诊年人均就诊次数最高的就诊原因

医疗机构	疾病分类	病　种	年人均就诊次数(次)
市级三级医院	精神和行为障碍		3.0
		痴呆	13.0
		使用致幻剂引起的精神和行为障碍	6.5
		使用其他兴奋剂引起的精神和行为障碍	5.0
区属三级医院	内分泌、营养和代谢疾病		2.6
		甲状旁腺功能减退症	4.3
		营养不良相关性糖尿病	4.0
		非胰岛素依赖型糖尿病	3.6
区属二级医院	精神和行为障碍		3.9
		精神分裂症	7.4
		弥漫性(综合性)发育障碍	6.7
		痴呆	6.1
社区卫生服务中心(站)	循环系统疾病		3.3
		肺源性心脏病	6.4
		特发性高血压	3.6
		风湿性心脏病	2.9

如表 3-64,中年在市级三级医院门急诊因肿瘤(4.4次)就诊的年人均就诊次数最高,其中就诊次数最高的病种是乳房恶性肿瘤(8.3次)、多发性骨髓瘤和恶性浆细胞肿瘤(6.6次),以及消化器官其他和原位癌(6.5次);在区属三级医院门急诊因内分泌、营养和代谢疾病(3.7次)就诊的年人均就诊次数最高,其中就诊次数最高的病种是非胰岛素依赖型糖尿病(4.5次)、糖尿病(3.9次)和其他特指的糖尿病(3.1次);在区属二级医院门急诊因精神和行为障碍(4.4次)就诊的年人均就诊次数最高,其中就诊次数最高的病种是使用阿片样物质引起的精神和行为障碍(18.7次)、心境(情感)障碍(8.3次),以及精神分裂症(7.0次);在社区卫生服务中心(站)门急诊因循环系统疾病(5.0次)就诊的年人均就诊次数最高,其中就诊次数最高的病种是急性和亚急性心内膜炎(5.0次)、特发性高血压(4.7次),以及脑血管病后遗症(2.9次)。

表 3 - 64　中年在各医疗机构门急诊年人均就诊次数最高的就诊原因

医 疗 机 构	疾 病 分 类	病　　　种	年人均就诊次数(次)
市级三级医院	肿瘤		4.4
		乳房恶性肿瘤	8.3
		多发性骨髓瘤和恶性浆细胞肿瘤	6.6
		消化器官其他和原位癌	6.5
区属三级医院	内分泌、营养和代谢疾病		3.7
		非胰岛素依赖型糖尿病	4.5
		糖尿病	3.9
		其他特指的糖尿病	3.1
区属二级医院	精神和行为障碍		4.4
		使用阿片样物质引起的精神和行为障碍	18.7
		心境(情感)障碍	8.3
		精神分裂症	7.0
社区卫生服务中心(站)	循环系统疾病		5.0
		急性和亚急性心内膜炎	5.0
		特发性高血压	4.7
		脑血管病后遗症	2.9

　　如表 3 - 65,年轻老年人在市级三级医院门急诊因肿瘤(6.0 次)就诊的年人均就诊次数最高,其中就诊次数最高的病种是乳房恶性肿瘤(9.3 次)、多发性骨髓瘤和恶性浆细胞肿瘤(7.7 次),以及卵巢恶性肿瘤(7.6 次);在区属三级医院门急诊因内分泌、营养和代谢疾病(4.4 次)就诊的年人均就诊次数最高,其中就诊次数最高的病种是非胰岛素依赖型糖尿病(5.0 次)、糖尿病(4.2 次)和其他特指的糖尿病(3.4 次);在区属二级医院门急诊因精神和行为障碍(4.8 次)就诊的年人均就诊次数最高,其中就诊次数最高的病种是极重度精神发育迟缓(22.0 次)、使用阿片样物质引起的精神和行为障碍(8.6 次),以及与归类在他处的障碍或疾病有关的心理和行为因素(7.3 次);在社区卫生服务中心(站)门急诊因循环系统疾病(7.7 次)就诊的年人均就诊次数最高,其中就诊次数最高的病种是特发性高血压(5.7 次)、慢性缺血性心脏病(4.3 次),以及心内膜炎和心瓣膜疾患(4.0 次)。

表 3 - 65　年轻老年人在各医疗机构门急诊年人均就诊次数最高的就诊原因

医 疗 机 构	疾 病 分 类	病　　　种	年人均就诊次数(次)
市级三级医院	肿瘤		6.0
		乳房恶性肿瘤	9.3
		多发性骨髓瘤和恶性浆细胞肿瘤	7.7
		卵巢恶性肿瘤	7.6
区属三级医院	内分泌、营养和代谢疾病		4.4
		非胰岛素依赖型糖尿病	5.0
		糖尿病	4.2
		其他特指的糖尿病	3.4

医 疗 机 构	疾 病 分 类	病　　种	年人均就诊次数(次)
区属二级医院	精神和行为障碍		4.8
		极重度精神发育迟缓	22.0
		使用阿片样物质引起的精神和行为障碍	8.6
		与归类在他处的障碍或疾病有关的心理和行为因素	7.3
社区卫生服务中心(站)	循环系统疾病		7.7
		特发性高血压	5.7
		慢性缺血性心脏病	4.3
		心内膜炎和心瓣膜疾患	4.0

　　如表3-66,老年人在市级三级医院门急诊因肿瘤(6.0次)就诊的年人均就诊次数最高,其中就诊次数最高的病种是睾丸恶性肿瘤(12.3次)、乳房恶性肿瘤(8.1次),以及多发性骨髓瘤和恶性浆细胞肿瘤(7.8次);在区属三级医院、区属二级医院和社区卫生服务中心(站)门急诊均因循环系统疾病就诊的年人均就诊次数最高,其中就诊次数最高的病种集中于特发性高血压、慢性缺血性心脏病和肺栓塞等。

表3-66　老年人在各医疗机构门急诊年人均就诊次数最高的就诊原因

医 疗 机 构	疾 病 分 类	病　　种	年人均就诊次数(次)
市级三级医院	肿瘤		6.0
		睾丸恶性肿瘤	12.3
		乳房恶性肿瘤	8.1
		多发性骨髓瘤和恶性浆细胞肿瘤	7.8
区属三级医院	循环系统疾病		5.1
		特发性高血压	3.7
		肺栓塞	3.6
		慢性缺血性心脏病	3.6
区属二级医院	循环系统疾病		5.7
		特发性高血压	4.4
		风湿性主动脉瓣疾病	4.0
		慢性缺血性心脏病	4.0
社区卫生服务中心(站)	循环系统疾病		10.6
		特发性高血压	6.3
		慢性缺血性心脏病	5.5
		脑血管病后遗症	4.3

　　如表3-67,长寿老人在市级三级医院门急诊因肿瘤(5.1次)就诊的年人均就诊次数最高,其中就诊次数最高的病种是胸腺恶性肿瘤(11.0次)、牙龈恶性肿瘤(8.0次)和前列腺恶性肿瘤(7.0次);在区属三级医院、区属二级医院和社区卫生服务中心(站)门急诊均因循环

系统疾病就诊的年人均就诊次数最高,其中就诊次数最高的病种集中于特发性高血压、慢性缺血性心脏病、肺栓塞,以及静脉栓塞和血栓形成等。

表 3 - 67　长寿老人在各医疗机构门急诊年人均就诊次数最高的就诊原因

医 疗 机 构	疾 病 分 类	病　　种	年人均就诊次数(次)
市级三级医院	肿瘤		5.1
		胸腺恶性肿瘤	11.0
		牙龈恶性肿瘤	8.0
		前列腺恶性肿瘤	7.0
区属三级医院	循环系统疾病		5.1
		特发性高血压	3.8
		肺栓塞	3.6
		慢性缺血性心脏病	3.6
区属二级医院	循环系统疾病		5.9
		静脉栓塞和血栓形成	4.9
		特发性高血压	4.7
		慢性缺血性心脏病	4.0
社区卫生服务中心(站)	循环系统疾病		9.9
		肺栓塞	6.6
		特发性高血压	5.7
		慢性缺血性心脏病	5.5

第三节　门急诊费用 360°视图

一、门急诊费用占比及占比最高的就诊原因

（一）总体概述

如表 3-68，门急诊就诊人口因循环系统疾病（20.4%[①]）、消化系统疾病（11.4%）及呼吸系统疾病（10.7%）就诊产生的费用占比最高。循环系统疾病产生的费用中，占比最高的病种是特发性高血压（6.6%）、慢性缺血性心脏病（3.2%）和脑血管病（0.8%）。消化系统疾病产生的费用中，占比最高的病种是胃炎和十二指肠炎（2.5%）、牙面畸形（包括错颌）（1.3%），以及龈炎和牙周疾病（0.7%）。呼吸系统疾病产生的费用中，占比最高的病种是急性上呼吸道感染（2.3%）、呼吸性疾患（1.4%）和支气管炎（1.2%）。

表 3-68　门急诊费用占比最高的就诊原因

顺　位	疾病分类	病　种	费用占比（%）
1	循环系统疾病		20.4
		特发性高血压	6.6
		慢性缺血性心脏病	3.2
		脑血管病	0.8
2	消化系统疾病		11.4
		胃炎和十二指肠炎	2.5
		牙面畸形（包括错颌）	1.3
		龈炎和牙周疾病	0.7
3	呼吸系统疾病		10.7
		急性上呼吸道感染	2.3
		呼吸性疾患	1.4
		支气管炎	1.2

（二）不同支付方式人口门急诊费用占比及占比最高的就诊原因

2018 年门急诊就诊人口产生的总费用中，医保支付人口占比 77.0%，非医保支付人口占比 23.0%。

由表 3-69，医保支付人口因循环系统疾病（23.8%）、消化系统疾病（10.8%）及呼吸系统疾病（10.7%）就诊产生的费用占比最高。循环系统疾病产生的费用中，费用占比最高的就诊

[①]　计算方式：循环系统疾病的门急诊费用/门急诊总费用，下同。

原因是特发性高血压(6.2%)、慢性缺血性心脏病(3.0%)和脑血管病(0.8%)。消化系统疾病产生的费用中,费用占比最高的病种是胃炎和十二指肠炎(3.0%)、龈炎和牙周疾病(0.9%),以及牙髓和根尖周组织疾病(0.9%)。呼吸系统疾病产生的费用中,费用占比最高的病种是急性上呼吸道感染(2.4%)、呼吸性疾患(1.4%)和支气管炎(1.2%)。

表3-69 医保支付人口门急诊费用占比最高的就诊原因

顺　位	疾病分类	病　种	费用占比(%)
1	循环系统疾病		23.8
		特发性高血压	6.2
		慢性缺血性心脏病	3.0
		脑血管病	0.8
2	消化系统疾病		10.8
		胃炎和十二指肠炎	3.0
		龈炎和牙周疾病	0.9
		牙髓和根尖周组织疾病	0.9
3	呼吸系统疾病		10.7
		急性上呼吸道感染	2.4
		呼吸性疾患	1.4
		支气管炎	1.2

由表3-70,非医保支付人口因消化系统疾病(14.1%)、泌尿生殖系统疾病(12.9%)及呼吸系统疾病(10.5%)就诊产生的费用占比最高。消化系统疾病产生的费用中,费用占比最高的病种是牙面畸形(包括错颌)(5.5%)、胃炎和十二指肠炎(2.3%),以及牙发育和出牙疾患(0.9%)。泌尿生殖系统疾病产生的费用中,费用占比最高的病种是女性不孕症(7.2%),月经过多、频繁和不规则(1.0%),以及泌尿系统的其他疾患(0.8%)。呼吸系统疾病产生的费用中,费用占比最高的病种是急性上呼吸道感染(1.6%)、呼吸性疾患(1.2%)和支气管炎(1.1%)。

表3-70 非医保支付人口门急诊费用占比最高的就诊原因

顺　位	疾病分类	病　种	费用占比(%)
1	消化系统疾病		14.1
		牙面畸形(包括错颌)	5.5
		胃炎和十二指肠炎	2.3
		牙发育和出牙疾患	0.9
2	泌尿生殖系统疾病		12.9
		女性不孕症	7.2
		月经过多、频繁和不规则	1.0
		泌尿系统的其他疾患	0.8
3	呼吸系统疾病		10.5
		急性上呼吸道感染	1.6
		呼吸性疾患	1.2
		支气管炎	1.1

（三）不同性别人口门急诊费用占比及占比最高的就诊原因

如表 3-71,门急诊就诊人口产生的总费用中,男性占 42.9%,女性占 57.1%,性别比是 0.75。医保支付人口产生的费用中,男性占 42.9%,女性占 57.1%,性别比是 0.75;非医保支付人口产生的费用中,男性占 42.7%,女性占 57.3%,性别比是 0.75。

表 3-71　不同性别人口门急诊费用占比

性　别	支　付　方　式		合　计
	医保支付	非医保支付	
男性(%)	42.9	42.7	42.9
女性(%)	57.1	57.3	57.1
男女性别比	0.75	0.75	0.75

由表 3-72,男性因循环系统疾病(21.3%)、消化系统疾病(11.8%)及呼吸系统疾病(10.7%)就诊产生的费用占比最高。循环系统疾病产生的费用中,费用占比最高的病种是特发性高血压(7.1%)、慢性缺血性心脏病(3.2%)和脑梗死(0.8%)。消化系统疾病产生的费用中,费用占比最高的病种是胃炎和十二指肠炎(2.5%)、牙面畸形(包括错颌)(1.2%)和肝的其他疾病(0.9%)。呼吸系统疾病产生的费用中,费用占比最高的病种是急性上呼吸道感染(2.0%)、呼吸性疾患(1.4%)和支气管炎(1.1%)。

表 3-72　男性门急诊费用占比最高的就诊原因

顺　位	疾病分类	病　种	费用占比(%)
1	循环系统疾病		21.3
		特发性高血压	7.1
		慢性缺血性心脏病	3.2
		脑梗死	0.8
2	消化系统疾病		11.8
		胃炎和十二指肠炎	2.5
		牙面畸形(包括错颌)	1.2
		肝的其他疾病	0.9
3	呼吸系统疾病		10.7
		急性上呼吸道感染	2.0
		呼吸性疾患	1.4
		支气管炎	1.1

由表 3-73,女性因循环系统疾病(19.7%)、消化系统疾病(11.1%)及呼吸系统疾病(9.9%)就诊产生的费用占比最高。循环系统疾病产生的费用中,费用占比最高的病种是特发性高血压(6.5%)、慢性缺血性心脏病(3.4%)和脑血管病(1.0%)。消化系统疾病产生的费用中,费用占比最高的病种是胃炎和十二指肠炎(3.0%)、牙面畸形(包括错颌)(1.7%),以及牙髓和根尖周组织疾病(0.9%)。呼吸系统疾病产生的费用中,费用占比最高的病种是急性上呼吸道感染(2.3%)、呼吸性疾患(1.3%)和支气管炎(1.2%)。

表 3-73 女性门急诊费用占比最高的就诊原因

顺　　位	疾病分类	病　　种	费用占比(%)
1	循环系统疾病		19.7
		特发性高血压	6.5
		慢性缺血性心脏病	3.4
		脑血管病	1.0
2	消化系统疾病		11.1
		胃炎和十二指肠炎	3.0
		牙面畸形(包括错颌)	1.7
		牙髓和根尖周组织疾病	0.9
3	呼吸系统疾病		9.9
		急性上呼吸道感染	2.3
		呼吸性疾患	1.3
		支气管炎	1.2

(四)不同年龄人口门急诊费用占比及占比最高的就诊原因

如图 3-17,2018 年,从门急诊费用占比随年龄段变化来看,分别在 30~34 岁(5.8%)和 60~64 岁(12.6%)出现 2 个波峰。

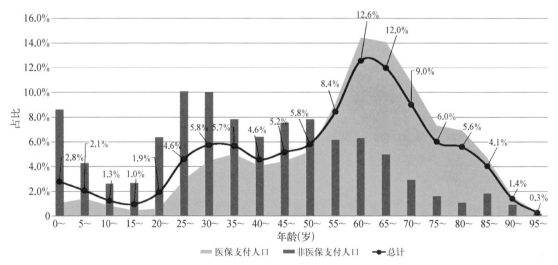

图 3-17　不同年龄段人口门急诊费用占比

由表 3-74,门急诊就诊人口产生的总费用中,年轻老年人占比最高,为 33.3%。医保支付人口产生的门急诊费用中,年轻老年人占比最高,为 39.2%;非医保支付人口产生的门急诊费用中,青年占比最高,为 44.5%。

由表 3-75,儿童因呼吸系统疾病(42.2%)、消化系统疾病(9.2%)和实验室异常(7.4%)就诊产生的费用占比最高。呼吸系统疾病产生的费用中,费用占比最高的病种是急性上呼吸道感染(6.0%)、支气管炎(5.2%)和急性扁桃体炎(3.5%)。消化系统疾病产生的费用中,费用占比最高的病种是牙面畸形(包括错颌)(3.0%)、非感染性胃肠炎和结肠炎

（1.4%），以及龋（牙）（1.0%）。实验室异常产生的费用中，费用占比最高的病种是腹部和盆腔痛（1.7%）、咳嗽（1.4%），以及恶心和呕吐（1.0%）。

表3-74　不同年龄组人口门急诊费用占比（%）

年龄组	支付方式		合计
	医保支付	非医保支付	
儿童	3.3	15.2	6.1
青年	18.0	44.5	24.2
中年	18.7	21.1	19.3
年轻老年人	39.2	13.9	33.3
老年人	18.9	4.4	15.5
长寿老人	1.9	1.0	1.7

表3-75　儿童门急诊费用占比最高的就诊原因

顺位	疾病分类	病种	费用占比（%）
1	呼吸系统疾病		42.2
		急性上呼吸道感染	6.0
		支气管炎	5.2
		急性扁桃体炎	3.5
2	消化系统疾病		9.2
		牙面畸形（包括错颌）	3.0
		非感染性胃肠炎和结肠炎	1.4
		龋（牙）	1.0
3	实验室异常		7.4
		腹部和盆腔痛	1.7
		咳嗽	1.4
		恶心和呕吐	1.0

由表3-76，青年因消化系统疾病（16.1%）、泌尿生殖系统疾病（16.1%）及呼吸系统疾病（10.1%）就诊产生的费用占比最高。消化系统疾病产生的费用中，费用占比最高的病种是牙面畸形（包括错颌）（3.3%）、胃炎和十二指肠炎（2.3%），以及埋伏牙和阻生牙（1.4%）。泌尿生殖系统疾病产生的费用中，费用占比最高的病种是女性不孕症（5.8%）、月经过多、频繁和不规则（1.9%）和泌尿系统的其他疾患（0.9%）。呼吸系统疾病产生的费用中，费用占比最高的病种是急性上呼吸道感染（2.6%）、呼吸性疾患（1.3%）和急性支气管炎（0.9%）。

表3-76　青年门急诊费用占比最高的就诊原因

顺位	疾病分类	病种	费用占比（%）
1	消化系统疾病		16.1
		牙面畸形（包括错颌）	3.3
		胃炎和十二指肠炎	2.3
		埋伏牙和阻生牙	1.4

续 表

顺 位	疾病分类	病 种	费用占比(%)
2	泌尿生殖系统疾病		16.1
		女性不孕症	5.8
		月经过多、频繁和不规则	1.9
		泌尿系统的其他疾患	0.9
3	呼吸系统疾病		10.1
		急性上呼吸道感染	2.6
		呼吸性疾患	1.3
		急性支气管炎	0.9

由表3-77,中年人因循环系统疾病(15.7%)、消化系统疾病(13.7%)及实验室异常(9.1%)就诊产生的费用占比最高。循环系统疾病产生的费用中,费用占比最高的病种是特发性高血压(9.7%)、慢性缺血性心脏病(2.3%)和脑血管病(0.8%)。消化系统疾病产生的费用中,费用占比最高的病种是胃炎和十二指肠炎(3.3%)、牙面畸形(包括错颌)(1.3%)和肝的其他疾病(1.0%)。实验室异常产生的费用中,费用占比最高的病种是腹部和盆腔痛(1.5%)、头晕和眩晕(1.1%),以及其他和原因不明的发热(0.8%)。

表3-77 中年门急诊费用占比最高的就诊原因

顺 位	疾病分类	病 种	费用占比(%)
1	循环系统疾病		15.7
		特发性高血压	9.7
		慢性缺血性心脏病	2.3
		脑血管病	0.8
2	消化系统疾病		13.7
		胃炎和十二指肠炎	3.3
		牙面畸形(包括错颌)	1.3
		肝的其他疾病	1.0
3	实验室异常		9.1
		腹部和盆腔痛	1.5
		头晕和眩晕	1.1
		其他和原因不明的发热	0.8

由表3-78,年轻老年人因循环系统疾病(26.8%)、内分泌、营养和代谢疾病(10.7%),以及消化系统疾病(10.1%)就诊产生的费用占比最高。循环系统疾病产生的费用中,费用占比最高的病种是特发性高血压(13.2%)、慢性缺血性心脏病(6.4%)和脑血管病(1.7%)。内分泌、营养和代谢疾病产生的费用中,费用占比最高的病种是糖尿病(4.1%)、非胰岛素依赖型糖尿病(2.7%),以及脂蛋白代谢紊乱和其他脂血症(2.5%)。消化系统疾病产生的费用中,费用占比最高的病种是胃炎和十二指肠炎(2.7%)、肝的其他疾病(0.7%),以及龈炎和牙周疾病(0.6%)。

表 3-78　年轻老年人门急诊费用占比最高的就诊原因

顺　位	疾 病 分 类	病　　种	费用占比(%)
1	循环系统疾病		26.8
		特发性高血压	13.2
		慢性缺血性心脏病	6.4
		脑血管病	1.7
2	内分泌、营养和代谢疾病		10.7
		糖尿病	4.1
		非胰岛素依赖型糖尿病	2.7
		脂蛋白代谢紊乱和其他脂血症	2.5
3	消化系统疾病		10.1
		胃炎和十二指肠炎	2.7
		肝的其他疾病	0.7
		龈炎和牙周疾病	0.6

　　由表 3-79,老年人因循环系统疾病(35.0%)、呼吸系统疾病(9.2%),以及内分泌、营养和代谢疾病(9.1%)就诊产生的费用占比最高。循环系统疾病产生的费用中,费用占比最高的病种是特发性高血压(13.9%)、慢性缺血性心脏病(9.8%)和脑血管病后遗症(2.7%)。呼吸系统疾病产生的费用中,费用占比最高的病种是急性上呼吸道感染(1.4%)、呼吸性疾患(1.3%)和慢性阻塞性肺病(1.1%)。内分泌、营养和代谢疾病产生的费用中,费用占比最高的病种是糖尿病(3.5%)、非胰岛素依赖型糖尿病(2.5%),以及脂蛋白代谢紊乱和其他脂血症(2.2%)。

表 3-79　老年人门急诊费用占比最高的就诊原因

顺　位	疾 病 分 类	病　　种	费用占比(%)
1	循环系统疾病		35.0
		特发性高血压	13.9
		慢性缺血性心脏病	9.8
		脑血管病后遗症	2.7
2	呼吸系统疾病		9.2
		急性上呼吸道感染	1.4
		呼吸性疾患	1.3
		慢性阻塞性肺病	1.1
3	内分泌、营养和代谢疾病		9.1
		糖尿病	3.5
		非胰岛素依赖型糖尿病	2.5
		脂蛋白代谢紊乱和其他脂血症	2.2

　　由表 3-80,长寿老人因循环系统疾病(36.2%)、呼吸系统疾病(12.7%)及消化系统疾病(7.3%)就诊产生的费用占比最高。循环系统疾病产生的费用中,费用占比最高的病种是特发性高血压(14.1%)、慢性缺血性心脏病(11.2%)和脑梗死(2.5%)。呼吸系统疾病产生的

费用中,费用占比最高的病种是呼吸性疾患(3.0%)、急性上呼吸道感染(1.6%)和慢性支气管炎(1.5%)。消化系统疾病产生的费用中,费用占比最高的病种是胃炎和十二指肠炎(2.0%)、功能性肠疾患(1.5%)和消化系统疾病的其他疾病(0.7%)。

表3-80 长寿老人门急诊费用占比最高的就诊原因

顺 位	疾病分类	病 种	费用占比(%)
1	循环系统疾病		36.2
		特发性高血压	14.1
		慢性缺血性心脏病	11.2
		脑梗死	2.5
2	呼吸系统疾病		12.7
		呼吸性疾患	3.0
		急性上呼吸道感染	1.6
		慢性支气管炎	1.5
3	消化系统疾病		7.3
		胃炎和十二指肠炎	2.0
		功能性肠疾患	1.5
		消化系统疾病的其他疾病	0.7

(五) 就诊人口在各医疗机构门急诊费用占比及占比最高的就诊原因

就诊人口在各医疗机构门急诊总费用中,在市级三级医院门急诊费用占比47.5%,区属三级医院占比7.5%,区属二级医院占比22.0%,社区卫生服务中心(站)占比23.0%。

由表3-81,就诊人口在市级三级医院门急诊因消化系统疾病(13.6%)、肿瘤(11.5%)及泌尿生殖系统疾病(11.5%)就诊产生的费用占比最高。消化系统疾病产生的费用中,费用占比最高的病种是牙面畸形(包括错颌)(3.0%)、胃炎和十二指肠炎(2.3%),以及肝的其他疾病(1.0%)。肿瘤产生的费用中,费用占比最高的病种是支气管和肺恶性肿瘤(3.3%)、乳房恶性肿瘤(2.1%)和前列腺恶性肿瘤(1.1%)。泌尿生殖系统疾病产生的费用中,费用占比最高的病种是女性不孕症(3.1%)、慢性肾病(1.3%)和肾衰竭(1.2%)。

表3-81 就诊人口在市级三级医院门急诊费用占比最高的就诊原因

顺 位	疾病分类	病 种	费用占比(%)
1	消化系统疾病		13.6
		牙面畸形(包括错颌)	3.0
		胃炎和十二指肠炎	2.3
		肝的其他疾病	1.0
2	肿瘤		11.5
		支气管和肺恶性肿瘤	3.3
		乳房恶性肿瘤	2.1
		前列腺恶性肿瘤	1.1

顺 位	疾病分类	病 种	费用占比(%)
3	泌尿生殖系统疾病		11.5
		女性不孕症	3.1
		慢性肾病	1.3
		肾衰竭	1.2

由表 3－82,就诊人口在区属三级医院门急诊因循环系统疾病(15.0%)、呼吸系统疾病(14.4%)及消化系统疾病(10.8%)就诊产生的费用占比最高。循环系统疾病产生的费用中,费用占比最高的病种是特发性高血压(6.1%)、慢性缺血性心脏病(3.4%)和脑梗死(1.9%)。呼吸系统疾病产生的费用中,费用占比最高的病种是急性上呼吸道感染(2.8%)、流行性感冒(2.4%)和呼吸性疾患(1.7%)。消化系统疾病产生的费用中,费用占比最高的病种是胃炎和十二指肠炎(3.4%)、非感染性胃肠炎和结肠炎(1.1%),以及肝的其他疾病(1.1%)。

表 3－82 就诊人口在区属三级医院门急诊费用占比最高的就诊原因

顺 位	疾病分类	病 种	费用占比(%)
1	循环系统疾病		15.0
		特发性高血压	6.1
		慢性缺血性心脏病	3.4
		脑梗死	1.9
2	呼吸系统疾病		14.4
		急性上呼吸道感染	2.8
		流行性感冒	2.4
		呼吸性疾患	1.7
3	消化系统疾病		10.8
		胃炎和十二指肠炎	3.4
		非感染性胃肠炎和结肠炎	1.1
		肝的其他疾病	1.1

由表 3－83,就诊人口在区属二级医院门急诊因循环系统疾病(15.1%)、呼吸系统疾病(13.4%)及消化系统疾病(13.1%)就诊产生的费用占比最高。循环系统疾病产生的费用中,费用占比最高的病种是特发性高血压(7.5%)、慢性缺血性心脏病(2.6%)和脑梗死(1.4%)。呼吸系统疾病产生的费用中,费用占比最高的病种是急性上呼吸道感染(2.2%)、呼吸性疾患(2.0%)和支气管炎(1.5%)。消化系统疾病产生的费用中,费用占比最高的病种是胃炎和十二指肠炎(3.0%)、牙髓和根尖周组织疾病(1.2%),以及牙面畸形(包括错颌)(0.9%)。

表 3-83　就诊人口在区属二级医院门急诊费用占比最高的就诊原因

顺　位	疾病分类	病　种	费用占比(%)
1	循环系统疾病		15.1
		特发性高血压	7.5
		慢性缺血性心脏病	2.6
		脑梗死	1.4
2	呼吸系统病		13.4
		急性上呼吸道感染	2.2
		呼吸性疾患	2.0
		支气管炎	1.5
3	消化系统疾病		13.1
		胃炎和十二指肠炎	3.0
		牙髓和根尖周组织疾病	1.2
		牙面畸形(包括错颌)	0.9

由表 3-84,就诊人口在社区卫生服务中心(站)门急诊因循环系统疾病(41.1%)、内分泌、营养和代谢疾病(13.0%)及呼吸系统疾病(10.5%)就诊产生的费用占比最高。循环系统疾病产生的费用中,费用占比最高的病种是特发性高血压(21.4%)、慢性缺血性心脏病(10.8%)和脑血管病后遗症(3.0%)。内分泌、营养和代谢疾病产生的费用中,费用占比最高的病种是糖尿病(4.6%)、脂蛋白代谢紊乱和其他脂血症(4.0%),以及非胰岛素依赖型糖尿病(3.4%)。呼吸系统疾病产生的费用中,费用占比最高的病种是急性上呼吸道感染(3.3%)、急性支气管炎(1.6%)和支气管炎(1.4%)。

表 3-84　就诊人口在社区卫生服务中心(站)门急诊费用占比最高的就诊原因

顺　位	疾病分类	病　种	费用占比(%)
1	循环系统疾病		41.1
		特发性高血压	21.4
		慢性缺血性心脏病	10.8
		脑血管病后遗症	3.0
2	内分泌、营养和代谢疾病		13.0
		糖尿病	4.6
		脂蛋白代谢紊乱和其他脂血症	4.0
		非胰岛素依赖型糖尿病	3.4
3	呼吸系统疾病		10.5
		急性上呼吸道感染	3.3
		急性支气管炎	1.6
		支气管炎	1.4

1. 不同支付方式人口差异

如图 3-18,医保支付人口产生的门急诊费用中,在市级三级医院就诊的占比 41.7%,区属三级医院占比 7.8%,区属二级医院占比 22.1%,社区卫生服务中心(站)占比 28.4%;非医保支付人口产生的门急诊费用中,在市级三级医院就诊的占比 66.9%,区属三级医院占比 6.6%,区属二级医院占比 21.9%,社区卫生服务中心(站)占比 4.6%。

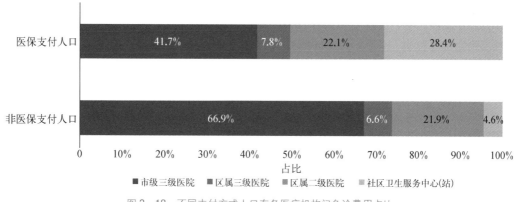

图 3-18 不同支付方式人口在各医疗机构门急诊费用占比

如表 3-85,医保支付人口在市级三级医院门急诊因消化系统疾病(12.8%)就诊产生的费用占比最高,其中费用占比最高的病种是胃炎和十二指肠炎(3.2%)、肝的其他疾病(1.4%),以及龈炎和牙周疾病(1.2%);在区属三级医院、区属二级医院和社区卫生服务中心(站)门急诊均因循环系统疾病就诊产生的费用占比最高,其中费用占比最高的病种集中为特发性高血压、慢性缺血性心脏病和脑梗死等。

表 3-85 医保支付人口在各医疗机构门急诊费用占比最高的就诊原因

就 诊 机 构	疾病分类	病 种	费用占比(%)
市级三级医院	消化系统疾病		12.8
		胃炎和十二指肠炎	3.2
		肝的其他疾病	1.4
		龈炎和牙周疾病	1.2
区属三级医院	循环系统疾病		16.9
		特发性高血压	6.9
		慢性缺血性心脏病	3.9
		脑梗死	2.1
区属二级医院	循环系统疾病		17.0
		特发性高血压	8.5
		慢性缺血性心脏病	3.0
		脑梗死	1.6
社区卫生服务中心(站)	循环系统疾病		41.8
		特发性高血压	21.7
		慢性缺血性心脏病	10.9
		脑血管病后遗症	3.0

如表 3-86,非医保支付人口在市级三级医院门急诊因泌尿生殖系统疾病(16.4%)就诊产生的费用占比最高,其中费用占比最高的病种是女性不孕症(9.4%)、男性不育症(0.7%),

以及月经过多、频繁和不规则(0.7%);在区属三级医院门急诊因呼吸系统疾病(15.7%)就诊产生的费用占比最高,其中费用占比最高的病种是急性上呼吸道感染(3.7%)、流行性感冒(2.3%)和急性支气管炎(1.5%);在区属二级医院门急诊因呼吸系统疾病(14.9%)就诊产生的费用占比最高,其中费用占比最高的病种是急性上呼吸道感染(2.3%)、呼吸性疾患(1.9%)和急性鼻咽炎(感冒)(1.8%);在社区卫生服务中心(站)门急诊因循环系统疾病(21.2%)就诊产生的费用占比最高,其中费用占比最高的病种是特发性高血压(11.9%)、慢性缺血性心脏病(5.1%)和脑血管病(1.3%)。

表3-86 非医保支付人口在各医疗机构门急诊费用占比最高的就诊原因

就诊机构	疾病分类	病种	费用占比(%)
市级三级医院	泌尿生殖系统疾病		16.4
		女性不孕症	9.4
		男性不育症	0.7
		月经过多、频繁和不规则	0.7
区属三级医院	呼吸系统疾病		15.7
		急性上呼吸道感染	3.7
		流行性感冒	2.3
		急性支气管炎	1.5
区属二级医院	呼吸系统疾病		14.9
		急性上呼吸道感染	2.3
		呼吸性疾患	1.9
		急性鼻咽炎(感冒)	1.8
社区卫生服务中心(站)	循环系统疾病		21.2
		特发性高血压	11.9
		慢性缺血性心脏病	5.1
		脑血管病	1.3

2. 不同性别人口差异

如图3-19,男性门急诊费用中,在市级三级医院就诊的占比48.3%,区属三级医院占比

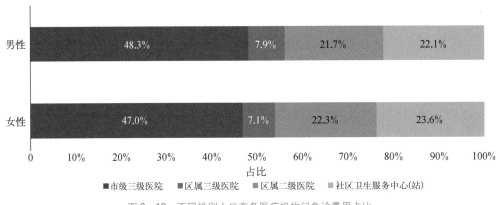

图3-19 不同性别人口在各医疗机构门急诊费用占比

7.9%,区属二级医院占比21.7%,社区卫生服务中心(站)占比22.1%;女性门急诊费用中,在市级三级医院就诊的占比47.0%,区属三级医院占比7.1%,区属二级医院占比22.3%,社区卫生服务中心(站)占比23.6%。

如表3-87,男性在市级三级医院门急诊因消化系统疾病(14.2%)就诊产生的费用占比最高,其中费用占比最高的病种是牙面畸形(包括错颌)(2.8%)、胃炎和十二指肠炎(2.3%),以及肝的其他疾病(1.3%);在区属三级医院、区属二级医院和社区卫生服务中心(站)门急诊均因循环系统疾病就诊产生的费用占比最高,其中费用占比最高的病种集中为特发性高血压、慢性缺血性心脏病和脑梗死等。

表3-87 男性在各医疗机构门急诊费用占比最高的就诊原因

就 诊 机 构	疾 病 分 类	病 种	费用占比(%)
市级三级医院	消化系统疾病		14.2
		牙面畸形(包括错颌)	2.8
		胃炎和十二指肠炎	2.3
		肝的其他疾病	1.3
区属三级医院	循环系统疾病		16.2
		特发性高血压	6.7
		慢性缺血性心脏病	3.8
		脑梗死	1.9
区属二级医院	循环系统疾病		16.4
		特发性高血压	8.3
		慢性缺血性心脏病	2.9
		脑梗死	1.4
社区卫生服务中心(站)	循环系统疾病		41.9
		特发性高血压	23.5
		慢性缺血性心脏病	10.1
		脑血管病后遗症	2.9

如表3-88,女性在市级三级医院门急诊因泌尿生殖系统疾病(14.0%)就诊产生的费用占比最高,其中费用占比最高的病种是女性不孕症(5.9%)、月经过多、频繁和不规则(1.2%),以及慢性肾病(1.0%);在区属三级医院、区属二级医院和社区卫生服务中心(站)门急诊均因循环系统疾病就诊产生的费用占比最高,其中费用占比最高的病种集中为特发性高血压、慢性缺血性心脏病和脑梗死等。

表3-88 女性在各医疗机构门急诊费用占比最高的就诊原因

就 诊 机 构	疾 病 分 类	病 种	费用占比(%)
市级三级医院	泌尿生殖系统疾病		14.0
		女性不孕症	5.9
		月经过多、频繁和不规则	1.2
		慢性肾病	1.0

续 表

就诊机构	疾病分类	病 种	费用占比(%)
区属三级医院	循环系统疾病		14.0
		特发性高血压	5.6
		慢性缺血性心脏病	3.1
		脑梗死	1.8
区属二级医院	循环系统疾病		14.0
		特发性高血压	6.8
		慢性缺血性心脏病	2.4
		脑梗死	1.3
社区卫生服务中心(站)	循环系统疾病		40.6
		特发性高血压	19.9
		慢性缺血性心脏病	11.3
		脑血管病后遗症	3.0

3. 不同年龄组人口差异

如图 3-20,儿童门急诊费用中,在市级三级医院就诊的占比 69.4%,区属三级医院占比 5.9%,区属二级医院占比 17.7%,社区卫生服务中心(站)占比 7.0%;青年门急诊费用中,在市级三级医院就诊的占比 60.8%,区属三级医院占比 7.9%,区属二级医院占比 26.9%,社区卫生服务中心(站)占比 4.4%;中年门急诊费用中,在市级三级医院就诊的占比 52.3%,区属三级医院占比 8.8%,区属二级医院占比 23.9%,社区卫生服务中心(站)占比 15.0%;年轻老年人门急诊费用中,在市级三级医院就诊的占比 40.8%,区属三级医院占比 6.9%,区属二级医院占比 19.3%,社区卫生服务中心(站)占比 33.0%;老年人门急诊费用中,在市级三级医院就诊的占比 30.0%,区属三级医院占比 7.1%,区属二级医院占比 19.7%,社区卫生服务中心(站)占比 43.2%;长寿老人门急诊费用中,在市级三级医院就诊的占比 24.2%,区属三级医院占比 7.6%,区属二级医院占比 24.3%,社区卫生服务中心(站)占比 43.9%。

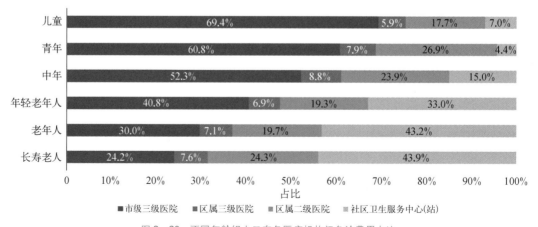

图 3-20 不同年龄组人口在各医疗机构门急诊费用占比

如表3-89,儿童在各医疗机构门急诊均因呼吸系统疾病就诊产生的费用占比最高,其中费用占比最高的病种集中为急性上呼吸道感染、支气管炎和急性扁桃体炎等。

表3-89　儿童在各医疗机构门急诊费用占比最高的就诊原因

就 诊 机 构	疾病分类	病　　种	费用占比(%)
市级三级医院	呼吸系统疾病		31.7
		支气管炎	10.2
		急性上呼吸道感染	9.6
		呼吸性疾患	7.4
区属三级医院	呼吸系统疾病		56.0
		急性上呼吸道感染	15.8
		支气管炎	7.9
		急性扁桃体炎	7.9
区属二级医院	呼吸系统疾病		59.3
		急性上呼吸道感染	10.4
		支气管炎	9.4
		急性扁桃体炎	9.0
社区卫生服务中心(站)	呼吸系统疾病		37.6
		急性上呼吸道感染	9.3
		急性支气管炎	7.7
		急性咽炎	3.9

如表3-90,青年在市级三级医院门急诊因泌尿生殖系统疾病(20.7%)就诊产生的费用占比最高,其中费用占比最高的病种是女性不孕症(10.4%),月经过多、频繁和不规则(1.8%),以及男性不育症(1.0%);在区属三级医院门急诊因呼吸系统疾病(14.1%)就诊产生的费用占比最高,其中费用占比最高的病种是急性上呼吸道感染(3.9%)、急性支气管炎(1.9%)和流行性感冒(1.6%);在区属二级医院门急诊因消化系统疾病(16.3%)就诊产生的费用占比最高,其中费用占比最高的病种是胃炎和十二指肠炎(2.7%)、牙髓和根尖周组织疾病(1.8%),以及牙面畸形(包括错颌)(1.5%);在社区卫生服务中心(站)门急诊因呼吸系统疾病(24.5%)就诊产生的费用占比最高,其中费用占比最高的病种是急性上呼吸道感染(9.5%)、急性支气管炎(4.0%)和急性咽炎(3.4%)。

表3-90　青年在各医疗机构门急诊费用占比最高的就诊原因

就 诊 机 构	疾病分类	病　　种	费用占比(%)
市级三级医院	泌尿生殖系统疾病		20.7
		女性不孕症	10.4
		月经过多、频繁和不规则	1.8
		男性不育症	1.0
区属三级医院	呼吸系统疾病		14.1
		急性上呼吸道感染	3.9
		急性支气管炎	1.9
		流行性感冒	1.6

续 表

就诊机构	疾病分类	病 种	费用占比(%)
区属二级医院	消化系统疾病		16.3
		胃炎和十二指肠炎	2.7
		牙髓和根尖周组织疾病	1.8
		牙面畸形(包括错颌)	1.5
社区卫生服务中心(站)	呼吸系统疾病		24.5
		急性上呼吸道感染	9.5
		急性支气管炎	4.0
		急性咽炎	3.4

如表3-91,中年在市级三级医院和区属二级医院门急诊均因消化系统疾病就诊产生的费用占比最高,其中费用占比最高的病种是胃炎和十二指肠炎、肝的其他疾病,以及牙髓和根尖周组织疾病等;在区属三级医院和社区卫生服务中心(站)门急诊均因循环系统疾病就诊产生的费用占比最高,其中费用占比最高的病种是特发性高血压、慢性缺血性心脏病和脑血管病等。

表3-91 中年在各医疗机构门急诊费用占比最高的就诊原因

就诊机构	疾病分类	病 种	费用占比(%)
市级三级医院	消化系统疾病		15.7
		胃炎和十二指肠炎	3.0
		牙面畸形(包括错颌)	2.5
		肝的其他疾病	1.3
区属三级医院	循环系统疾病		13.1
		特发性高血压	7.2
		慢性缺血性心脏病	2.2
		脑梗死	1.1
区属二级医院	消化系统疾病		14.9
		胃炎和十二指肠炎	3.9
		牙髓和根尖周组织疾病	1.4
		牙发育和出牙疾患	0.9
社区卫生服务中心(站)	循环系统疾病		37.0
		特发性高血压	26.1
		慢性缺血性心脏病	5.9
		脑血管病	1.7

如表3-92,年轻老年人在市级三级医院门急诊因肿瘤(17.4%)就诊产生的费用占比最高,其中费用占比最高的病种是支气管和肺恶性肿瘤(5.1%)、乳房恶性肿瘤(2.3%)和前列腺恶性肿瘤(1.3%);在区属三级医院、区属二级医院和社区卫生服务中心(站)门急诊均因循环系统疾病就诊产生的费用占比最高,其中费用占比最高的病种是特发性高血压、慢性缺血性心脏病、脑梗死和脑血管病后遗症等。

表 3 - 92　年轻老年人在各医疗机构门急诊费用占比最高的就诊原因

就 诊 机 构	疾病分类	病　种	费用占比(%)
市级三级医院	肿瘤		17.4
		支气管和肺恶性肿瘤	5.1
		乳房恶性肿瘤	2.3
		前列腺恶性肿瘤	1.3
区属三级医院	循环系统疾病		20.1
		特发性高血压	7.9
		慢性缺血性心脏病	4.8
		脑梗死	2.7
区属二级医院	循环系统疾病		20.5
		特发性高血压	9.9
		慢性缺血性心脏病	3.7
		脑梗死	2.0
社区卫生服务中心(站)	循环系统疾病		42.0
		特发性高血压	22.6
		慢性缺血性心脏病	10.7
		脑血管病后遗症	2.7

如表 3 - 93,老年人在各医疗机构门急诊均因循环系统疾病就诊产生的费用占比最高,其中费用占比最高的病种是特发性高血压、慢性缺血性心脏病、脑梗死和脑血管病后遗症等。

表 3 - 93　老年人在各医疗机构门急诊费用占比最高的就诊原因

就 诊 机 构	疾病分类	病　种	费用占比(%)
市级三级医院	循环系统疾病		20.1
		特发性高血压	5.4
		慢性缺血性心脏病	4.7
		脑梗死	2.2
区属三级医院	循环系统疾病		26.3
		特发性高血压	7.9
		慢性缺血性心脏病	7.2
		脑梗死	4.1
区属二级医院	循环系统疾病		29.2
		特发性高血压	11.6
		慢性缺血性心脏病	6.7
		脑梗死	3.5
社区卫生服务中心(站)	循环系统疾病		45.5
		特发性高血压	19.6
		慢性缺血性心脏病	13.8
		脑血管病后遗症	4.5

如表3-94,长寿老人在各医疗机构均因门急诊循环系统疾病就诊产生的费用占比最高,其中费用占比最高的病种是特发性高血压、慢性缺血性心脏病、脑梗死和脑血管病后遗症等。

表3-94 长寿老人在各医疗机构门急诊费用占比最高的就诊原因

就诊机构	疾病分类	病种	费用占比(%)
市级三级医院	循环系统疾病		21.8
		特发性高血压	5.4
		慢性缺血性心脏病	5.0
		脑梗死	2.5
区属三级医院	循环系统疾病		25.6
		特发性高血压	7.6
		慢性缺血性心脏病	7.3
		脑梗死	3.6
区属二级医院	循环系统疾病		32.3
		特发性高血压	13.7
		慢性缺血性心脏病	8.1
		脑梗死	3.4
社区卫生服务中心(站)	循环系统疾病		45.4
		特发性高血压	18.6
		慢性缺血性心脏病	15.8
		脑血管病后遗症	3.8

二、门急诊次均费用及费用最高的就诊原因

(一)总体概述

2018年,就诊人口的门急诊次均费用是362元[①]。如表3-95,因肿瘤(864元)、妊娠、分娩和产褥期(447元),以及泌尿生殖系统疾病(395元)就诊产生的门急诊次均费用最高。因肿瘤就诊产生的次均费用最高的病种是支气管和肺恶性肿瘤(920元),以及乳房恶性肿瘤(791元)。因妊娠、分娩和产褥期就诊产生的次均费用最高的病种是医疗性流产(526元)和为主要与妊娠有关情况给予的孕产妇医疗(375元)。因泌尿生殖系统疾病就诊产生的次均费用最高的病种是女性不孕症(1 258元)、肾衰竭(1 144元)和慢性肾病(647元)。

表3-95 门急诊次均费用最高的就诊原因

顺位	疾病分类	病种	次均费用(元)
1	肿瘤		864
		支气管和肺恶性肿瘤	920
		乳房恶性肿瘤	791

---

① 说明:该部分仅展示按就诊人次占比排序,累计前80%的病种。

续 表

顺 位	疾病分类	病 种	次均费用(元)
2	妊娠、分娩和产褥期		447
		医疗性流产	526
		为主要与妊娠有关情况给予的孕产妇医疗	375
3	泌尿生殖系统疾病		395
		女性不孕症	1 258
		肾衰竭	1 144
		慢性肾病	647

(二) 不同支付方式人口门急诊次均费用及费用最高的就诊原因

医保支付人口的门急诊次均费用为 261 元;非医保支付人口为 362 元。

如表 3-96,医保支付人口因肿瘤(836 元)、妊娠、分娩和产褥期(404 元),以及实验室异常(384 元)就诊产生的次均费用最高。因肿瘤就诊产生的次均费用中,费用最高的病种是支气管和肺恶性肿瘤(873 元),以及乳房恶性肿瘤(791 元)。因妊娠、分娩和产褥期就诊产生的次均费用中,费用最高的病种是医疗性流产(459 元)和为主要与妊娠有关情况给予的孕产妇医疗(231 元)。因实验室异常就诊产生的次均费用中,费用最高的病种是原因不知和原因未特指的发病(593 元)、呼吸异常(534 元),以及咽痛和胸痛(461 元)。

表 3-96　医保支付人口门急诊次均费用最高的就诊原因

顺 位	疾病分类	病 种	次均费用(元)
1	肿瘤		836
		支气管和肺恶性肿瘤	873
		乳房恶性肿瘤	791
2	妊娠、分娩和产褥期		404
		医疗性流产	459
		为主要与妊娠有关情况给予的孕产妇医疗	231
3	实验室异常		384
		原因不知和原因未特指的发病	593
		呼吸异常	534
		咽痛和胸痛	461

如表 3-97,非医保支付人口因肿瘤(994 元)、泌尿生殖系统疾病(626 元)及消化系统疾病(468 元)就诊产生的次均费用最高。因肿瘤就诊产生的次均费用中,费用最高的病种是支气管和肺恶性肿瘤(1 096 元),以及乳房恶性肿瘤(791 元)。因泌尿生殖系统疾病就诊产生的次均费用中,费用最高的病种是女性不孕症(1 355 元)、肾衰竭(1 277 元)和慢性肾病(867 元)。因消化系统疾病就诊产生的次均费用中,费用最高的病种是牙面畸形(包括错颌)(1 242 元)、牙齿及支持结构疾患(523 元),以及埋伏牙和阻生牙(475 元)。

表3-97 非医保支付人口门急诊次均费用最高的就诊原因

顺　位	疾 病 分 类	病　种	次均费用(元)
1	肿瘤		994
		支气管和肺恶性肿瘤	1 096
		乳房恶性肿瘤	791
2	泌尿生殖系统疾病		626
		女性不孕症	1 355
		肾衰竭	1 277
		慢性肾病	867
3	消化系统疾病		468
		牙面畸形(包括错颌)	1 242
		牙齿及支持结构疾患	523
		埋伏牙和阻生牙	475

（三）不同性别人口门急诊次均费用及费用最高的就诊原因

如表3-98,男性门急诊次均费用为279元,女性为279元,性别比是1.00。医保支付人口中,男性门急诊次均费用为264元,女性为259元,性别比是1.02;非医保支付人口中,男性门急诊次均费用为347元,女性为373元,性别比是0.93。

表3-98 不同性别人口门急诊次均费用

性　别	支 付 方 式		合　计
	医保支付	非医保支付	
男性(元)	264	347	279
女性(元)	259	373	279
男女性别比	1.02	0.93	1.00

如表3-99,男性因肿瘤(899元)、实验室异常(401元)及泌尿生殖系统疾病(357元)就诊产生的次均费用最高。因肿瘤就诊产生的次均费用中,费用最高的病种是支气管和肺恶性肿瘤(899元)。因实验室异常就诊产生的次均费用中,费用最高的病种是原因不知和原因未特指的发病(672元)、呼吸异常(521元),以及咽痛和胸痛(464元)。因泌尿生殖系统疾病就诊产生的次均费用中,费用最高的病种是肾衰竭(1 257元)、慢性肾病(686元)和慢性肾炎综合征(338元)。

表3-99 男性门急诊次均费用最高的就诊原因

顺　位	疾 病 分 类	病　种	次均费用(元)
1	肿瘤		899
		支气管和肺恶性肿瘤	899
2	实验室异常		401
		原因不知和原因未特指的发病	672
		呼吸异常	521
		咽痛和胸痛	464

续　表

顺　　位	疾病分类	病　　种	次均费用(元)
3	泌尿生殖系统疾病		357
		肾衰竭	1 257
		慢性肾病	686
		慢性肾炎综合征	338

如表3-100,女性因肿瘤(849元)、妊娠、分娩和产褥期(448元),以及泌尿生殖系统疾病(429元)就诊产生的次均费用最高。因肿瘤就诊产生的次均费用中,费用最高的病种是支气管和肺恶性肿瘤(940元),以及乳房恶性肿瘤(791元)。因妊娠、分娩和产褥期就诊产生的次均费用中,费用最高的病种是医疗性流产(526元)和为主要与妊娠有关情况给予的孕产妇医疗(376元)。因泌尿生殖系统疾病就诊产生的次均费用中,费用最高的病种是女性不孕症(1 265元)、肾衰竭(1 015元)和慢性肾病(598元)。

表3-100　女性门急诊次均费用最高的就诊原因

顺　　位	疾病分类	病　　种	次均费用(元)
1	肿瘤		849
		支气管和肺恶性肿瘤	940
		乳房恶性肿瘤	791
2	妊娠、分娩和产褥期		448
		医疗性流产	526
		为主要与妊娠有关情况给予的孕产妇医疗	376
3	泌尿生殖系统疾病		429
		女性不孕症	1 265
		肾衰竭	1 015
		慢性肾病	598

(四) 不同年龄人口门急诊次均费用及费用最高的就诊原因

如图3-21,从次均费用随年龄段变化的趋势来看,各年龄段人口的次均费用变化幅度较

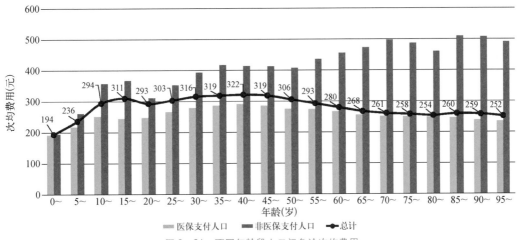

图3-21　不同年龄段人口门急诊次均费用

小;非医保支付人口在各年龄段的次均费用均高于医保支付人口。

如表 3-101,青年门急诊次均费用最高,为 313 元。医保支付人口中,青年门急诊次均费用最高,为 279 元;非医保支付人口中,长寿老人门急诊次均费用最高,为 505 元。

表 3-101 不同年龄组人口门急诊次均费用(元)

年 龄 组	支 付 方 式		合 计
	医保支付	非医保支付	
儿童	216	229	223
青年	279	375	313
中年	277	417	303
年轻老年人	259	470	270
老年人	249	489	257
长寿老人	238	505	258

如表 3-102,儿童因神经系统疾病(358 元)、精神和行为障碍(305 元),以及消化系统疾病(248 元)就诊产生的次均费用最高。因神经系统疾病就诊产生的次均费用中,费用最高的病种是睡眠障碍(358 元)。因精神和行为障碍就诊产生的次均费用中,费用最高的病种是抑郁发作(376 元)、焦虑障碍(323 元)和精神分裂症(268 元)。因消化系统疾病就诊产生的次均费用中,费用最高的病种是牙面畸形(包括错颌)(656 元)、埋伏牙和阻生牙(554 元),以及胃-食管反流性疾病(287 元)。

表 3-102 儿童门急诊次均费用最高的就诊原因

顺 位	疾病分类	病 种	次均费用(元)
1	神经系统疾病		358
		睡眠障碍	358
2	精神和行为障碍		305
		抑郁发作	376
		焦虑障碍	323
		精神分裂症	268
3	消化系统疾病		248
		牙面畸形(包括错颌)	656
		埋伏牙和阻生牙	554
		胃-食管反流性疾病	287

如表 3-103,青年因肿瘤(903 元)、泌尿生殖系统疾病(510 元),以及妊娠、分娩和产褥期(447 元)就诊产生的次均费用最高。因肿瘤就诊产生的次均费用中,费用最高的病种是乳房恶性肿瘤(906 元),以及支气管和肺恶性肿瘤(897 元)。因泌尿生殖系统疾病就诊产生的次均费用中,费用最高的病种是肾衰竭(1 971 元)、女性不孕症(1 259 元)和慢性肾病(1 037 元)。因妊娠、分娩和产褥期就诊产生的次均费用中,费用最高的病种是医疗性流产(527 元)和为主要与妊娠有关情况给予的孕产妇医疗(374 元)。

表 3-103　青年门急诊次均费用最高的就诊原因

顺　位	疾病分类	病　种	次均费用(元)
1	肿瘤		903
		乳房恶性肿瘤	906
		支气管和肺恶性肿瘤	897
2	泌尿生殖系统疾病		510
		肾衰竭	1 971
		女性不孕症	1 259
		慢性肾病	1 037
3	妊娠、分娩和产褥期		447
		医疗性流产	527
		为主要与妊娠有关情况给予的孕产妇医疗	374

如表 3-104,中年因肿瘤(842 元)、泌尿生殖系统疾病(430 元),以及妊娠、分娩和产褥期(412 元)就诊产生的次均费用最高。因肿瘤就诊产生的次均费用中,费用最高的病种是支气管和肺恶性肿瘤(915 元),以及乳房恶性肿瘤(776 元)。因泌尿生殖系统疾病就诊产生的次均费用中,费用最高的病种是肾衰竭(1 798 元)、女性不孕症(1 297 元)和慢性肾病(999 元)。因妊娠、分娩和产褥期就诊产生的次均费用中,费用最高的病种是医疗性流产(425 元)和为主要与妊娠有关情况给予的孕产妇医疗(326 元)。

表 3-104　中年门急诊次均费用最高的就诊原因

顺　位	疾病分类	病　种	次均费用(元)
1	肿瘤		842
		支气管和肺恶性肿瘤	915
		乳房恶性肿瘤	776
2	泌尿生殖系统疾病		430
		肾衰竭	1 798
		女性不孕症	1 297
		慢性肾病	999
3	妊娠、分娩和产褥期		412
		医疗性流产	425
		为主要与妊娠有关情况给予的孕产妇医疗	326

如表 3-105,年轻老年人因肿瘤(862 元)、实验室异常(420 元)及泌尿生殖系统疾病(359 元)就诊产生的次均费用最高。因肿瘤就诊产生的次均费用中,费用最高的病种是支气管和肺恶性肿瘤(909 元),以及乳房恶性肿瘤(781 元)。因实验室异常就诊产生的次均费用中,费用最高的病种是原因不知和原因未特指的发病(704 元)、呼吸异常(557 元),以及腹部和盆腔痛(526 元)。因泌尿生殖系统疾病就诊产生的次均费用中,费用最高的病种是肾衰竭(1 146 元)、慢性肾病(665 元)和宫颈炎性疾病(313 元)。

表 3 – 105　年轻老年人门急诊次均费用最高的就诊原因

顺　位	疾病分类	病　种	次均费用(元)
1	肿瘤		862
		支气管和肺恶性肿瘤	909
		乳房恶性肿瘤	781
2	实验室异常		420
		原因不知和原因未特指的发病	704
		呼吸异常	557
		腹部和盆腔痛	526
3	泌尿生殖系统疾病		359
		肾衰竭	1 146
		慢性肾病	665
		宫颈炎性疾病	313

表 3 – 106,老年人因肿瘤(912 元)、实验室异常(452 元)及泌尿生殖系统疾病(301元)就诊产生的次均费用最高。因肿瘤就诊产生的次均费用中,费用最高的病种是支气管和肺恶性肿瘤(988 元),以及乳房恶性肿瘤(734 元)。因实验室就诊产生的次均费用中,费用最高的病种是原因不知和原因未特指的发病(770 元)、呼吸异常(766 元),以及咽痛和胸痛(628 元)。因泌尿生殖系统疾病就诊产生的次均费用中,费用最高的病种是肾衰竭(719元)、慢性肾病(465 元)和慢性肾炎综合征(267 元)。

表 3 – 106　老年人门急诊次均费用最高的就诊原因

顺　位	疾病分类	病　种	次均费用(元)
1	肿瘤		912
		支气管和肺恶性肿瘤	988
		乳房恶性肿瘤	734
2	实验室异常		452
		原因不知和原因未特指的发病	770
		呼吸异常	766
		咽痛和胸痛	628
3	泌尿生殖系统疾病		301
		肾衰竭	719
		慢性肾病	465
		慢性肾炎综合征	267

如表 3 – 107,长寿老人因肿瘤(711 元)、实验室异常(519 元)及损伤、中毒和外因的某些其他后果(277 元)就诊的次均费用最高。因肿瘤就诊产生的次均费用中,费用最高的病种是支气管和肺恶性肿瘤(772 元),以及乳房恶性肿瘤(639 元)。因实验室异常就诊产生的次均费用中,费用最高的病种是呼吸异常(979 元)、原因不知和原因未特指的发病(757 元),以及腹部和盆腔痛(715 元)。因损伤、中毒和外因的某些其他后果就诊产生的次均费用中,费用最高的病种是头部损伤(434 元)、身体损伤(335 元)和外因效应(225 元)。

表 3-107 长寿老人门急诊次均费用最高的就诊原因

顺 位	疾病分类	病 种	次均费用(元)
1	肿瘤		711
		支气管和肺恶性肿瘤	772
		乳房恶性肿瘤	639
2	实验室异常		519
		呼吸异常	979
		原因不知和原因未特指的发病	757
		腹部和盆腔痛	715
3	损伤、中毒和外因的某些其他后果		277
		头部损伤	434
		身体损伤	335
		外因效应	225

(五) 就诊人口在各医疗机构门急诊次均费用及费用最高的就诊原因

就诊人口在市级三级医院门急诊次均费用为 416 元,区属三级医院为 295 元,区属二级医院为 275 元,社区卫生服务中心(站)为 166 元。

如表 3-108,就诊人口在市级三级医院因泌尿生殖系统疾病(615 元)(由于肿瘤次均费用高但病种单一,在该部分不展示肿瘤的数据)、消化系统疾病(470 元)及实验室异常(456 元)就诊产生的次均费用最高。因泌尿生殖系统疾病就诊产生的次均费用中,费用最高的病种是肾衰竭(1 638 元)、女性不孕症(1 291 元)和慢性肾病(897 元)。因消化系统疾病就诊产生的次均费用中,费用最高的病种是牙面畸形(包括错颌)(1 067 元)、消化系统疾病的其他疾病(567 元),以及埋伏牙和阻生牙(551 元)。因实验室异常就诊产生的次均费用中,费用最高的病种是原因不知和原因未特指的发病(647 元)、呼吸异常(550 元),以及腹部和盆腔痛(522 元)。

表 3-108 就诊人口在市级三级医院门急诊次均费用最高的就诊原因

顺 位	疾病分类	病 种	次均费用(元)
1	泌尿生殖系统疾病		615
		肾衰竭	1 638
		女性不孕症	1 291
		慢性肾病	897
2	消化系统疾病		470
		牙面畸形(包括错颌)	1 067
		消化系统疾病的其他疾病	567
		埋伏牙和阻生牙	551
3	实验室异常		456
		原因不知和原因未特指的发病	647
		呼吸异常	550
		腹部和盆腔痛	522

如表3-109,就诊人口在区属三级医院因泌尿生殖系统疾病(446元),妊娠、分娩和产褥期(404元),以及内科病(380元)就诊产生的次均费用最高。因泌尿生殖系统疾病就诊产生的次均费用中,费用最高的病种是肾衰竭(1 922元)、慢性肾病(627元)和宫颈炎性疾病(414元)。因妊娠、分娩和产褥期就诊产生的次均费用中,费用最高的病种是医疗性流产(510元)和为主要与妊娠有关情况给予的孕产妇医疗(283元)。因内科病就诊产生的次均费用中,费用最高的病种是虚病(456元)、腰痛病(388元)和眩晕病(353元)。

表3-109　就诊人口在区属三级医院门急诊次均费用最高的就诊原因

顺　位	疾病分类	病　种	次均费用(元)
1	泌尿生殖系统疾病		446
		肾衰竭	1 922
		慢性肾病	627
		宫颈炎性疾病	414
2	妊娠、分娩和产褥期		404
		医疗性流产	510
		为主要与妊娠有关情况给予的孕产妇医疗	283
3	内科病		380
		虚病	456
		腰痛病	388
		眩晕病	353

如表3-110,就诊人口在区属二级医院因妊娠、分娩和产褥期(466元)、泌尿生殖系统疾病(408元)及内科病(345元)就诊产生的次均费用最高。因妊娠、分娩和产褥期就诊产生的次均费用中,费用最高的病种是医疗性流产(559元)和为主要与妊娠有关情况给予的孕产妇医疗(376元)。因泌尿生殖系统疾病就诊产生的次均费用中,费用最高的病种是肾衰竭(1 948元)、慢性肾病(750元)和宫颈炎性疾病(348元)。因内科病就诊产生的次均费用中,费用最高的病种是虚病(396元)、眩晕病(342元)和腰痛病(331元)。

表3-110　就诊人口在区属二级医院门急诊次均费用最高的就诊原因

顺　位	疾病分类	病　种	次均费用(元)
1	妊娠、分娩和产褥期		466
		医疗性流产	559
		为主要与妊娠有关情况给予的孕产妇医疗	376
2	泌尿生殖系统疾病		408
		肾衰竭	1 948
		慢性肾病	750
		宫颈炎性疾病	348
3	内科病		345
		虚病	396
		眩晕病	342
		腰痛病	331

如表 3－111，就诊人口在社区卫生服务中心（站）门急诊因肌肉骨骼系统和结缔组织疾病（211 元）、内科病（204 元），以及内分泌、营养和代谢疾病（188 元）就诊产生的次均费用最高。因肌肉骨骼系统和结缔组织疾病就诊产生的次均费用中，费用最高的病种是椎间盘疾患（298 元）、脊椎病（293 元）和脊椎关节强硬（278 元）。因内科病就诊产生的次均费用中，费用最高的病种是腰痛病（226 元）、眩晕病（209 元）和虚病（203 元）。因内分泌、营养和代谢疾病就诊产生的次均费用中，费用最高的病种是非毒性甲状腺肿（237 元）、糖尿病（215 元），以及脂蛋白代谢紊乱和其他脂血症（196 元）。

表 3－111　就诊人口在社区卫生服务中心（站）门急诊次均费用最高的就诊原因

顺　　位	疾病分类	病　　种	次均费用(元)
1	肌肉骨骼系统和结缔组织疾病		211
		椎间盘疾患	298
		脊椎病	293
		脊椎关节强硬	278
2	内科病		204
		腰痛病	226
		眩晕病	209
		虚病	203
3	内分泌、营养和代谢疾病		188
		非毒性甲状腺肿	237
		糖尿病	215
		脂蛋白代谢紊乱和其他脂血症	196

1. 不同支付方式人口差异

如表 3－112，医保支付人口在市级三级医院门急诊次均费用为 392 元，区属三级医院为 303 元，区属二级医院为 274 元，社区卫生服务中心（站）为 167 元；非医保支付人口在市级三级医院门急诊次均费用为 478 元，区属三级医院为 266 元，区属二级医院为 278 元，社区卫生服务中心（站）为 140 元。

表 3－112　不同支付方式人口在各医疗机构门急诊次均费用(元)

支 付 方 式	市级三级医院	区属三级医院	区属二级医院	社区卫生服务中心(站)
医保支付	392	303	274	167
非医保支付	478	266	278	140

如表 3－113，医保支付人口在市级三级医院和区属三级医院均因泌尿生殖系统疾病就诊产生的次均费用最高，其中费用最高的病种集中于肾衰竭、慢性肾病、女性不孕症和宫颈炎性疾病等；在区属二级医院内因妊娠、分娩和产褥期（441 元）就诊产生的次均费用最高，其中费用最高的病种是医疗性流产（492 元）和为主要与妊娠有关情况给予的孕产妇医疗（190 元）；在社区卫生服务中心（站）因肌肉骨骼系统和结缔组织疾病（212 元）就诊产生的次均费用最高，其中费用最高的病种是椎间盘疾患（302 元）、脊椎病（294 元）和脊椎关节强硬（282 元）。

表 3－113　医保支付人口在各医疗机构门急诊次均费用最高的就诊原因

就 诊 机 构	疾 病 分 类	病　种	次均费用(元)
市级三级医院	泌尿生殖系统疾病		501
		肾衰竭	1 661
		慢性肾病	895
		女性不孕症	689
区属三级医院	泌尿生殖系统疾病		467
		肾衰竭	1 955
		慢性肾病	623
		宫颈炎性疾病	412
区属二级医院	妊娠、分娩和产褥期		441
		医疗性流产	492
		为主要与妊娠有关情况给予的孕产妇医疗	190
社区卫生服务中心(站)	肌肉骨骼系统和结缔组织疾病		212
		椎间盘疾患	302
		脊椎病	294
		脊椎关节强硬	282

如表 3－114，非医保支付人口在市级三级医院因泌尿生殖系统疾病(864 元)就诊产生的次均费用最高，其中费用最高的病种是肾衰竭(1 383 元)、女性不孕症(1 379 元)和慢性肾病(915 元)；在区属三级医院因内科病(476 元)就诊产生的次均费用最高，其中费用最高的病种是虚病(866 元)、眩晕病(441 元)和腰痛病(363 元)；在区属二级医院内因妊娠、分娩和产褥期(473 元)就诊产生的次均费用最高，其中费用最高的病种是医疗性流产(600 元)和为主要与妊娠有关情况给予的孕产妇医疗(391 元)；在社区卫生服务中心(站)因循环系统疾病(231 元)就诊产生的次均费用最高，其中费用最高的病种是脑血管病后遗症(373 元)、脑梗死(327 元)和慢性缺血性心脏病(285 元)。

表 3－114　非医保支付人口在各医疗机构门急诊次均费用最高的就诊原因

就 诊 机 构	疾 病 分 类	病　种	次均费用(元)
市级三级医院	泌尿生殖系统疾病		864
		肾衰竭	1 383
		女性不孕症	1 379
		慢性肾病	915
区属三级医院	内科病		476
		虚病	866
		眩晕病	441
		腰痛病	363
区属二级医院	妊娠、分娩和产褥期		473
		医疗性流产	600
		为主要与妊娠有关情况给予的孕产妇医疗	391

续 表

就 诊 机 构	疾 病 分 类	病 种	次均费用(元)
社区卫生服务中心(站)	循环系统疾病		231
		脑血管病后遗症	373
		脑梗死	327
		慢性缺血性心脏病	285

2. 不同性别人口差异

如表 3-115,男性在市级三级医院就诊门急诊次均费用为 425 元,区属三级医院为 299 元,区属二级医院为 271 元,社区卫生服务中心(站)为 161 元;女性在市级三级医院门急诊次均费用为 410 元,区属三级医院为 291 元,区属二级医院为 278 元,社区卫生服务中心(站)为 169 元。

表 3-115 不同性别人口在各医疗机构门急诊次均费用(元)

性 别	市级三级医院	区属三级医院	区属二级医院	社区卫生服务中心(站)
男性	425	299	271	161
女性	410	291	278	169

如表 3-116,男性在市级三级医院、区属三级医院和区属二级医院均因泌尿生殖系统疾病就诊产生的次均费用最高,其中费用最高的病种集中于肾衰竭、慢性肾病和腰椎和慢性肾炎综合征等;在社区卫生服务中心(站)因内科病(199 元)就诊产生的次均费用最高,其中费用最高的病种是腰痛病(209 元)、眩晕病(206 元)和虚病(201 元)。

表 3-116 男性在各医疗机构门急诊次均费用最高的就诊原因

就 诊 机 构	疾 病 分 类	病 种	次均费用(元)
市级三级医院	泌尿生殖系统疾病		556
		肾衰竭	1 653
		慢性肾病	917
		慢性肾炎综合征	502
区属三级医院	泌尿生殖系统疾病		493
		肾衰竭	2 058
		慢性肾病	658
		慢性肾炎综合征	331
区属二级医院	泌尿生殖系统疾病		473
		肾衰竭	2 029
		慢性肾病	768
		慢性肾炎综合征	279
社区卫生服务中心(站)	内科病		199
		腰痛病	209
		眩晕病	206
		虚病	201

如表 3-117,女性在市级三级医院和区属三级医院均因泌尿生殖系统疾病就诊产生的次均费用最高,其中费用最高的病种集中于肾衰竭、女性不孕症、慢性肾病、宫颈炎性疾病等;在区属二级医院因妊娠、分娩和产褥期(467 元)就诊产生的次均费用最高,其中费用最高的病种是医疗性流产(560 元)和为主要与妊娠有关情况给予的孕产妇医疗(376 元);在社区卫生服务中心(站)因肌肉骨骼系统和结缔组织疾病(219 元)就诊产生的次均费用最高,其中费用最高的病种是椎间盘疾患(313 元)、脊椎病(306 元)和脊椎关节强硬(288 元)。

表 3-117 女性在各医疗机构门急诊次均费用最高的就诊原因

就 诊 机 构	疾 病 分 类	病 种	次均费用(元)
市级三级医院	泌尿生殖系统疾病		646
		肾衰竭	1 617
		女性不孕症	1 297
		慢性肾病	868
区属三级医院	泌尿生殖系统疾病		404
		肾衰竭	1 751
		慢性肾病	584
		宫颈炎性疾病	414
区属二级医院	妊娠、分娩和产褥期		467
		医疗性流产	560
		为主要与妊娠有关情况给予的孕产妇医疗	376
社区卫生服务中心(站)	肌肉骨骼系统和结缔组织疾病		219
		椎间盘疾患	313
		脊椎病	306
		脊椎关节强硬	288

3. 不同年龄组人口差异

如表 3-118,儿童在市级三级医院门急诊次均费用为 275 元,区属三级医院为 179 元,区属二级医院为 170 元,社区卫生服务中心(站)为 120 元;青年在市级三级医院门急诊次均费用为 399 元,区属三级医院为 260 元,区属二级医院为 264 元,社区卫生服务中心(站)为 128 元;中年在市级三级医院门急诊次均费用为 459 元,区属三级医院为 305 元,区属二级医院为 282 元,社区卫生服务中心(站)为 147 元;年轻老年人在市级三级医院门急诊次均费用为 467 元,区属三级医院为 330 元,区属二级医院为 295 元,社区卫生服务中心(站)为 168 元;老年人在市级三级医院门急诊次均费用为 454 元,区属三级医院为 342 元,区属二级医院为 304 元,社区卫生服务中心(站)为 182 元;长寿老人在市级三级医院门急诊次均费用为 439 元,区属三级医院为 379 元,区属二级医院为 334 元,社区卫生服务中心(站)为 183 元。

表3-118　不同年龄组人口在各医疗机构门急诊次均费用(元)

年 龄 组	市级三级医院	区属三级医院	区属二级医院	社区卫生服务中心(站)
儿童	275	179	170	120
青年	399	260	264	128
中年	459	305	282	147
年轻老年人	467	330	295	168
老年人	454	342	304	182
长寿老人	439	379	334	183

如表3-119,儿童在市级三级医院因神经系统疾病(395元)就诊产生的次均费用最高,其中费用最高的病种是睡眠障碍(395元);在区属三级医院、区属二级医院和社区卫生服务中心(站)内均因精神和行为障碍就诊产生的次均费用最高,其中费用最高的病种集中于神经症性障碍、抑郁发作和焦虑障碍等。

表3-119　儿童在各医疗机构门急诊次均费用最高的就诊原因

就 诊 机 构	疾 病 分 类	病 种	次均费用(元)
市级三级医院	神经系统疾病		395
		睡眠障碍	395
区属三级医院	精神和行为障碍		263
		神经症性障碍	326
		抑郁发作	244
		焦虑障碍	199
区属二级医院	精神和行为障碍		261
		精神分裂症	269
		焦虑障碍	260
		抑郁发作	258
社区卫生服务中心(站)	精神和行为障碍		216
		抑郁发作	313
		神经症性障碍	223
		精神分裂症	115

如表3-120,青年在市级三级医院因泌尿生殖系统疾病(691元)就诊产生的次均费用最高,其中费用最高的病种是肾衰竭(1 872元)、女性不孕症(1 293元)和慢性肾病(1 074元);在区属三级医院、区属二级医院均因妊娠、分娩和产褥期就诊产生的次均费用最高,其中费用最高的病种集中于医疗性流产和为主要与妊娠有关情况给予的孕产妇医疗;在社区卫生服务中心(站)因损伤、中毒和外因的某些其他后果(197元)就诊产生的次均费用最高,其中费用最高的病种是外因效应(245元)、身体损伤(110元)和头部损伤(107元)。

表 3-120　青年在各医疗机构门急诊次均费用最高的就诊原因

就 诊 机 构	疾 病 分 类	病　　　种	次均费用(元)
市级三级医院	泌尿生殖系统疾病		691
		肾衰竭	1 872
		女性不孕症	1 293
		慢性肾病	1 074
区属三级医院	妊娠、分娩和产褥期		407
		医疗性流产	515
		为主要与妊娠有关情况给予的孕产妇医疗	286
区属二级医院	妊娠、分娩和产褥期		465
		医疗性流产	561
		为主要与妊娠有关情况给予的孕产妇医疗	373
社区卫生服务中心(站)	损伤、中毒和外因的某些其他后果		197
		外因效应	245
		身体损伤	110
		头部损伤	107

如表 3-121,中年在市级三级医院、区属三级医院和区属二级医院均因泌尿生殖系统疾病就诊产生的次均费用最高,其中费用最高的病种集中于肾衰竭、女性不孕症、慢性肾病、宫颈炎性疾病等;在社区卫生服务中心(站)因妊娠、分娩和产褥期(264 元)就诊产生的次均费用最高,其中费用最高的病种是医疗性流产(377 元)和为主要与妊娠有关情况给予的孕产妇医疗(63 元)。

表 3-121　中年在各医疗机构门急诊次均费用最高的就诊原因

就 诊 机 构	疾 病 分 类	病　　　种	次均费用(元)
市级三级医院	泌尿生殖系统疾病		547
		肾衰竭	1 902
		女性不孕症	1 313
		慢性肾病	1 150
区属三级医院	泌尿生殖系统疾病		538
		肾衰竭	2 589
		慢性肾病	990
		宫颈炎性疾病	422
区属二级医院	泌尿生殖系统疾病		470
		肾衰竭	2 753
		慢性肾病	1 146
		宫颈炎性疾病	346
社区卫生服务中心(站)	妊娠、分娩和产褥期		264
		医疗性流产	377
		为主要与妊娠有关情况给予的孕产妇医疗	63

如表 3 - 122，年轻老年人在市级三级医院、区属三级医院和区属二级医院均因泌尿生殖系统疾病就诊产生的次均费用最高，其中费用最高的病种集中于肾衰竭、慢性肾病、慢性肾炎综合征、宫颈炎性疾病等；在社区卫生服务中心（站）因肌肉骨骼系统和结缔组织疾病（214元）就诊产生的次均费用最高，其中费用最高的病种是椎间盘疾患（314 元）、脊椎病（302元）和脊椎关节强硬（297 元）。

表 3 - 122　年轻老年人在各医疗机构门急诊次均费用最高的就诊原因

就诊机构	疾病分类	病　种	次均费用(元)
市级三级医院	泌尿生殖系统疾病		581
		肾衰竭	1 748
		慢性肾病	945
		慢性肾炎综合征	484
区属三级医院	泌尿生殖系统疾病		502
		肾衰竭	1 882
		慢性肾病	629
		宫颈炎性疾病	391
区属二级医院	泌尿生殖系统疾病		509
		肾衰竭	2 165
		慢性肾病	807
		宫颈炎性疾病	318
社区卫生服务中心(站)	肌肉骨骼系统和结缔组织疾病		214
		椎间盘疾患	314
		脊椎病	302
		脊椎关节强硬	297

如表 3 - 123，老年人在市级三级医院、区属三级医院均因实验室异常就诊产生的次均费用最高，其中费用最高的病种集中于呼吸异常、原因不知和原因未特指的发病、咽痛和胸痛等；在区属二级医院因泌尿生殖系统疾病（411 元）就诊产生的次均费用最高，其中费用最高的病种是肾衰竭（1 208 元）、慢性肾病（517 元）和宫颈炎性疾病（310 元）；在社区卫生服务中心（站）因肌肉骨骼系统和结缔组织疾病（214 元）就诊产生的次均费用最高，其中费用最高的病种是椎间盘疾患（331 元）、脊椎关节强硬（311 元）和脊椎病（310 元）。

表 3 - 123　老年人在各医疗机构门急诊次均费用最高的就诊原因

就诊机构	疾病分类	病　种	次均费用(元)
市级三级医院	实验室异常		621
		呼吸异常	886
		其他和原因不明的发热	800
		原因不知和原因未特指的发病	770

就 诊 机 构	疾 病 分 类	病 种	次均费用(元)
区属三级医院	实验室异常		459
		呼吸异常	661
		咽痛和胸痛	618
		其他和原因不明的发热	602
区属二级医院	泌尿生殖系统疾病		411
		肾衰竭	1 208
		慢性肾病	517
		宫颈炎性疾病	310
社区卫生服务中心(站)	肌肉骨骼系统和结缔组织疾病		214
		椎间盘疾患	331
		脊椎关节强硬	311
		脊椎病	310

　　如表3-124,长寿老人在市级三级医院、区属三级医院和区属二级医院均因实验室异常就诊产生的次均费用最高,其中费用最高的病种集中于呼吸异常、其他和原因不明的发热、咽痛和胸痛等;在社区卫生服务中心(站)因损伤、中毒和外因的某些其他后果(222元)就诊产生的次均费用最高,其中费用最高的病种是外因效应(224元)、身体损伤(170元)和头部损伤(115元)。

表3-124　长寿老人在各医疗机构门急诊次均费用最高的就诊原因

就 诊 机 构	疾 病 分 类	病 种	次均费用(元)
市级三级医院	实验室异常		754
		呼吸异常	1 095
		其他和原因不明的发热	983
		腹部和盆腔痛	905
区属三级医院	实验室异常		522
		呼吸异常	845
		其他和原因不明的发热	774
		咽痛和胸痛	669
区属二级医院	实验室异常		462
		呼吸异常	897
		咽痛和胸痛	743
		腹部和盆腔痛	606
社区卫生服务中心(站)	损伤、中毒和外因的某些其他后果		222
		外因效应	224
		身体损伤	170
		头部损伤	115

三、门急诊年人均费用及费用最高的就诊原因

(一)总体概述

2018年,就诊人口门急诊年人均费用是2 024元。如表3-125,因肿瘤(5 937元)、循环系统疾病(1 626元),以及内分泌、营养和代谢疾病(1 225元)就诊人口的年人均费用最高。因肿瘤就诊产生的年人均费用中,费用最高的病种是乳房恶性肿瘤(6 265元),以及支气管和肺恶性肿瘤(5 719元)。因循环系统疾病就诊产生的年人均费用中,费用最高的病种是特发性高血压(1 095元)、脑梗死(1 085元)和慢性缺血性心脏病(1 053元)。因内分泌、营养和代谢疾病就诊产生的年人均费用中,费用最高的病种是糖尿病(1 217元)、非胰岛素依赖型糖尿病(1 149元),以及脂蛋白代谢紊乱和其他脂血症(667元)。

表3-125 门急诊年人均费用最高的就诊原因

顺　位	疾病分类	病　种	年人均费用(元)
1	肿瘤		5 937
		乳房恶性肿瘤	6 265
		支气管和肺恶性肿瘤	5 719
2	循环系统疾病		1 626
		特发性高血压	1 095
		脑梗死	1 085
		慢性缺血性心脏病	1 053
3	内分泌、营养和代谢疾病		1 225
		糖尿病	1 217
		非胰岛素依赖型糖尿病	1 149
		脂蛋白代谢紊乱和其他脂血症	667

(二)不同支付方式人口门急诊年人均费用及费用最高的就诊原因

医保支付人口门急诊年人均费用为3 150元;非医保支付人口为845元。

如表3-126,医保支付人口因肿瘤(6 978元)、循环系统疾病(1 718元),以及内分泌、营养和代谢疾病(1 283元)就诊产生的年人均费用最高。因肿瘤就诊产生的年人均费用中,费用最高的病种是乳房恶性肿瘤(7 022元),以及支气管和肺恶性肿瘤(6 855元)。因循环系统疾病就诊产生的年人均费用中,费用最高的病种是特发性高血压(1 132元)、脑梗死(1 090元)和慢性缺血性心脏病(1 054元)。因内分泌、营养和代谢疾病就诊产生的年人均费用中,费用最高的病种是糖尿病(1 268元)、非胰岛素依赖型糖尿病(1 176元),以及脂蛋白代谢紊乱和其他脂血症(676元)。

如表3-127,非医保支付人口因肿瘤(3 629元)、泌尿生殖系统疾病(1 244元),以及妊娠、分娩和产褥期(1 237元)就诊产生的年人均费用最高。因肿瘤就诊产生的年人均费用中,费用最高的病种是支气管和肺恶性肿瘤(3 691元),以及乳房恶性肿瘤(3 450元)。因泌尿生殖系统疾病就诊产生的年人均费用中,费用最高的病种是女性不孕症(7 020元)、肾衰竭

（2 789 元）和慢性肾病（2 302 元）。因妊娠、分娩和产褥期就诊产生的年人均费用中,费用最高的病种是为主要与妊娠有关情况给予的孕产妇医疗（1 448 元）和医疗性流产（1 012 元）。

表 3 - 126　医保支付人口门急诊年人均费用最高的就诊原因

顺　　位	疾病分类	病　　种	年人均费用(元)
1	肿瘤		6 978
		乳房恶性肿瘤	7 022
		支气管和肺恶性肿瘤	6 855
2	循环系统疾病		1 718
		特发性高血压	1 132
		脑梗死	1 090
		慢性缺血性心脏病	1 054
3	内分泌、营养和代谢疾病		1 283
		糖尿病	1 268
		非胰岛素依赖型糖尿病	1 176
		脂蛋白代谢紊乱和其他脂血症	676

表 3 - 127　非医保支付人口门急诊年人均费用最高的就诊原因

顺　　位	疾病分类	病　　种	年人均费用(元)
1	肿瘤		3 629
		支气管和肺恶性肿瘤	3 691
		乳房恶性肿瘤	3 450
2	泌尿生殖系统疾病		1 244
		女性不孕症	7 020
		肾衰竭	2 789
		慢性肾病	2 302
3	妊娠、分娩和产褥期		1 237
		为主要与妊娠有关情况给予的孕产妇医疗	1 448
		医疗性流产	1 012

（三）不同性别人口门急诊年人均费用及费用最高的病种

如表 3 - 128,男性门急诊年人均费用为 1 816 元,女性为 2 213 元,性别比是 0.82。医保支付人口中,男性门急诊年人均费用为 2 870 元,女性为 3 399 元,性别比是 0.84;非医保支付人口中,男性门急诊年人均费用为 758 元,女性为 924 元,性别比是 0.82。

表 3 - 128　不同性别人口门急诊年人均费用

性　别	支　付　方　式		合　计
	医保支付	非医保支付	
男性(元)	2 870	758	1 816
女性(元)	3 399	924	2 213
男女性别比	0.84	0.82	0.82

如表 3-129,男性因肿瘤(5 527 元)、循环系统疾病(1 532 元)及泌尿生殖系统疾病(1 426 元)就诊产生的年人均费用最高。因肿瘤就诊产生的年人均费用中,费用最高的病种是支气管和肺恶性肿瘤(5 527 元)。因循环系统疾病就诊产生的年人均费用中,费用最高的病种是脑梗死(1 141 元)、慢性缺血性心脏病(1 074 元)和特发性高血压(1 054 元)。因泌尿生殖系统疾病就诊产生的年人均费用中,费用最高的病种是肾衰竭(4 561 元)、慢性肾病(3 565 元)和前列腺增生(1 068 元)。

表 3-129 男性门急诊年人均费用最高的就诊原因

顺 位	疾 病 分 类	病 种	年人均费用(元)
1	肿瘤		5 527
		支气管和肺恶性肿瘤	5 527
2	循环系统疾病		1 532
		脑梗死	1 141
		慢性缺血性心脏病	1 074
		特发性高血压	1 054
3	泌尿生殖系统疾病		1 426
		肾衰竭	4 561
		慢性肾病	3 565
		前列腺增生	1 068

如表 3-130,女性因肿瘤(6 140 元)、循环系统疾病(1 712 元),以及内分泌、营养和代谢疾病(1 188 元)就诊产生的年人均费用最高。因肿瘤就诊产生的年人均费用中,费用最高的病种是乳房恶性肿瘤(6 265 元),以及支气管和肺恶性肿瘤(5 882 元)。因循环系统疾病就诊产生的年人均费用中,费用最高的病种是特发性高血压(1 135 元)、脑梗死(1 041 元)和慢性缺血性心脏病(1 038 元)。因内分泌、营养和代谢疾病就诊产生的年人均费用中,费用最高的病种是糖尿病(1 234 元)、非胰岛素依赖型糖尿病(1 163 元),以及脂蛋白代谢紊乱和其他脂血症(691 元)。

表 3-130 女性门急诊年人均费用最高的就诊原因

顺 位	疾 病 分 类	病 种	年人均费用(元)
1	肿瘤		6 140
		乳房恶性肿瘤	6 265
		支气管和肺恶性肿瘤	5 882
2	循环系统疾病		1 712
		特发性高血压	1 135
		脑梗死	1 041
		慢性缺血性心脏病	1 038
3	内分泌、营养和代谢疾病		1 188
		糖尿病	1 234
		非胰岛素依赖型糖尿病	1 163
		脂蛋白代谢紊乱和其他脂血症	691

（四）不同年龄人口门急诊年人均费用及费用最高的就诊原因

如图 3 - 22,各年龄段人口年人均费用随年龄增长不断增高,85～89 岁年龄段年人均费用最高,为 7 145 元;医保支付人口在各年龄段的年人均费用均高于非医保支付人口。

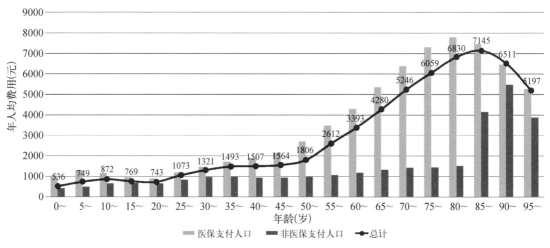

图 3 - 22　不同年龄段人口门急诊年人均费用

如表 3 - 131,老年人门急诊年人均费用最高,为 6 587 元。医保支付人口中,老年人的门急诊年人均费用最高,为 7 519 元;非医保支付人口中,长寿老人门急诊年人均费用最高,为 5 145 元。

表 3 - 131　不同年龄组人口门急诊年人均费用(元)

年 龄 组	支 付 方 式		合 计
	医保支付	非医保支付	
儿童	1 171	481	649
青年	1 529	871	1 238
中年	2 842	986	1 991
年轻老年人	5 110	1 274	4 083
老年人	7 519	1 992	6 587
长寿老人	6 224	5 145	6 253

如表 3 - 132,儿童因精神和行为障碍(719 元)、神经系统疾病(500 元)及呼吸系统疾病(481 元)就诊产生的年人均费用最高。因精神和行为障碍就诊产生的年人均费用中,费用最高的病种是精神分裂症(844 元)、抑郁发作(759 元)和焦虑障碍(694 元)。因神经系统疾病就诊产生的年人均费用中,费用最高的病种是睡眠障碍(500 元)。因呼吸系统疾病就诊产生的年人均费用中,费用最高的病种是肺炎(585 元)、哮喘(578 元)和支气管炎(392 元)。

如表 3 - 133,青年因肿瘤(5 545 元)、妊娠、分娩和产褥期(1 186 元)及精神和行为障碍(1 069 元)就诊产生的年人均费用最高。因肿瘤就诊产生的年人均费用中,费用最高的病种是乳房恶性肿瘤(6 722 元),以及支气管和肺恶性肿瘤(4 028 元)。因妊娠、分娩和产褥期就诊产生的年人均费用中,费用最高的病种是为主要与妊娠有关情况给予的孕产妇医疗

（1 309 元）和医疗性流产（1 048 元）。因精神和行为障碍就诊产生的年人均费用中,费用最高的病种是精神分裂症（2 491 元）、抑郁发作（804 元）和焦虑障碍（693 元）。

表 3 - 132　儿童门急诊年人均费用最高的就诊原因

顺　位	疾 病 分 类	病　种	年人均费用(元)
1	精神和行为障碍		719
		精神分裂症	844
		抑郁发作	759
		焦虑障碍	694
2	神经系统疾病		500
		睡眠障碍	500
3	呼吸系统疾病		481
		肺炎	585
		哮喘	578
		支气管炎	392

表 3 - 133　青年门急诊年人均费用最高的就诊原因

顺　位	疾 病 分 类	病　种	年人均费用(元)
1	肿瘤		5 545
		乳房恶性肿瘤	6 722
		支气管和肺恶性肿瘤	4 028
2	妊娠、分娩和产褥期		1 186
		为主要与妊娠有关情况给予的孕产妇医疗	1 309
		医疗性流产	1 048
3	精神和行为障碍		1 069
		精神分裂症	2 491
		抑郁发作	804
		焦虑障碍	693

如表 3 - 134,中年因肿瘤（5 593 元）、内分泌、营养和代谢疾病（1 031 元）,以及循环系统疾病（1 010 元）就诊产生的年人均费用最高。因肿瘤就诊产生的年人均费用中,费用最高的病种是乳房恶性肿瘤（5 900 元）,以及支气管和肺恶性肿瘤（5 284 元）。因内分泌、营养和代谢疾病就诊产生的年人均费用中,费用最高的病种是糖尿病（1 083 元）、非胰岛素依赖型糖尿病（1 022 元）和其他特指的糖尿病（970 元）。因循环系统疾病就诊产生的年人均费用中,费用最高的病种是脑梗死（939 元）、特发性高血压（873 元）和脑血管病后遗症（789 元）。

表 3 - 134　中年门急诊年人均费用最高的就诊原因

顺　位	疾 病 分 类	病　种	年人均费用(元)
1	肿瘤		5 593
		乳房恶性肿瘤	5 900
		支气管和肺恶性肿瘤	5 284

续　表

顺　　位	疾病分类	病　　种	年人均费用(元)
2	内分泌、营养和代谢疾病		1 031
		糖尿病	1 083
		非胰岛素依赖型糖尿病	1 022
		其他特指的糖尿病	970
3	循环系统疾病		1 010
		脑梗死	939
		特发性高血压	873
		脑血管病后遗症	789

　　如表3－135,年轻老年人因肿瘤(6 291元)、循环系统疾病(1 704元),以及内分泌、营养和代谢疾病(1 367元)就诊产生的年人均费用最高。因肿瘤就诊产生的年人均费用中,费用最高的病种是乳房恶性肿瘤(6 573元),以及支气管和肺恶性肿瘤(6 098元)。因循环系统疾病就诊产生的年人均费用中,费用最高的病种是特发性高血压(1 137元)、脑梗死(1 058元)和慢性缺血性心脏病(990元)。因内分泌、营养和代谢疾病就诊产生的年人均费用中,费用最高的病种是糖尿病(1 286元)、非胰岛素依赖型糖尿病(1 192元)和其他特指的糖尿病(838元)。

表3－135　年轻老年人门急诊年人均费用最高的就诊原因

顺　　位	疾病分类	病　　种	年人均费用(元)
1	肿瘤		6 291
		乳房恶性肿瘤	6 573
		支气管和肺恶性肿瘤	6 098
2	循环系统疾病		1 704
		特发性高血压	1 137
		脑梗死	1 058
		慢性缺血性心脏病	990
3	内分泌、营养和代谢疾病		1 367
		糖尿病	1 286
		非胰岛素依赖型糖尿病	1 192
		其他特指的糖尿病	838

　　如表3－136,老年人因肿瘤(5 863元)、循环系统疾病(2 635元)及泌尿生殖系统疾病(1 601元)就诊的产生年人均费用最高。因肿瘤就诊产生的年人均费用中,费用最高的病种是支气管和肺恶性肿瘤(6 051元),以及乳房恶性肿瘤(5 234元)。因循环系统疾病就诊产生的年人均费用中,费用最高的病种是特发性高血压(1 408元)、慢性缺血性心脏病(1 325元)和脑梗死(1 176元)。因泌尿生殖系统疾病就诊产生的年人均费用中,费用最高的病种是肾衰竭(2 396元)、慢性肾病(2 395元)和前列腺增生(1 298元)。

表3-136　老年人门急诊年人均费用最高的就诊原因

顺　位	疾病分类	病　种	年人均费用(元)
1	肿瘤		5 863
		支气管和肺恶性肿瘤	6 051
		乳房恶性肿瘤	5 234
2	循环系统疾病		2 635
		特发性高血压	1 408
		慢性缺血性心脏病	1 325
		脑梗死	1 176
3	泌尿生殖系统疾病		1 601
		肾衰竭	2 396
		慢性肾病	2 395
		前列腺增生	1 298

如表3-137,长寿老人因肿瘤(3 400 元)、循环系统疾病(2 555 元)及泌尿生殖系统疾病(1 412 元)就诊产生的年人均费用最高。因肿瘤就诊产生的年人均费用中,费用最高的病种是乳房恶性肿瘤(3 742 元),以及支气管和肺恶性肿瘤(3 185 元)。因循环系统疾病就诊产生的年人均费用中,费用最高的病种是特发性高血压(1 408 元)、慢性缺血性心脏病(1 329 元)和脑梗死(1 156 元)。因泌尿生殖系统疾病就诊产生的年人均费用中,费用最高的病种是慢性肾病(1 795 元)、肾衰竭(1 487 元)和前列腺增生(1 379 元)。

表3-137　长寿老人门急诊年人均费用最高的就诊原因

顺　位	疾病分类	病　种	年人均费用(元)
1	肿瘤		3 400
		乳房恶性肿瘤	3 742
		支气管和肺恶性肿瘤	3 185
2	循环系统疾病		2 555
		特发性高血压	1 408
		慢性缺血性心脏病	1 329
		脑梗死	1 156
3	泌尿生殖系统疾病		1 412
		慢性肾病	1 795
		肾衰竭	1 487
		前列腺增生	1 379

（五）就诊人口在各医疗机构门急诊年人均费用及费用最高的就诊原因

就诊人口在市级三级医院门急诊年人均费用为1 917 元,区属三级医院为1 177 元,区属二级医院为1 088 元,社区卫生服务中心(站)为1 476 元。

如表3-138,就诊人口在市级三级医院因泌尿生殖系统疾病(1 664 元)(由于肿瘤年人均费用高但病种单一,在该部分不展示肿瘤数据)、循环系统疾病(1 299 元),以及妊娠、分娩和产褥期(1 222 元)就诊产生的年人均费用最高。因泌尿生殖系统疾病就诊产生的年人均费用中,费用最高的病种是女性不孕症(6 988 元)、肾衰竭(6 821 元)和慢性肾病(4 394 元)。因循环系统疾病就诊产生的年人均费用中,费用最高的病种是慢性缺血性心脏病(1 348 元)、脑梗死(1 247 元)和脑血管病(1 209 元)。因妊娠、分娩和产褥期就诊产生的年人均费用中,费用最高的病种是为主要与妊娠有关情况给予的孕产妇医疗(1 433 元)和医疗性流产(987 元)。

表3-138　就诊人口在市级三级医院门急诊年人均费用最高的就诊原因

顺　位	疾病分类	病　种	年人均费用(元)
1	泌尿生殖系统疾病		1 664
		女性不孕症	6 988
		肾衰竭	6 821
		慢性肾病	4 394
2	循环系统疾病		1 299
		慢性缺血性心脏病	1 348
		脑梗死	1 247
		脑血管病	1 209
3	妊娠、分娩和产褥期		1 222
		为主要与妊娠有关情况给予的孕产妇医疗	1 433
		医疗性流产	987

如表3-139,就诊人口在区属三级医院因循环系统疾病(1 134 元)、泌尿生殖系统疾病(1 096 元),以及内分泌、营养和代谢疾病(1 043 元)就诊产生的年人均费用最高。因循环系统疾病就诊产生的年人均费用中,费用最高的病种是脑梗死(1 091 元)、慢性缺血性心脏病(992 元)和特发性高血压(887 元)。因泌尿生殖系统疾病就诊产生的年人均费用中,费用最高的病种是肾衰竭(8 414 元)、慢性肾病(3 607 元)和前列腺增生(904 元)。因内分泌、营养和代谢疾病就诊产生的年人均费用中,费用最高的病种是非胰岛素依赖型糖尿病(1 125 元)、糖尿病(1 041 元),以及脂蛋白代谢紊乱和其他脂血症(544 元)。

表3-139　就诊人口在区属三级医院门急诊年人均费用最高的就诊原因

顺　位	疾病分类	病　种	年人均费用(元)
1	循环系统疾病		1 134
		脑梗死	1 091
		慢性缺血性心脏病	992
		特发性高血压	887
2	泌尿生殖系统疾病		1 096
		肾衰竭	8 414
		慢性肾病	3 607
		前列腺增生	904
3	内分泌、营养和代谢疾病		1 043
		非胰岛素依赖型糖尿病	1 125
		糖尿病	1 041
		脂蛋白代谢紊乱和其他脂血症	544

如表 3-140,就诊人口在区属二级医院因精神和行为障碍(1 325 元)、妊娠、分娩和产褥期(1 239 元),以及循环系统疾病(1 098 元)就诊产生的年人均费用最高。因精神和行为障碍就诊产生的年人均费用中,费用最高的病种是精神分裂症(2 101 元)、抑郁发作(1 280 元)和焦虑障碍(739 元)。因妊娠、分和产褥期就诊产生的年人均费用中,费用最高的病种是为主要与妊娠有关情况给予的孕产妇医疗(1 394 元)和医疗性流产(1 095 元)。因循环系统疾病就诊产生的年人均费用中,费用最高的病种是脑梗死(1 127 元)、脑血管病后遗症(996 元)和慢性缺血性心脏病(958 元)。

表 3-140　就诊人口在区属二级医院门急诊年人均费用最高的就诊原因

顺　位	疾病分类	病　种	年人均费用(元)
1	精神和行为障碍		1 325
		精神分裂症	2 101
		抑郁发作	1 280
		焦虑障碍	739
2	妊娠、分娩和产褥期		1 239
		为主要与妊娠有关情况给予的孕产妇医疗	1 394
		医疗性流产	1 095
3	循环系统疾病		1 098
		脑梗死	1 127
		脑血管病后遗症	996
		慢性缺血性心脏病	958

如表 3-141,就诊人口在社区卫生服务中心(站)因循环系统疾病(1 383 元)、内分泌、营养和代谢疾病(1 003 元),以及肌肉骨骼系统和结缔组织疾病(619 元)就诊产生的年人均费用最高。因循环系统疾病就诊产生的年人均费用中,费用最高的病种是脑血管病后遗症(951 元)、特发性高血压(941 元)和慢性缺血性心脏病(845 元)。因内分泌、营养和代谢疾病就诊产生的年人均费用中,费用最高的病种是非胰岛素依赖型糖尿病(936 元)、糖尿病(904 元),以及脂蛋白代谢紊乱和其他脂血症(633 元)。因肌肉骨骼系统和结缔组织疾病就诊产生的年人均费用中,费用最高的病种是椎间盘疾患(607 元)、膝关节病(552 元)和骨质疏松不伴有病理性骨折(536 元)。

表 3-141　就诊人口在社区卫生服务中心(站)门急诊年人均费用最高的就诊原因

顺　位	疾病分类	病　种	年人均费用(元)
1	循环系统疾病		1 383
		脑血管病后遗症	951
		特发性高血压	941
		慢性缺血性心脏病	845
2	内分泌、营养和代谢疾病		1 003
		非胰岛素依赖型糖尿病	936
		糖尿病	904
		脂蛋白代谢紊乱和其他脂血症	633

顺　　位	疾病分类	病　　种	年人均费用(元)
3	肌肉骨骼系统和结缔组织疾病		619
		椎间盘疾患	607
		膝关节病	552
		骨质疏松不伴有病理性骨折	536

1. 不同支付方式人口差异

如表3-142,医保支付人口在市级三级医院门急诊年人均费用为2 441元,区属三级医院为1 564元,区属二级医院为1 442元,社区卫生服务中心(站)为1 862元;非医保支付人口在市级三级医院门急诊年人均费用为1 224元,区属三级医院为569元,区属二级医院为556元,社区卫生服务中心(站)为265元。

表3-142　不同支付人口在各医疗机构门急诊年人均费用(元)

支付方式	市级三级医院	区属三级医院	区属二级医院	社区卫生服务中心(站)
医保支付	2 441	1 564	1 442	1 862
非医保支付	1 224	569	556	265

如表3-143,医保支付人口在市级三级医院因循环系统疾病(1 387元)就诊产生的年人均费用最高,其中费用最高的病种是慢性缺血性心脏病(1 386元)、脑梗死(1 287元)和脑血管病(1 251元);在区属三级医院因泌尿生殖系统疾病系统(1 275元)就诊产生的年人均费用最高,其中费用最高的病种是肾衰竭(8 853元)、慢性肾病(3 706元)和前列腺增生(891元);在区属二级医院因精神和行为障碍(1 409元)就诊产生的年人均费用最高,其中费用最高的病种是精神分裂症(2 329元)、抑郁发作(1 337元)和焦虑障碍(775元);在社区卫生服务中心(站)因循环系统疾病(1 410元)就诊产生的年人均费用最高,其中费用最高的病种是特发性高血压(955元)、脑血管病后遗症(952元)和慢性缺血性心脏病(846元)。

表3-143　医保支付人口在各医疗机构门急诊年人均费用最高的就诊原因

就诊机构	疾病分类	病　　种	年人均费用(元)
市级三级医院	循环系统疾病		1 387
		慢性缺血性心脏病	1 386
		脑梗死	1 287
		脑血管病	1 251
区属三级医院	泌尿生殖系统疾病		1 275
		肾衰竭	8 853
		慢性肾病	3 706
		前列腺增生	891
区属二级医院	精神和行为障碍		1 409
		精神分裂症	2 329

就诊机构	疾病分类	病　种	年人均费用(元)
		抑郁发作	1 337
		焦虑障碍	775
社区卫生服务中心(站)	循环系统疾病		1 410
		特发性高血压	955
		脑血管病后遗症	952
		慢性缺血性心脏病	846

如表 3‑144,非医保支付人口在市级三级医院因泌尿生殖系统疾病(2 170 元)就诊产生的年人均费用最高,其中费用最高的病种是女性不孕症(7 387 元)、肾衰竭(2 835 元)和慢性肾病(2 266 元);在区属三级医院和区属二级医院均因妊娠、分娩和产褥期就诊产生的年人均费用最高,其中费用最高的病种集中于医疗性流产和为主要与妊娠有关情况给予的孕产妇医疗;在社区卫生服务中心(站)因循环系统疾病(583 元)就诊产生的年人均费用最高,其中费用最高的病种是脑血管病后遗症(833 元)、慢性缺血性心脏病(685 元)和脑梗死(626 元)。

表 3‑144　非医保支付人口在各医疗机构门急诊年人均费用最高的就诊原因

就诊机构	疾病分类	病　种	年人均费用(元)
市级三级医院	泌尿生殖系统疾病		2 170
		女性不孕症	7 387
		肾衰竭	2 835
		慢性肾病	2 266
区属三级医院	妊娠、分娩和产褥期		859
		为主要与妊娠有关情况给予的孕产妇医疗	887
		医疗性流产	827
区属二级医院	妊娠、分娩和产褥期		1 313
		为主要与妊娠有关情况给予的孕产妇医疗	1 540
		医疗性流产	1 091
社区卫生服务中心(站)	循环系统疾病		583
		脑血管病后遗症	833
		慢性缺血性心脏病	685
		脑梗死	626

2. 不同性别人口差异

如表 3‑145,男性在市级三级医院门急诊年人均费用为 1 809 元,区属三级医院为 1 122 元,区属二级医院为 997 元,社区卫生服务中心(站)为 1 321 元;女性在市级三级医院门急诊年人均费用为 2 009 元,区属三级医院为 1 231 元,区属二级医院为 1 165 元,社区卫生服务中心(站)为 1 608 元。

表 3 – 145　不同性别人口在各医疗机构门急诊年人均费用(元)

性　　别	市级三级医院	区属三级医院	区属二级医院	社区卫生服务中心(站)
男性	1 809	1 122	997	1 321
女性	2 009	1 231	1 165	1 608

　　如表 3 – 146,男性在市级三级医院、区属三级医院和区属二级医院均因泌尿生殖系统疾病就诊产生的年人均费用最高,其中费用最高的病种集中于肾衰竭、慢性肾病和腰椎和慢性肾炎综合征等;在社区卫生服务中心(站)因循环系统疾病(1 264 元)就诊产生的年人均费用最高,其中费用最高的病种是脑血管病后遗症(955 元)、特发性高血压病(900 元)和慢性缺血性心脏病(802 元)。

表 3 – 146　男性在各医疗机构门急诊年人均费用最高的就诊原因

就诊机构	疾病分类	病　　种	年人均费用(元)
市级三级医院	泌尿生殖系统疾病		1 594
		肾衰竭	6 776
		慢性肾病	4 533
		慢性肾炎综合征	1 497
区属三级医院	泌尿生殖系统疾病		1 525
		肾衰竭	9 022
		慢性肾病	3 941
		前列腺增生	912
区属二级医院	泌尿生殖系统疾病		1 429
		肾衰竭	9 344
		慢性肾病	4 525
		慢性肾炎综合征	861
社区卫生服务中心(站)	循环系统疾病		1 264
		脑血管病后遗症	955
		特发性高血压	900
		慢性缺血性心脏病	802

　　如表 3 – 147,女性在市级三级医院因泌尿生殖系统疾病(1 699 元)就诊产生的年人均费用最高,其中费用最高的病种是女性不孕症(7 341 元)、肾衰竭(6 887 元)和慢性肾病(4 192 元);在区属三级医院因循环系统疾病(1 117 元)就诊产生的年人均费用最高,其中费用最高的病种是脑梗死(1 058 元)、慢性缺血性心脏病(927 元)和特发性高血压(882 元);在区属二级医院内因精神和行为障碍(1 298 元)就诊产生的年人均费用最高,其中费用最高的病种是精神分裂症(2 020 元)、抑郁发作(1 315 元)和焦虑障碍(764 元);在社区卫生服务中心(站)因循环系统疾病(1 486 元)就诊产生的年人均费用最高,其中费用最高的病种是特发性高血压(978 元)、脑血管病后遗症(948 元)和慢性缺血性心脏病(873 元)。

表 3‐147　女性在各医疗机构门急诊年人均费用最高的就诊原因

就 诊 机 构	疾 病 分 类	病　　种	年人均费用(元)
市级三级医院	泌尿生殖系统疾病		1 699
		女性不孕症	7 341
		肾衰竭	6 887
		慢性肾病	4 192
区属三级医院	循环系统疾病		1 117
		脑梗死	1 058
		慢性缺血性心脏病	927
		特发性高血压	882
区属二级医院	精神和行为障碍		1 298
		精神分裂症	2 020
		抑郁发作	1 315
		焦虑障碍	764
社区卫生服务中心(站)	循环系统疾病		1 486
		特发性高血压	978
		脑血管病后遗症	948
		慢性缺血性心脏病	873

3. 不同年龄组人口差异

表 3‐148,儿童在市级三级医院门急诊年人均费用为 842 元,区属三级医院为 447 元,区属二级医院为 413 元,社区卫生服务中心(站)为 248 元;青年在市级三级医院门急诊年人均费用为 1 539 元,区属三级医院为 755 元,区属二级医院为 751 元,社区卫生服务中心(站)为 309 元;中年在市级三级医院门急诊年人均费用为 2 142 元,区属三级医院为 1 214 元,区属二级医院为 1 103 元,社区卫生服务中心(站)为 864 元;年轻老年人在市级三级医院门急诊年人均费用为 3 199 元,区属三级医院为 1 959 元,区属二级医院为 1 812 元,社区卫生服务中心(站)为 2 176 元;老年人在市级三级医院门急诊年人均费用为 4 114 元,区属三级医院为 2 773 元,区属二级医院为 2 708 元,社区卫生服务中心(站)为 3 779 元;长寿老人在市级三级医院门急诊年人均费用为 3 879 元,区属三级医院为 3 136 元,区属二级医院为 3 025 元,社区卫生服务中心(站)为 3 484 元。

表 3‐148　不同年龄组人口在各医疗机构门急诊年人均费用(元)

年 龄 组	市级三级医院	区属三级医院	区属二级医院	社区卫生服务中心(站)
儿童	842	447	413	248
青年	1 539	755	751	309
中年	2 142	1 214	1 103	864
年轻老年人	3 199	1 959	1 812	2 176
老年人	4 114	2 773	2 708	3 779
长寿老人	3 879	3 136	3 025	3 484

如表 3‐149,儿童在市级三级医院因精神和行为障碍(833 元)就诊产生的年人均费用最

高,其中费用最高的病种是抑郁发作(855 元)、神经症性障碍(782 元)和焦虑障碍(754 元);在区属三级医院因呼吸系统疾病(440 元)就诊产生的年人均费用最高,其中费用最高的病种是肺炎(569 元)、哮喘(503 元)和急性扁桃体炎(379 元);在区属二级医院因精神和行为障碍(693 元)就诊产生的年人均费用最高,其中费用最高的病种是精神分裂症(893 元)、抑郁发作(603 元)和焦虑障碍(496 元);在社区卫生服务中心(站)因循环系统疾病(361 元)就诊产生的年人均费用最高,其中费用最高的病种是心脏病的并发症(1 828 元)、脑血管病(1 069 元)和慢性缺血性心脏病(467 元)。

表 3 - 149　儿童在各医疗机构门急诊年人均费用最高的就诊原因

就 诊 机 构	疾病分类	病　种	年人均费用(元)
市级三级医院	精神和行为障碍		833
		抑郁发作	855
		神经症性障碍	782
		焦虑障碍	754
区属三级医院	呼吸系统疾病		440
		肺炎	569
		哮喘	503
		急性扁桃体炎	379
区属二级医院	精神和行为障碍		693
		精神分裂症	893
		抑郁发作	603
		焦虑障碍	496
社区卫生服务中心(站)	循环系统疾病		361
		心脏病的并发症	1 828
		脑血管病	1 069
		慢性缺血性心脏病	467

如表 3 - 150,青年在市级三级医院因泌尿生殖系统疾病(1 715 元)就诊产生的年人均费用最高,其中费用最高的病种是女性不孕症(7 248 元)、肾衰竭(6 952 元)和慢性肾病(4 022 元);在区属三级医院因妊娠、分娩和产褥期(797 元)就诊产生的年人均费用最高,其中费用最高的病种是医疗性流产(820 元)和为主要与妊娠有关情况给予的孕产妇医疗(731 元);在区属二级医院因精神和行为障碍(1 555 元)就诊产生的年人均费用最高,其中费用最高的病种是精神分裂症(2 721 元)、抑郁发作(998 元)和焦虑障碍(610 元);在社区卫生服务中心(站)因循环系统疾病(507 元)就诊产生的年人均费用最高,其中费用最高的病种是特发性高血压(539 元)、脑血管病后遗症(522 元)和脑梗死(391 元)。

如表 3 - 151,中年在市级三级医院、区属三级医院均因泌尿生殖系统疾病就诊产生的年人均费用最高,其中费用最高的病种集中于女性不孕症、肾衰竭和慢性肾病;在区属二级医院因精神和行为障碍(1 347 元)就诊产生的年人均费用最高,其中费用最高的病种是精神分裂症(2 088 元)、抑郁发作(1 307 元)和神经症性障碍(733 元);在社区卫生服务中心(站)因循环系统疾病(507 元)就诊产生的年人均费用最高,其中费用最高的病种是特发性高血压

(716元)、脑血管病后遗症(683元)和脑梗死(528元)。

表3-150　青年在各医疗机构门急诊年人均费用最高的就诊原因

就 诊 机 构	疾 病 分 类	病 　 种	年人均费用(元)
市级三级医院	泌尿生殖系统疾病		1 715
		女性不孕症	7 248
		肾衰竭	6 952
		慢性肾病	4 022
区属三级医院	妊娠、分娩和产褥期		797
		医疗性流产	820
		为主要与妊娠有关情况给予的孕产妇医疗	731
区属二级医院	精神和行为障碍		1 555
		精神分裂症	2 721
		抑郁发作	998
		焦虑障碍	610
社区卫生服务中心(站)	循环系统疾病		507
		特发性高血压	539
		脑血管病后遗症	522
		脑梗死	391

表3-151　中年在各医疗机构门急诊年人均费用最高的就诊原因

就 诊 机 构	疾 病 分 类	病 　 种	年人均费用(元)
市级三级医院	泌尿生殖系统疾病		1 251
		肾衰竭	8 379
		女性不孕症	7 794
		慢性肾病	5 280
区属三级医院	泌尿生殖系统疾病		1 104
		肾衰竭	13 128
		慢性肾病	4 895
		慢性肾炎综合征	927
区属二级医院	精神和行为障碍		1 347
		精神分裂症	2 088
		抑郁发作	1 307
		神经症性障碍	733
社区卫生服务中心(站)	循环系统疾病		507
		特发性高血压	716
		脑血管病后遗症	683
		脑梗死	528

如表3-152,年轻老年人在市级三级医院、区属三级医院和区属二级医院均因泌尿生殖系统疾病就诊产生的年人均费用最高,其中费用最高的病种集中于肾衰竭、慢性肾病、慢性肾

炎综合征等;在社区卫生服务中心(站)因循环系统疾病(1 363 元)就诊产生的年人均费用最高,其中费用最高的病种是特发性高血压(961 元)、脑血管病后遗症(900 元)和慢性缺血性心脏病(790 元)。

表 3 - 152　年轻老年人在各医疗机构门急诊年人均费用最高的就诊原因

就诊机构	疾病分类	病种	年人均费用(元)
市级三级医院	泌尿生殖系统疾病		1 921
		肾衰竭	7 730
		慢性肾病	4 883
		慢性肾炎综合征	1 495
区属三级医院	泌尿生殖系统疾病		1 652
		肾衰竭	8 894
		慢性肾病	3 681
		慢性肾炎综合征	883
区属二级医院	泌尿生殖系统疾病		1 584
		肾衰竭	10 463
		慢性肾病	4 800
		慢性肾炎综合征	884
社区卫生服务中心(站)	循环系统疾病		1 363
		特发性高血压	961
		脑血管病后遗症	900
		慢性缺血性心脏病	790

　　如表 3 - 153,老年人在市级三级医院、区属三级医院和区属二级医院均因泌尿生殖系统疾病就诊产生的年人均费用最高,其中费用最高的病种集中于肾衰竭、慢性肾病、慢性肾炎综合征、前列腺增生病等;在社区卫生服务中心(站)因循环系统疾病(2 045 元)就诊产生的年人均费用最高,其中费用最高的病种是特发性高血压(1 152 元)、脑血管病后遗症(1 070元)和慢性缺血性心脏病(1 061 元)。

表 3 - 153　老年人在各医疗机构门急诊年人均费用最高的就诊原因

就诊机构	疾病分类	病种	年人均费用(元)
市级三级医院	泌尿生殖系统疾病		2 274
		肾衰竭	4 698
		慢性肾病	3 459
		慢性肾炎综合征	1 312
区属三级医院	泌尿生殖系统疾病		1 652
		肾衰竭	4 310
		慢性肾病	3 131
		前列腺增生	1 083
区属二级医院	泌尿生殖系统疾病		1 781
		肾衰竭	4 906
		慢性肾病	2 993
		前列腺增生	973

就诊机构	疾病分类	病 种	年人均费用(元)
社区卫生服务中心(站)	循环系统疾病		2 045
		特发性高血压	1 152
		脑血管病后遗症	1 070
		慢性缺血性心脏病	1 061

　　如表 3 - 154,长寿老人在市级三级医院呼吸系统疾病(2 027 元)就诊产生的年人均费用最高,其中费用最高的病种是呼吸性疾患(2 429 元)、肺炎(1 789 元)和慢性阻塞性肺病(1 751 元);在市级三级医院因泌尿生殖系统疾病(1 860 元)就诊产生的年人均费用最高,其中费用最高的病种是肾衰竭(2 546 元)、慢性肾病(2 518 元)和前列腺增生(1 387 元);在区属二级医院、社区卫生服务中心(站)均因循环系统疾病就诊产生的年人均费用最高,其中费用最高的病种集中于特发性高血压、脑血管病后遗症、慢性缺血性心脏病和脑梗死后遗症等。

表 3 - 154　长寿老人在各医疗机构门急诊年人均费用最高的就诊原因

就诊机构	疾病分类	病 种	年人均费用(元)
市级三级医院	呼吸系统疾病		2 027
		呼吸性疾患	2 429
		肺炎	1 789
		慢性阻塞性肺病	1 751
区属三级医院	泌尿生殖系统疾病		1 860
		肾衰竭	2 546
		慢性肾病	2 518
		前列腺增生	1 387
区属二级医院	循环系统疾病		1 913
		特发性高血压	1 565
		脑梗死	1 286
		慢性缺血性心脏病	1 235
社区卫生服务中心(站)	循环系统疾病		1 896
		特发性高血压	1 068
		慢性缺血性心脏病	1 055
		脑血管病后遗症	938

四、门急诊药费占比

　　2018 年,在就诊人口门急诊总费用中,药费占比是 55.1%。

(一) 不同支付方式人口门急诊药费占比

　　医保支付人口门急诊药费占比是 60.7%,高于非医保支付人口(36.3%)。

（二）不同性别人口门急诊药费占比

如表3-155，男性门急诊药费占比是58.0%，女性是53.0%。医保支付人口中，男性是62.8%，女性是59.2%；非医保支付人口中，男性是41.6%，女性是32.3%。

表3-155　不同性别人口门急诊药费占比(%)

性　别	支　付　方　式		合　计
	医保支付	非医保支付	
男性	62.8	41.6	58.0
女性	59.2	32.3	53.0

（三）不同年龄人口门急诊药费占比

如图3-23，从门急诊药费占比随年龄段变化来看，在5~9岁(46.5%)出现了一个小波峰，之后逐渐降低，从20岁开始，药费占比随年龄增长逐渐增高。医保支付人口在各年龄段药费占比均高于非医保支付人口。

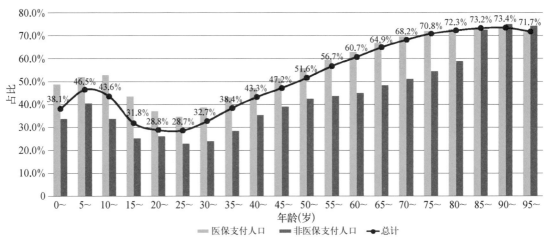

图3-23　不同年龄段人口门急诊药费占比

如表3-156，医保支付和非医保支付人口中，长寿老人门急诊药费占比最高，分别为72.9%和74.8%。

表3-156　不同年龄组人口门急诊药费占比(%)

年龄组	支　付　方　式		合　计
	医保支付	非医保支付	
儿童	51.1	35.6	42.1
青年	40.9	26.3	34.7
中年	56.5	41.6	52.7
年轻老年人	66.0	47.4	64.2

年龄组	支付方式		合 计
	医保支付	非医保支付	
老年人	72.6	62.8	72.0
长寿老人	72.9	74.8	73.1

(四) 就诊人口在各医疗机构门急诊药费占比

就诊人口在市级三级医院门急诊药费占比是48.0%,区属三级医院是49.4%,区属二级医院是48.5%,社区卫生服务中心(站)是78.1%。

1. 不同支付方式人口差异

如图3-24,医保支付人口在各医疗机构门急诊药费占比均高于非医保支付人口。医保支付人口在市级三级医院门急诊药费占比是53.9%,区属三级医院是52.0%,区属二级医院是52.5%,社区卫生服务中心(站)是79.6%;非医保支付人口在市级三级医院门急诊药费占比是35.5%,区属三级医院是39.1%,区属二级医院是35.1%,社区卫生服务中心(站)是48.3%。

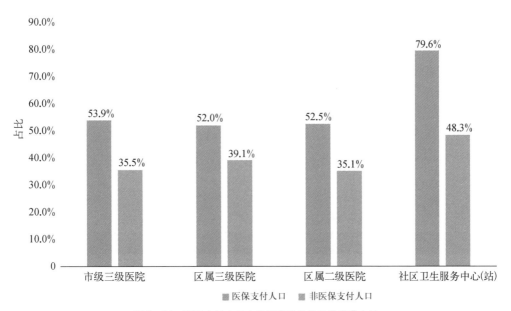

图3-24 不同支付人口在各医疗机构门急诊药费占比

2. 不同性别人口差异

如图3-25,男性在各医疗机构门急诊药费占比均高于女性。男性在市级三级医院门急诊药费占比是51.9%,区属三级医院是51.0%,区属二级医院是51.5%,社区卫生服务中心(站)是80.2%;女性在市级三级医院门急诊药费占比是45.0%,区属三级医院是48.1%,区属二级医院是46.3%,社区卫生服务中心(站)是76.7%。

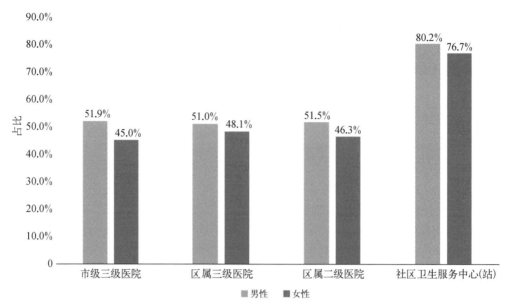

图 3-25 不同性别人口在各医疗机构门急诊药费占比

3. 不同年龄组人口差异

如表 3-157,儿童在市级三级医院门急诊药费占比是 40.5%,区属三级医院是 49.9%,区属二级医院是 48.6%,社区卫生服务中心(站)是 34.2%;青年在市级三级医院门急诊药费占比是 33.1%,区属三级医院是 35.9%,区属二级医院是 33.7%,社区卫生服务中心(站)是 59.9%;中年在市级三级医院门急诊药费占比是 49.9%,区属三级医院是 47.0%,区属二级医院是 46.9%,社区卫生服务中心(站)是 74.8%;年轻老年人在市级三级医院门急诊药费占比是 57.6%,区属三级医院是 55.3%,区属二级医院是 55.5%,社区卫生服务中心(站)是 79.4%;老年人在市级三级医院门急诊药费占比是 65.1%,区属三级医院是 61.1%,区属二级医院是 63.4%,社区卫生服务中心(站)是 82.4%;长寿老人在市级三级医院门急诊药费占比是 67.5%,区属三级医院是 62.2%,区属二级医院是 64.9%,社区卫生服务中心(站)是 82.7%。

表 3-157 不同年龄组人口在各医疗机构门急诊药费占比(%)

年 龄 组	市级三级医院	区属三级医院	区属二级医院	社区卫生服务中心(站)
儿童	40.5	49.9	48.6	34.2
青年	33.1	35.9	33.7	59.9
中年	49.9	47.0	46.9	74.8
年轻老年人	57.6	55.3	55.5	79.4
老年人	65.1	61.1	63.4	82.4
长寿老人	67.5	62.2	64.9	82.7

五、门急诊检验费占比

2018 年,在就诊人口门急诊总费用中,检验费占比是 22.3%。

（一）不同支付方式人口门急诊检验费占比

医保支付人口门急诊检验费占比是 19.5%，低于非医保支付人口（31.5%）。

（二）不同性别人口门急诊检验费占比

如表 3-158，男性门急诊检验费占比是 20.0%，低于女性（24.0%）。医保支付人口中，男性门急诊检验费占比是 17.5%，女性是 21.1%；非医保支付人口中，男性门急诊检验费占比是 28.2%，女性是 33.9%。

表 3-158　不同性别人口门急诊检验费占比（%）

性 别	支 付 方 式		合 计
	医 保 支 付	非医保支付	
男性	17.5	28.2	20.0
女性	21.1	33.9	24.0

（三）不同年龄人口门急诊检验费占比

如图 3-26，从门急诊检验费占比随年龄段变化来看，在 25~29 岁（39.4%）出现了一个小波峰，随后检验费占比随年龄增长逐渐下降。

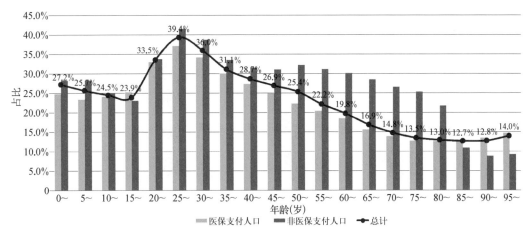

图 3-26　不同年龄段人口门急诊检验费占比

如表 3-159，医保支付和非医保支付人口中，青年门急诊检验费占比最高，分别为 31.8% 和 35.8%。

表 3-159　不同年龄组人口门急诊检验费占比（%）

年龄组	支 付 方 式		合 计
	医 保 支 付	非医保支付	
儿童	24.0	27.7	26.1
青年	31.8	35.8	33.5

年　龄　组	支　付　方　式		合　计
	医　保　支　付	非医保支付	
中年	22.0	31.5	24.4
年轻老年人	16.2	28.8	17.4
老年人	12.7	18.6	13.1
长寿老人	13.7	8.9	13.0

（四）就诊人口在各医疗机构门急诊检验费占比

就诊人口在市级三级医院门急诊检验费占比是 25.3%，区属三级医院是 31.0%，区属二级医院是 36.3%，社区卫生服务中心（站）是 7.4%。

1. 不同支付方式人口差异

如图 3-27，医保支付人口在各医疗机构门急诊检验费占比均低于非医保支付人口。医保支付人口在市级三级医院门急诊检验费占比是 23.3%，区属三级医院是 28.3%，区属二级医院是 25.3%，社区卫生服务中心（站）是 7.1%；非医保人口在市级三级医院门急诊检验费占比是 29.3%，区属三级医院是 41.4%，区属二级医院是 39.1%，社区卫生服务中心（站）是 14.0%。

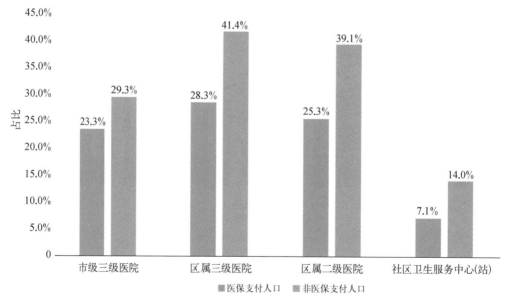

图 3-27　不同支付人口在各医疗机构门急诊检验费占比

2. 不同性别人口差异

如图 3-28，男性在各医疗机构门急诊检验费占比均低于女性。男性在市级三级医院门急诊药费占比是 22.9%，区属三级医院是 28.3%，区属二级医院是 24.4%，社区卫生服务中心（站）是 6.3%；女性在市级三级医院门急诊药费占比是 27.1%，区属三级医院是 33.2%，区属二级医院是 31.4%,社区卫生服务中心(站)是 8.2%。

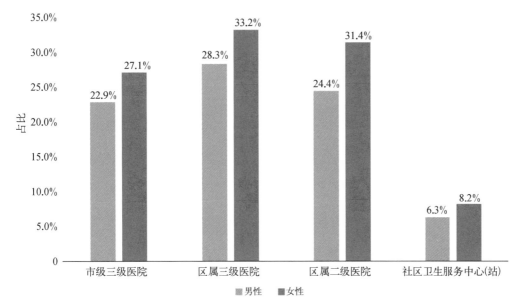

图 3-28 不同性别人口在各医疗机构门急诊检验费占比

3. 不同年龄组人口差异

如表 3-160,儿童在市级三级医院门急诊检验费占比是 27.3%,区属三级医院是 29.9%,区属二级医院是 26.3%,社区卫生服务中心(站)是 11.6%;青年在市级三级医院门急诊检验费占比是 30.8%,区属三级医院是 41.6%,区属二级医院是 40.1%,社区卫生服务中心(站)是 15.3%;中年在市级三级医院门急诊检验费占比是 25.3%,区属三级医院是 32.5%,区属二级医院是 28.9%,社区卫生服务中心(站)是 9.3%;年轻老年人在市级三级医院门急诊检验费占比是 21.6%,区属三级医院是 26.3%,区属二级医院是 22.5%,社区卫生服务中心(站)是 7.4%;老年人在市级三级医院门急诊检验费占比是 17.8%,区属三级医院是 22.3%,区属二级医院是 19.2%,社区卫生服务中心(站)是 5.5%;长寿老人在市级三级医院门急诊检验费占比是 18.4%,区属三级医院是 21.7%,区属二级医院是 20.2%,社区卫生服务中心(站)是 4.5%。

表 3-160 不同年龄组人口在各医疗机构门急诊检验费用占比(%)

年 龄 组	市级三级医院	区属三级医院	区属二级医院	社区卫生服务中心(站)
儿童	27.3	29.9	26.3	11.6
青年	30.8	41.6	40.1	15.3
中年	25.3	32.5	28.9	9.3
年轻老年人	21.6	26.3	22.5	7.4
老年人	17.8	22.3	19.2	5.5
长寿老人	18.4	21.7	20.2	4.5

第四节 门急诊处方 360°视图

一、门急诊次均处方数

2018 年,就诊人口门急诊次均处方数是 4.6 张。

(一) 不同支付方式人口门急诊次均处方数

医保支付人口门急诊次均处方数是 4.4 张;非医保支付人口是 4.8 张。

(二) 不同性别人口门急诊次均处方数

如表 3-161,男性门急诊次均处方数是 4.4 张,女性是 4.8 张,性别比是 0.92。医保支付人口中,男性门急诊次均处方数是 4.2 张,女性是 4.7 张,性别比是 0.89;非医保支付人口中,男性门急诊次均处方数是 5.0 张,女性是 5.7 张,性别比是 0.88。

表 3-161 不同性别人口门急诊次均处方数

性　别	支 付 方 式		合　计
	医保支付	非医保支付	
男性(张)	4.2	5.0	4.4
女性(张)	4.7	5.7	4.8
男女性别比	0.89	0.88	0.92

(三) 不同年龄人口门急诊次均处方数

如图 3-29,从门急诊次均处方数随年龄段变化来看,各年龄段人口变化幅度较小,25~29 岁年龄段人口的次均处方数最多,为 5.7 张;在 25 岁以上的就诊人口中,非医保支付人口的次均处方数均高于医保支付人口。

(四) 就诊人口在各医疗机构门急诊次均处方数

就诊人口在市级三级医院门急诊次均处方数是 6.1 张,区属三级医院是 5.2 张,区属二级医院是 5.5 张,社区卫生服务中心(站)是 3.1 张。

1. 不同支付方式人口差异

如表 3-162,医保支付人口在市级三级医院门急诊次均处方数是 6.2 张,区属三级医院是 5.2 张,区属二级医院是 5.4 张,社区卫生服务中心(站)是 3.1 张;非医保支付人口在市级三级医院门急诊次均处方数是 5.6 张,区属三级医院是 5.1 张,区属二级医院是 5.9 张,社区卫生服务中心(站)是 3.2 张。

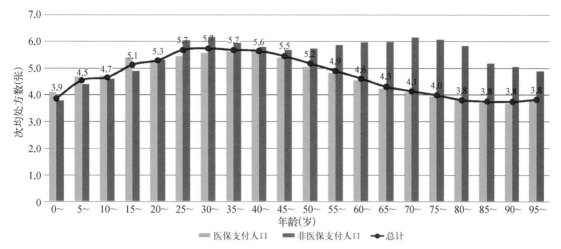

图 3-29　不同年龄段人口门急诊次均处方数

表 3-162　不同支付方式人口在各医疗机构门急诊次均处方数(张)

支 付 方 式	市级三级医院	区属三级医院	区属二级医院	社区卫生服务中心(站)
医保支付	6.2	5.2	5.4	3.1
非医保支付	5.6	5.1	5.9	3.2

2. 不同性别人口差异

如表 3-163,男性在市级三级医院门急诊次均处方数是 5.8 张,区属三级医院是 4.8 张,区属二级医院是 5.1 张,社区卫生服务中心(站)是 2.9 张;女性在市级三级医院门急诊次均处方数是 6.3 张,区属三级医院是 5.5 张,区属二级医院是 5.8 张,社区卫生服务中心(站)是 3.3 张。

表 3-163　不同性别人口在各医疗机构门急诊次均处方数(张)

性　　别	市级三级医院	区属三级医院	区属二级医院	社区卫生服务中心(站)
男性	5.8	4.8	5.1	2.9
女性	6.3	5.5	5.8	3.3

3. 不同年龄组人口差异

如表 3-164,儿童在市级三级医院门急诊次均处方数是 4.4 张,区属三级医院是 4.3 张,区属二级医院是 4.7 张,社区卫生服务中心(站)是 2.4 张;青年在市级三级医院门急诊次均处方数是 5.8 张,区属三级医院是 5.2 张,区属二级医院是 6.0 张,社区卫生服务中心(站)是 3.9 张;中年在市级三级医院内的门急诊次均处方数是 6.6 张,区属三级医院是 5.3 张,区属二级医院是 5.6 张,社区卫生服务中心(站)是 3.3 张;年轻老年人在市级三级医院门急诊次均处方数是 6.7 张,区属三级医院是 5.4 张,区属二级医院是 5.3 张,社区卫生服务中心(站)是 3.1 张;老年人在市级三级医院门急诊次均处方数是 5.9 张,区属三级医院是 5.1 张,区属二级医院是 5.0 张,社区卫生服务中心(站)是 3.0 张;长寿老人在市级三级医院就诊次均处方数是 5.9 张,区属三级医院是 5.3 张,区属二级医院是 5.2 张,社区卫生服务中心(站)是 2.8 张。

表 3-164　不同年龄组人口在各医疗机构门急诊次均处方数(张)

年龄组	市级三级医院	区属三级医院	区属二级医院	社区卫生服务中心(站)
儿童	4.4	4.3	4.7	2.4
青年	5.8	5.2	6.0	3.9
中年	6.6	5.3	5.6	3.3
年轻老年人	6.7	5.4	5.3	3.1
老年人	5.9	5.1	5.0	3.0
长寿老人	5.9	5.3	5.2	2.8

二、门急诊年人均处方数

2018 年,就诊人口门急诊年人均处方数是 31.5 张。

(一) 不同支付方式人口门急诊年人均处方数

医保支付人口门急诊年人均处方数是 48.5 张;高于非医保支付人口(11.4 张)。

(二) 不同性别人口门急诊年人均处方数

如表 3-165,男性门急诊年人均处方数是 26.9 张,女性是 35.7 张。医保支付人口中,男性门急诊年人均处方数是 41.6 张,女性是 54.7 张;非医保支付人口中,男性门急诊年人均处方数是 9.9 张,女性是 12.6 张。

表 3-165　不同性别人口门急诊年人均处方数(张)

性别	支付方式		合计
	医保支付	非医保支付	
男性	41.6	9.9	26.9
女性	54.7	12.6	35.7

(三) 不同年龄人口门急诊年人均处方数

如图 3-30,从门急诊年人均处方数随年龄段变化来看,各年龄段人口的年人均处方数随年龄增长不断增高, 85~89 岁年龄段就诊人口的年人均处方数最高,为 96.6 张;医保支付人口在各年龄段的年人均处方数均高于非医保支付人口。

如表 3-166,老年人的门急诊年人均处方数量最高,为 92.6 张。医保支付人口中,老年人的门急诊年人均处方数量最高,为 104.6 张;非医保支付人口中,长寿老人的门急诊年人均处方数量最高,为 51.6 张。

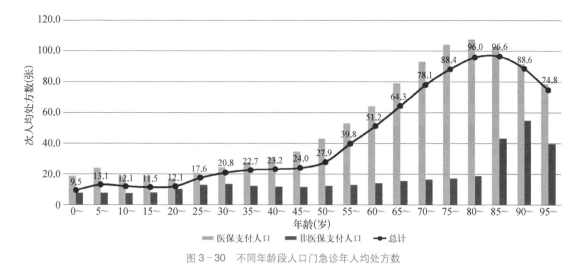

图 3-30 不同年龄段人口门急诊年人均处方数

表 3-166 不同年龄组人口门急诊年人均处方数(张)

年龄组	支付方式		合计
	医保支付	非医保支付	
儿童	20.6	7.6	11.0
青年	24.7	11.9	19.0
中年	44.0	12.1	30.4
年轻老年人	75.1	14.8	60.9
老年人	104.6	22.7	92.6
长寿老人	88.9	51.6	85.7

（四）就诊人口在各医疗机构门急诊年人均处方数

就诊人口在市级三级医院门急诊年人均处方数是 24.1 张，区属三级医院是 19.7 张，区属二级医院是 20.5 张，社区卫生服务中心（站）是 27.8 张。

1. 不同支付方式人口差异

如表 3-167，医保支付人口在市级三级医院门急诊年人均处方数是 32.3 张，区属三级医院是 25.1 张，区属二级医院是 26.1 张，社区卫生服务中心（站）是 34.1 张；非医保支付人口在市级三级医院门急诊年人均处方数是 12.6 张，区属三级医院是 10.3 张，区属二级医院是 11.5 张，社区卫生服务中心（站）是 5.7 张。

表 3-167 不同支付人口在各医疗机构门急诊年人均处方数(张)

支付方式	市级三级医院	区属三级医院	区属二级医院	社区卫生服务中心(站)
医保支付	32.3	25.1	26.1	34.1
非医保支付	12.6	10.3	11.5	5.7

2. 不同性别人口差异

如表 3-168，男性在市级三级医院门急诊年人均处方数是 21.7 张，区属三级医院是

17.5 张,区属二级医院是 17.9 张,社区卫生服务中心(站)是 24.0;女性在市级三级医院门急诊年人均处方数是 26.1 张,区属三级医院是 21.7 张,区属二级医院是 22.8 张,社区卫生服务中心(站)是 30.9 张。

表 3-168　不同性别人口在各医疗机构门急诊年人均处方数(张)

性　别	市级三级医院	区属三级医院	区属二级医院	社区卫生服务中心(站)
男性	21.7	17.5	17.9	24.0
女性	26.1	21.7	22.8	30.9

3. 不同年龄组人口差异

如表 3-169,儿童在市级三级医院门急诊年人均处方数是 11.5 张,区属三级医院是 10.5 张,区属二级医院是 11.3 张,社区卫生服务中心(站)是 4.5 张;青年在市级三级医院门急诊年人均处方数是 18.2 张,区属三级医院是 13.8 张,区属二级医院是 15.9 张,社区卫生服务中心(站)是 9.1 张;中年在市级三级医院门急诊年人均处方数是 26.2 张,区属三级医院是 19.7 张,区属二级医院是 20.6 张,社区卫生服务中心(站)是 18.9 张;年轻老年人在市级三级医院门急诊年人均处方数是 39.1 张,区属三级医院是 30.2 张,区属二级医院是 30.5 张,社区卫生服务中心(站)是 38.8 张;老年人在市级三级医院门急诊年人均处方数是 46.5 张,区属三级医院是 39.7 张,区属二级医院是 41.5 张,社区卫生服务中心(站)是 59.8 张;长寿老人在市级三级医院门急诊年人均处方数是 45.9 张,区属三级医院是 42.1 张,区属二级医院是 43.8 张,社区卫生服务中心(站)是 52.5 张。

表 3-169　不同年龄组人口在各医疗机构门急诊年人均处方数(张)

年龄组	市级三级医院	区属三级医院	区属二级医院	社区卫生服务中心(站)
儿童	11.5	10.5	11.3	4.5
青年	18.2	13.8	15.9	9.1
中年	26.2	19.7	20.6	18.9
年轻老年人	39.1	30.2	30.5	38.8
老年人	46.5	39.7	41.5	59.8
长寿老人	45.9	42.1	43.8	52.5

三、门急诊药品类处方占比

2018 年,在就诊人口门急诊总处方数中,药品类处方占比是 64.3%。

(一)不同支付方式人口门急诊药品类处方占比

医保支付人口门急诊药品类处方占比是 68.3%,高于非医保支付人口(46.0%)。

(二)不同性别人口门急诊药品类处方占比

如表 3-170,男性门急诊药品类处方占比是 65.0%,女性是 63.8%。医保支付人口中,男性门急诊药品类处方占比是 68.2%,女性是 68.4%;非医保支付人口中,男性门急诊药品类处方占比是 50.5%,女性是 42.9%。

表3-170 不同性别人口门急诊药品类处方占比(%)

性 别	支 付 方 式		合 计
	医保支付	非医保支付	
男性	68.2	50.5	65.0
女性	68.4	42.9	63.8

(三)不同年龄人口门急诊药品类处方占比

如图3-31,从门急诊药品类处方占比随年龄段变化来看,25~29岁(44.3%)出现了一个小波谷。医保支付人口在各年龄段占比均高于非医保支付人口。

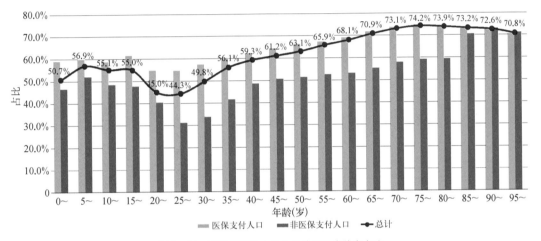

图3-31 不同年龄段人口门急诊药品类处方占比

如表3-171,老年人门急诊药品类处方占比最高,是73.8%。医保支付人口中,老年人门急诊药品类处方占比最高,是74.3%;非医保支付人口中,长寿老人门急诊药品类处方占比最高,是73.0%。

表3-171 不同年龄组人口门急诊药品类处方占比(%)

年龄组	支 付 方 式		合 计
	医保支付	非医保支付	
儿童	59.4	48.3	53.5
青年	58.9	38.0	51.6
中年	66.4	51.4	63.6
年轻老年人	71.4	54.6	70.3
老年人	74.3	63.5	73.8
长寿老人	72.3	73.0	72.3

(四)就诊人口在各医疗机构门急诊药品类处方占比

就诊人口在市级三级医院门急诊药品类处方是64.9%,区属三级医院是59.4%,区属二级医院是 52.6%,社区卫生服务中心(站)是 76.0%。

1. 不同支付方式人口差异

如图 3 - 32,医保支付人口在各医疗机构门急诊药品类处方占比均高于非医保支付人口。医保支付人口在市级三级医院门急诊药品类处方占比是 68.8%,区属三级医院是 61.9%,区属二级医院是 58.1%,社区卫生服务中心(站)是 77.3%;非医保支付人口在市级三级医院门急诊药品类处方占比是 53.1%,区属三级医院是 49.3%,区属二级医院是 35.3%,社区卫生服务中心(站)是 49.3%。

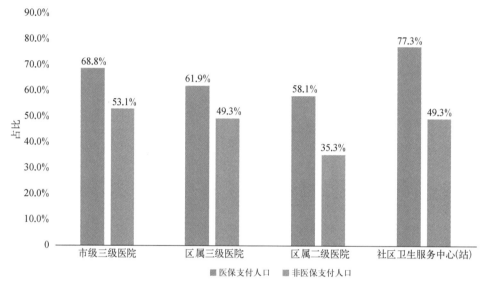

图 3 - 32　不同支付方式人口在各医疗机构门急诊药品类处方占比

2. 不同性别人口差异

如图 3 - 33,男性在各医疗机构门急诊药品类处方占比均高于女性。男性在市级三

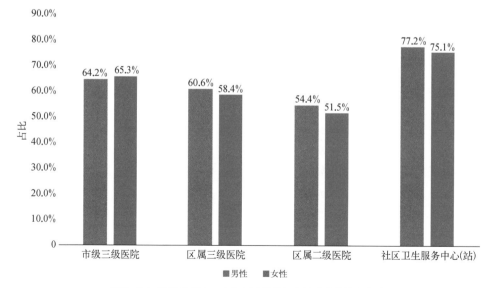

图 3 - 33　不同性别人口在各医疗机构门急诊药品类处方占比

级医院门急诊药品类处方占比是 64.2%,区属三级医院是 60.6%,区属二级医院是 54.4%,社区卫生服务中心(站)是 77.2%;女性在市级三级医院门急诊药品类处方占比是 65.3%,区属三级医院是 58.4%,区属二级医院是 51.5%,社区卫生服务中心(站)是 75.1%。

3. 不同年龄组人口差异

如表 3-172,儿童在市级三级医院门急诊药品类处方占比是 55.4%,区属三级医院是 64.3%,区属二级医院是 52.3%,社区卫生服务中心(站)是 32.4%;青年在市级三级医院门急诊药品类处方占比是 57.4%,区属三级医院是 50.8%,区属二级医院是 41.6%,社区卫生服务中心(站)是 66.8%;中年在市级三级医院门急诊药品类处方占比是 66.2%,区属三级医院是 59.1%,区属二级医院是 54.5%,社区卫生服务中心(站)是 73.3%;年轻老年人在市级三级医院门急诊药品类处方占比是 70.9%,区属三级医院是 63.7%,区属二级医院是 60.3%,社区卫生服务中心(站)是 76.3%;老年人在市级三级医院门急诊药品类处方占比是 71.1%,区属三级医院是 64.8%,区属二级医院是 62.5%,社区卫生服务中心(站)是 81.0%;长寿老人在市级三级医院门急诊药品类处方占比是 65.8%,区属三级医院是 61.1%,区属二级医院是 57.7%,社区卫生服务中心(站)是 83.9%。

表 3-172 不同年龄组人口在各医疗机构门急诊药品类处方占比(%)

年 龄 组	市级三级医院	区属三级医院	区属二级医院	社区卫生服务中心(站)
儿童	55.4	64.3	52.3	32.4
青年	57.4	50.8	41.6	66.8
中年	66.2	59.1	54.5	73.3
年轻老年人	70.9	63.7	60.3	76.3
老年人	71.1	64.8	62.5	81.0
长寿老人	65.8	61.1	57.7	83.9

四、门急诊检验类处方占比

2018 年,在就诊人口门急诊总处方数中,检验类处方占比是 24.6%。

(一)不同支付方式人口门急诊检验类处方占比

医保支付人口门急诊检验类处方占比是 21.1%,低于非医保支付人口(40.2%)。

(二)不同性别人口门急诊检验类处方占比

如表 3-173,男性门急诊检验类处方占比是 23.7%,低于女性(25.4%)。医保支付人口中,男性门急诊检验类处方占比是为 21.2%,女性是 21.1%;非医保支付人口中,男性门急诊检验类处方占比是 34.5%,女性是 44.3%。

表3-173　不同性别人口门急诊检验类处方占比(%)

性　别	支　付　方　式		合　计
	医保支付	非医保支付	
男性	21.2	34.5	23.7
女性	21.1	44.3	25.4

(三)不同年龄人口门急诊检验类处方占比

如图3-34,从门急诊检验类处方占比随年龄段变化来看,在25~29岁(42.5%)出现了一个小波峰,随后占比随年龄增长逐渐下降。

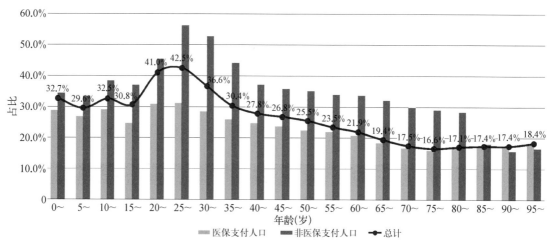

图3-34　不同年龄段人口门急诊检验类处方占比

如表3-174,青年门急诊检验类处方占比最高,是35.0%。医保支付人口中,儿童门急诊检验类处方占比最高,是28.2%;非医保支付人口中,青年门急诊检验类处方占比最高,是48.6%。

表3-174　不同年龄组人口门急诊检验类处方占比(%)

年龄组	支　付　方　式		合　计
	医保支付	非医保支付	
儿童	28.2	34.7	31.6
青年	27.6	48.6	35.0
中年	22.8	35.5	25.1
年轻老年人	19.0	32.9	19.9
老年人	16.7	25.1	17.0
长寿老人	17.7	16.1	17.6

(四)就诊人口在各医疗机构门急诊检验类处方占比

就诊人口在市级三级医院门急诊检验类处方占比是24.0%,区属三级医院是30.9%,区属二级医院是 34.3%,社区卫生服务中心(站)是 14.4%。

1. 不同支付方式人口差异

如图 3-35,医保支付人口在各医疗机构门急诊检验类处方占比均低于非医保支付人口。医保支付人口在市级三级医院门急诊检验类处方占比是 20.6%,区属三级医院是 28.5%,区属二级医院是 29.3%,社区卫生服务中心(站)是 13.7%;非医保支付人口在市级三级医院门急诊检验类处方占比是 34.7%,区属三级医院是 40.1%,区属二级医院是 50.2%,社区卫生服务中心(站)是 27.9%。

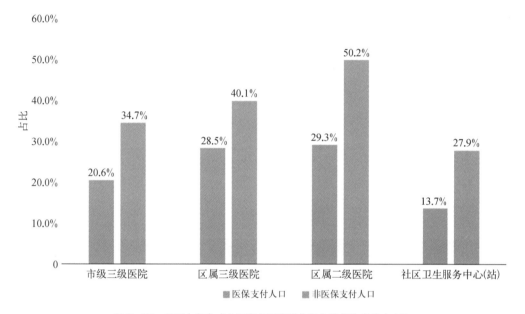

图 3-35　不同支付方式人口在各医疗机构门急诊检验类处方占比

2. 不同性别人口差异

如图 3-36,男性在市级三级医院门急诊检验类处方占比是 24.8%,区属三级医院是 29.0%,区属二级医院是 31.4%,社区卫生服务中心(站)是 13.2%;女性在市级三级医院门急诊检验类处方占比是 23.4%,区属三级医院是 32.2%,区属二级医院是 36.2%,社区卫生服务中心(站)是 15.2%。

3. 不同年龄组人口差异

如表 3-175,儿童在市级三级医院门急诊检验类处方占比是 34.9%,区属三级医院是 24.4%,区属二级医院是 29.1%,社区卫生服务中心(站)是 28.0%;青年在市级三级医院门急诊检验类处方占比是 28.9%,区属三级医院是 38.3%,区属二级医院是 44.6%,社区卫生服务中心(站)是 19.7%;中年在市级三级医院门急诊检验类处方占比是 22.9%,区属三级医院是 31.4%,区属二级医院是 32.7%,社区卫生服务中心(站)是 16.2%;年轻老年人在市级三级医院门急诊检验类处方占比是 19.2%,区属三级医院是 27.6%,区属二级医院是 28.0%,社区卫生服务中心(站)是 14.8%;老年人在市级三级医院门急诊检验类处方占比是 18.9%,区属三级医院是 25.8%,区属二级医院是 26.3%,社区卫生服务中心(站)是 11.0%;长寿老人在市级三级医院门急诊检验类处方占比是 21.6%,区属三级医院是 27.3%,区属二级医院是 28.6%,社区卫生服务中心(站)是 9.0%。

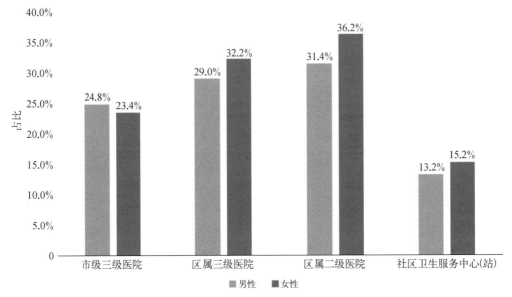

图 3-36　不同性别人口在各医疗机构门急诊检验类处方占比

表 3-175　不同年龄组人口在各医疗机构门急诊检验类处方占比(%)

年 龄 组	市级三级医院	区属三级医院	区属二级医院	社区卫生服务中心(站)
儿童	34.9	24.4	29.1	28.0
青年	28.9	38.3	44.6	19.7
中年	22.9	31.4	32.7	16.2
年轻老年人	19.2	27.6	28.0	14.8
老年人	18.9	25.8	26.3	11.0
长寿老人	21.6	27.3	28.6	9.0

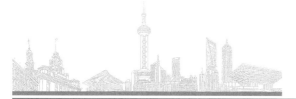

上海市医疗服务需求方服务利用年度分析报告（2018）

第四章

住院
360°
视图

第一节　住院服务利用360°视图

一、住院人次占比及占比最高的住院原因

(一) 总体概述

如表4－1,2018年,住院人口产生的住院人次中,因循环系统疾病(17.5%)、肿瘤(17.4%)及消化系统疾病(9.8%)住院人次占比最高。因循环系统疾病住院人次中,占比最高的病种是慢性缺血性心脏病(4.2%)、脑梗死(2.9%)和特发性高血压(2.5%)。因肿瘤住院人次中,占比最高的病种是支气管和肺恶性肿瘤(3.5%)、乳房恶性肿瘤(1.0%)和子宫平滑肌瘤(0.8%)。因消化系统疾病住院人次中,占比最高的病种是胆石症(1.4%)、肠的其他疾病(1.0%),以及胃炎和十二指肠炎(0.7%)。

表4－1　住院人次占比最高的住院原因

顺　　位	疾病分类	病　　种	占比(%)
1	循环系统疾病		17.5
		慢性缺血性心脏病	4.2
		脑梗死	2.9
		特发性高血压	2.5
2	肿瘤		17.4
		支气管和肺恶性肿瘤	3.5
		乳房恶性肿瘤	1.0
		子宫平滑肌瘤	0.8
3	消化系统疾病		9.8
		胆石症	1.4
		肠的其他疾病	1.0
		胃炎和十二指肠炎	0.7

(二) 不同支付方式人口住院人次占比及占比最高的住院原因

2018年,在住院人次中,医保支付人口住院人次占63.3%,非医保支付人口住院人次占36.7%。

表4－2,医保支付人口住院人次中,因循环系统疾病(21.8%)、肿瘤(14.4%)及消化系统疾病(11.0%)住院人次占比最高。因循环系统疾病住院人次中,占比最高的病种是慢性缺血性心脏病(5.3%)、脑梗死(4.0%)和特发性高血压(3.2%)。因肿瘤住院人次中,占比最高的病种是支气管和肺恶性肿瘤(2.9%)、子宫平滑肌瘤(0.9%)和乳房良性肿瘤(0.7%)。因消化系统疾病住院人次中,占比最高的住院原因是胆石症(1.8%)、肠的其他疾病(1.2%)和腹股沟疝(0.7%)。

表4-2　不同支付方式人口住院人次占比最高的住院原因

顺位	医 保 支 付			非 医 保 支 付		
	疾病分类	病　种	占比(%)	疾病分类	病　种	占比(%)
1	循环系统疾病		21.8	肿瘤		22.9
		慢性缺血性心脏病	5.3		支气管和肺恶性肿瘤	4.5
		脑梗死	4.0		乳房恶性肿瘤	1.7
		特发性高血压	3.2		肝和肝内胆管恶性肿瘤	1.2
2	肿瘤		14.4	妊娠、分娩和产褥期		11.1
		支气管和肺恶性肿瘤	2.9		医疗性流产	2.3
		子宫平滑肌瘤	0.9		单胎顺产	1.2
		乳房良性肿瘤	0.7		异位妊娠	0.6
3	消化系统疾病		11.0	循环系统疾病		9.7
		胆石症	1.8		慢性缺血性心脏病	2.2
		肠的其他疾病	1.2		脑梗死	1.1
		腹股沟疝	0.7		特发性高血压	1.0

　　非医保支付人口住院人次中,因肿瘤(22.9%)、妊娠、分娩和产褥期(11.1%),以及循环系统疾病(9.7%)住院人次占比最高。因肿瘤住院人次中,占比最高的病种是支气管和肺恶性肿瘤(4.5%)、乳房恶性肿瘤(1.7%),以及肝和肝内胆管恶性肿瘤(1.2%)。因妊娠、分娩和产褥期住院人次中,占比最高的病种是医疗性流产(2.3%)、单胎顺产(1.2%)和异位妊娠(0.6%)。因循环系统疾病住院人次中,占比最高的病种是慢性缺血性心脏病(2.2%)、脑梗死(1.1%)和特发性高血压(1.0%)。

(三) 不同性别人口住院人次占比及占比最高的住院原因

　　如表4-3,住院人次中,男性占46.8%,女性占53.2%,性别比是0.88。医保支付人口住院人次中,男性占46.3%,女性占53.7%,性别比是0.86;非医保支付人口住院人次中,男性占47.7%,女性占52.3%,性别比是0.91。

表4-3　不同性别人口住院人次占比

性　别	支 付 方 式		合　计
	医保支付	非医保支付	
男性(%)	46.3	47.7	46.8
女性(%)	53.7	52.3	53.2
男女性别比	0.86	0.91	0.88

　　如表4-4,男性住院人次中,因循环系统疾病(20.5%)、肿瘤(17.8%)及消化系统疾病(12.0%)住院人次占比最高。因循环系统疾病住院人次中,占比最高的病种是慢性缺血性心脏病(5.0%)、脑梗死(3.4%)和特发性高血压(2.5%)。因肿瘤住院人次中,占比最高的病种是支气管和肺恶性肿瘤(4.8%)、肝和肝内胆管恶性肿瘤(1.2%)和胃恶性肿瘤(1.1%)。因

消化系统疾病住院人次中,占比最高的病种是胆石症(1.4%)、肠的其他疾病(1.4%)和腹股沟疝(1.2%)。

表4-4 不同性别人口住院人次占比最高的住院原因

顺位	男 性			女 性		
	疾病分类	病 种	占比(%)	疾病分类	病 种	占比(%)
1	循环系统疾病		20.5	肿瘤		17.1
		慢性缺血性心脏病	5.0		支气管和肺恶性肿瘤	2.4
		脑梗死	3.4		乳房恶性肿瘤	1.9
		特发性高血压	2.5		子宫平滑肌瘤	1.5
2	肿瘤		17.8	妊娠、分娩和产褥期		17.0
		支气管和肺恶性肿瘤	4.8		医疗性流产	2.4
		肝和肝内胆管恶性肿瘤	1.2		单胎顺产	1.8
		胃恶性肿瘤	1.1		妊娠期糖尿病	0.9
3	消化系统疾病		12.0	循环系统疾病		15.0
		胆石症	1.4		慢性缺血性心脏病	3.5
		肠的其他疾病	1.4		脑梗死	2.5
		腹股沟疝	1.2		特发性高血压	2.4

女性住院人次中,因肿瘤(17.1%)、妊娠、分娩和产褥期(17.0%),以及循环系统疾病(15.0%)住院人次占比最高。因肿瘤住院人次中,占比最高的病种是支气管和肺恶性肿瘤(2.4%)、乳房恶性肿瘤(1.9%)和子宫平滑肌瘤(1.5%)。因妊娠、分娩和产褥期住院人次中,占比最高的病种是医疗性流产(2.4%)、单胎顺产(1.8%)和妊娠期糖尿病(0.9%)。因循环系统疾病住院人次中,占比最高的病种是慢性缺血性心脏病(3.5%)、脑梗死(2.5%)和特发性高血压(2.4%)。

(四)不同年龄人口住院人次占比及占比最高的住院原因

如图4-1,从住院人次占比随年龄段变化来看,在30~34岁(6.4%)和60~64岁(12.1%)出现2个波峰。

如表4-5,在总住院人次中,年轻老年人占比最高,为30.9%。医保支付住院人口中,年轻老年人占比最高,为35.2%;非医保支付住院人口中,低年龄人口住院人次占比较高,青年和中年住院人次占比分别为32.1%和25.6%。

如表4-6,儿童住院人次中,因呼吸系统疾病(31.0%)、先天性畸形、变形及染色体异常(10.6%),以及神经系统疾病(9.8%)住院人次占比最高。因呼吸系统疾病住院人次中,占比最高的病种是肺炎(15.1%)、急性支气管炎(3.1%)和急性扁桃体炎(2.7%)。因先天性畸形、变形和染色体异常住院人次中,占比最高的病种是男性生殖器官的先天性畸形(1.1%)、循环系统疾病的先天性畸形(0.9%)和尿道下裂(0.6%)。因神经系统疾病住院人次中,占比最高的病种是睡眠障碍(5.2%)、癫痫(癫痫)(3.3%)和大脑性瘫痪(脑瘫)(0.2%)。

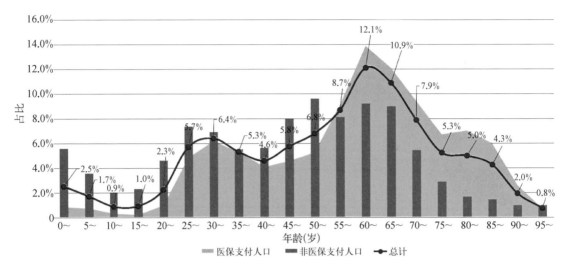

图 4-1 不同年龄段人口住院人次占比

表 4-5 不同年龄组人口住院人次占比(%)

年龄组	支付方式		合 计
	医保支付	非医保支付	
儿童	1.8	11.0	5.2
青年	21.4	32.1	25.3
中年	18.8	25.6	21.3
年轻老年人	35.2	23.5	30.9
老年人	19.6	5.8	14.6
长寿老人	3.2	1.9	2.7

表 4-6 儿童住院人次占比最高的住院原因

顺 位	疾病分类	病 种	占比(%)
1	呼吸系统疾病		31.0
		肺炎	15.1
		急性支气管炎	3.1
		急性扁桃体炎	2.7
2	先天性畸形、变形和染色体异常		10.6
		男性生殖器官的先天性畸形	1.1
		循环系统疾病的先天性畸形	0.9
		尿道下裂	0.6
3	神经系统疾病		9.8
		睡眠障碍	5.2
		癫痫(癫痫)	3.3
		大脑性瘫痪(脑瘫)	0.2

如表4-7,青年住院人次中,因妊娠、分娩和产褥期(34.7%)、肿瘤(13.1%)及泌尿生殖系统疾病(12.6%)住院人次占比最高。因妊娠、分娩和产褥期住院人次中,占比最高的病种是医疗性流产(5.0%)、单胎顺产(3.7%)和为盆腔器官异常给予的孕产妇医疗(3.2%)。因肿瘤住院人次中,占比最高的病种是乳房良性肿瘤(1.8%)、子宫平滑肌瘤(1.5%)和甲状腺恶性肿瘤(1.4%)。因泌尿生殖系统疾病住院人次中,占比最高的病种是子宫非炎性疾患(除外宫颈)(1.5%)、女性生殖道息肉(1.3%),以及卵巢、输卵管和阔韧带的非炎性疾患(1.1%)。

表4-7 青年住院人次占比最高的住院原因

顺 位	疾病分类	病 种	占比(%)
1	妊娠、分娩和产褥期		34.7
		医疗性流产	5.0
		单胎顺产	3.7
		为盆腔器官异常给予的孕产妇医疗	3.2
2	肿瘤		13.1
		乳房良性肿瘤	1.8
		子宫平滑肌瘤	1.5
		甲状腺恶性肿瘤	1.4
3	泌尿生殖系统疾病		12.6
		子宫非炎性疾患(除外宫颈)	1.5
		女性生殖道息肉	1.3
		卵巢、输卵管和阔韧带的非炎性疾患	1.1

如表4-8,中年住院人次中,因肿瘤(27.1%)、循环系统疾病(12.7%)及消化系统疾病(11.9%)住院人次占比最高。因肿瘤住院人次中,占比最高的病种是支气管和肺恶性肿瘤(5.2%)、乳房恶性肿瘤(2.3%)和子宫平滑肌瘤(1.9%)。因循环系统疾病住院人次中,占比最高的病种是慢性缺血性心脏病(2.5%)、特发性高血压(1.9%)和脑梗死(1.7%)。因消化系统疾病住院人次中,占比最高的病种是胆石症(1.8%)、肠的其他疾病(1.4%),以及胃炎和十二指肠炎(1.0%)。

表4-8 中年住院人次占比最高的住院原因

顺 位	疾病分类	病 种	占比(%)
1	肿瘤		27.1
		支气管和肺恶性肿瘤	5.2
		乳房恶性肿瘤	2.3
		子宫平滑肌瘤	1.9
2	循环系统疾病		12.7
		慢性缺血性心脏病	2.5
		特发性高血压	1.9
		脑梗死	1.7

顺 位	疾病分类	病 种	占比(%)
3	消化系统疾病		11.9
		胆石症	1.8
		肠的其他疾病	1.4
		胃炎和十二指肠炎	1.0

如表4-9,年轻老年人住院人次中,因循环系统疾病(22.6%)、肿瘤(22.6%)及消化系统疾病(11.3%)住院人次占比最高。因循环系统疾病住院人次中,占比最高的病种是慢性缺血性心脏病(5.3%)、脑梗死(3.9%)和特发性高血压(3.2%)。因肿瘤住院人次中,占比最高的病种是支气管和肺恶性肿瘤(6.5%)、胃恶性肿瘤(1.3%)和结肠恶性肿瘤(1.1%)。因消化系统疾病住院人次中,占比最高的病种是胆石症(1.8%)、肠的其他疾病(1.7%)和腹股沟疝(0.9%)。

表4-9 年轻老年人住院人次占比最高的住院原因

顺 位	疾病分类	病 种	占比(%)
1	循环系统疾病		22.6
		慢性缺血性心脏病	5.3
		脑梗死	3.9
		特发性高血压	3.2
2	肿瘤		22.6
		支气管和肺恶性肿瘤	6.5
		胃恶性肿瘤	1.3
		结肠恶性肿瘤	1.1
3	消化系统疾病		11.3
		胆石症	1.8
		肠的其他疾病	1.7
		腹股沟疝	0.9

如表4-10,老年人住院人次中,因循环系统疾病(37.8%)、呼吸系统疾病(14.6%)及肿瘤(10.1%)住院人次占比最高。因循环系统疾病住院人次中,占比最高的病种是慢性缺血性心脏病(10.1%)、脑梗死(7.5%)和特发性高血压(5.3%)。因呼吸系统疾病住院人次中,占比最高的病种是慢性阻塞性肺病(5.4%)、呼吸性疾患(2.7%)和肺炎(2.0%)。因肿瘤住院人次中,占比最高的病种是支气管和肺恶性肿瘤(2.2%)、胃恶性肿瘤(0.8%)和结肠恶性肿瘤(0.8%)。

如表4-11,长寿老人住院人次中,因循环系统疾病(43.7%)、呼吸系统疾病(21.1%)及消化系统疾病(6.6%)住院人次占比最高。因循环系统疾病住院人次中,占比最高的病种是慢性缺血性心脏病(15.2%)、脑梗死(6.6%)和特发性高血压(6.5%)。因呼吸系统疾病住院人次中,占比最高的病种是慢性阻塞性肺病(6.9%)、呼吸性疾患(4.7%)和肺炎(4.1%)。因消化系统疾病住院人次中,占比最高的病种是胆石症(1.4%)、消化系统疾病的其他疾病

（0.9%），以及胃炎和十二指肠炎（0.6%）。

表 4-10　老年人住院人次占比最高的住院原因

顺　位	疾 病 分 类	病　　种	占比（%）
1	循环系统疾病		37.8
		慢性缺血性心脏病	10.1
		脑梗死	7.5
		特发性高血压	5.3
2	呼吸系统疾病		14.6
		慢性阻塞性肺病	5.4
		呼吸性疾患	2.7
		肺炎	2.0
3	肿瘤		10.1
		支气管和肺恶性肿瘤	2.2
		胃恶性肿瘤	0.8
		结肠恶性肿瘤	0.8

表 4-11　长寿老人住院人次占比最高的住院原因

顺　位	疾 病 分 类	病　　种	占比（%）
1	循环系统疾病		43.7
		慢性缺血性心脏病	15.2
		脑梗死	6.6
		特发性高血压	6.5
2	呼吸系统疾病		21.1
		慢性阻塞性肺病	6.9
		呼吸性疾患	4.7
		肺炎	4.1
3	消化系统疾病		6.6
		胆石症	1.4
		消化系统疾病的其他疾病	0.9
		胃炎和十二指肠炎	0.6

二、住院人次流向及主要住院原因

（一）总体概述

如图 4-2，2018 年，59.1%的住院人次流向市级三级医院，10.7%流向区属三级医院，28.5%流向区属二级医院，1.8%流向社区卫生服务中心（站）。

如表 4-12，流向市级三级医院住院人次中，因肿瘤（25.1%）、循环系统疾病（12.5%）及消化系统疾病（8.9%）住院人次占比最高。因肿瘤住院人次中，占比最高的病种是支气管和肺恶性肿瘤（5.6%）、乳房恶性肿瘤（1.5%）和甲状腺恶性肿瘤（1.2%）。因循环系统疾病住

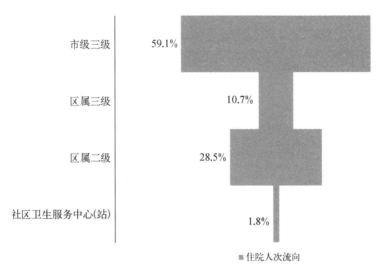

图 4-2　住院人次流向

院人次中,占比最高的病种是慢性缺血性心脏病(3.2%)、脑梗死(1.3%)和特发性高血压
(1.2%)。因消化系统疾病住院人次中,占比最高的病种是胆石症(1.3%)、肠的其他疾病
(0.9%)和腹股沟疝(0.7%)。

表 4-12　流向市级三级医院住院人次占比最高的住院原因

顺　位	疾病分类	病　种	占比(%)
1	肿瘤		25.1
		支气管和肺恶性肿瘤	5.6
		乳房恶性肿瘤	1.5
		甲状腺恶性肿瘤	1.2
2	循环系统疾病		12.5
		慢性缺血性心脏病	3.2
		脑梗死	1.3
		特发性高血压	1.2
3	消化系统疾病		8.9
		胆石症	1.3
		肠的其他疾病	0.9
		腹股沟疝	0.7

　　如表 4-13,流向区属三级医院住院人次中,因循环系统疾病(24.8%)、消化系统疾病
(12.0%)及呼吸系统疾病(10.7%)住院人次占比最高。因循环系统疾病住院人次中,占比最
高的病种是特发性高血压(6.1%)、慢性缺血性心脏病(5.4%)和脑梗死(4.3%)。因消化系
统疾病住院人次中,占比最高的病种是胆石症(1.8%)、肠的其他疾病(1.1%)和急性阑尾炎
(1.0%)。因呼吸系统疾病住院人次中,占比最高的病种是肺炎(2.5%)、慢性阻塞性肺病
(2.1%)和呼吸性疾患(1.2%)。

表 4-13　流向区属三级医院住院人次占比最高的住院原因

顺 位	疾 病 分 类	病 种	占比(%)
1	循环系统疾病		24.8
		特发性高血压	6.1
		慢性缺血性心脏病	5.4
		脑梗死	4.3
2	消化系统疾病		12.0
		胆石症	1.8
		肠的其他疾病	1.1
		急性阑尾炎	1.0
3	呼吸系统疾病		10.7
		肺炎	2.5
		慢性阻塞性肺病	2.1
		呼吸性疾患	1.2

如表 4-14,流向区属二级医院住院人次中,因循环系统疾病(21.9%)、妊娠、分娩和产褥期(13.1%),以及呼吸系统疾病(12.3%)住院人次占比最高。因循环系统疾病住院人次中,占比最高的病种是慢性缺血性心脏病(5.2%)、脑梗死(5.0%)和特发性高血压(3.4%)。因妊娠、分娩和产褥期住院人次中,占比最高的病种是医疗性流产(2.2%)、单胎顺产(2.2%)和为盆腔器官异常给予的孕产妇医疗(1.1%)。因呼吸系统疾病住院人次中,占比最高的病种是慢性阻塞性肺病(2.7%)、肺炎(2.6%)和呼吸性疾患(1.7%)。

表 4-14　流向区属二级医院住院人次占比最高的住院原因

顺 位	疾 病 分 类	病 种	占比(%)
1	循环系统疾病		21.9
		慢性缺血性心脏病	5.2
		脑梗死	5.0
		特发性高血压	3.4
2	妊娠、分娩和产褥期		13.1
		医疗性流产	2.2
		单胎顺产	2.2
		为盆腔器官异常给予的孕产妇医疗	1.1
3	呼吸系统疾病		12.3
		慢性阻塞性肺病	2.7
		肺炎	2.6
		呼吸性疾患	1.7

如表 4-15,流向社区卫生服务中心(站)住院人次中,因循环系统疾病(51.1%)、呼吸系统疾病(27.9%)及肿瘤(6.0%)住院人次占比最高。因循环系统疾病住院人次中,占比最高的病种是脑血管病后遗症(21.0%)、脑梗死(11.1%)和慢性缺血性心脏病(10.7%)。因呼吸系统疾病住院人次中,占比最高的病种是慢性阻塞性肺病(11.4%)、急性支气管炎(5.1%)和

呼吸性疾患（3.6%）。因肿瘤住院人次中，占比最高的病种是支气管和肺恶性肿瘤（0.9%）、中耳、呼吸和胸腔内器官动态未定或动态未知的肿瘤（0.7%）和口腔和消化器官动态未定或动态未知的肿瘤（0.7%）。

表4-15　流向社区卫生服务中心（站）住院人次占比最高的住院原因

顺　　位	疾病分类	病　　种	占比（%）
1	循环系统疾病		51.1
		脑血管病后遗症	21.0
		脑梗死	11.1
		慢性缺血性心脏病	10.7
2	呼吸系统疾病		27.9
		慢性阻塞性肺病	11.4
		急性支气管炎	5.1
		呼吸性疾患	3.6
3	肿瘤		6.0
		支气管和肺恶性肿瘤	0.9
		中耳、呼吸和胸腔内器官动态未定或动态未知的肿瘤	0.7
		口腔和消化器官动态未定或动态未知的肿瘤	0.7

（二）不同支付方式人口住院人次流向及人次占比最高的住院原因

如图4-3，医保支付人口住院人次流向市级三级医院的占比51.0%，流向区属三级医院占比13.0%，流向区属二级医院占比33.5%，流向社区卫生服务中心（站）占比2.6%；非医保支付人口住院人次流向市级三级医院的占比76.8%，流向区属三级医院占比5.8%，流向区属二级医院占比17.4%，流向社区卫生服务中心（站）占比0.1%。

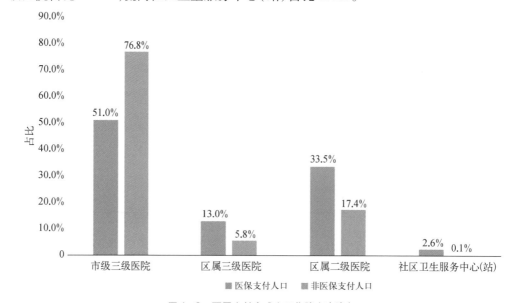

图4-3　不同支付方式人口住院人次流向

    如表 4-16,医保支付人口流向市级三级医院住院人次中,因肿瘤(21.3%)住院人次占比最高,其中占比最高的病种是支气管和肺恶性肿瘤(5.1%)、子宫平滑肌瘤(1.3%)和甲状腺恶性肿瘤(1.0%);流向区属三级医院住院人次中,因循环系统疾病(27.7%)住院人次占比最高,其中占比最高的病种是特发性高血压(6.9%)、慢性缺血性心脏病(6.2%)和脑梗死(4.9%);流向区属二级医院住院人次中,因循环系统疾病(25.3%)住院人次占比最高,其中占比最高的病种是慢性缺血性心脏病(6.0%)、脑梗死(6.0%)和特发性高血压(4.0%);流向社区卫生服务中心(站)住院人次中,因循环系统疾病(51.1%)住院人次占比最高,其中占比最高的病种是脑血管病后遗症(20.7%)、脑梗死(11.4%)和慢性缺血性心脏病(10.7%)。

表 4-16　不同支付方式人口在各医疗机构内住院人次占比最高的住院原因

机构流向	医 保 支 付			非医保支付		
	疾病分类	病　种	占比(%)	疾病分类	病　种	占比(%)
市级三级医院						
	肿瘤		21.3	肿瘤		30.0
		支气管和肺恶性肿瘤	5.1		支气管和肺恶性肿瘤	6.3
		子宫平滑肌瘤	1.3		乳房恶性肿瘤	2.2
		甲状腺恶性肿瘤	1.0		肝和肝内胆管恶性肿瘤	1.6
区属三级医院						
	循环系统疾病		27.7	损伤、中毒和外因的某些其他后果		17.4
		特发性高血压	6.9		颅内损伤	2.0
		慢性缺血性心脏病	6.2		肋骨、胸骨和胸部脊柱骨折	1.8
		脑梗死	4.9		小腿(包括踝)骨折	1.8
区属二级医院						
	循环系统疾病		25.3	妊娠、分娩和产褥期		24.6
		慢性缺血性心脏病	6.0		医疗性流产	6.0
		脑梗死	6.0		单胎顺产	3.7
		特发性高血压	4.0		为盆腔器官异常给予的孕产妇医疗	1.7
社区卫生服务中心(站)						
	循环系统疾病		51.1	循环系统疾病		52.2
		脑血管病后遗症	20.7		脑血管病后遗症	25.5
		脑梗死	11.4		慢性缺血性心脏病	11.9
		慢性缺血性心脏病	10.7		特发性高血压	7.3

    非医保支付人口流向市级三级医院住院人次中,因肿瘤(30.0%)住院人次占比最高,其中占比最高的住院原因是支气管和肺恶性肿瘤(6.3%)、乳房恶性肿瘤(2.2%),以及肝和肝

内胆管恶性肿瘤(1.6%);流向区属三级医院住院人次中,因损伤、中毒和外因的某些其他后果(17.4%)住院人次占比最高,其中占比最高的病种是颅内损伤(2.0%)、肋骨、胸骨和胸部脊柱骨折(1.8%),以及小腿(包括踝)骨折(1.8%);流向区属二级医院住院人次中,因妊娠、分娩和产褥期(24.6%)住院人次占比最高,其中占比最高的病种是医疗性流产(6.0%)、单胎顺产(3.7%)和为盆腔器官异常给予的孕产妇医疗(1.7%);流向社区卫生服务中心(站)住院人次中,因循环系统疾病(52.2%)住院人次占比最高,其中占比最高的病种是脑血管病后遗症(25.5%)、慢性缺血性心脏病(11.9%)和特发性高血压(7.3%)。

(三)不同性别人口住院人次流向及人次占比最高的住院原因

如图4-4,男性住院人次中,流向市级三级医院占比60.9%,流向区属三级医院占比10.8%,流向区属二级医院占比26.6%,流向社区卫生服务中心(站)占比1.7%;女性住院人次中,流向市级三级医院占比57.4%,流向区属三级医院占比10.6%,流向区属二级医院占比30.1%,流向社区卫生服务中心(站)占比1.9%。

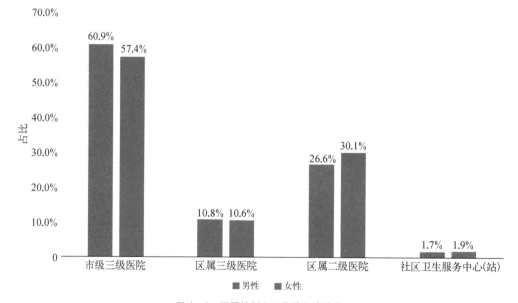

图4-4 不同性别人口住院人次流向

如表4-17,男性流向市级三级医院住院人次中,因肿瘤(25.3%)住院人次占比最高,其中占比最高的病种是支气管和肺恶性肿瘤(7.4%)、肝和肝内胆管恶性肿瘤(1.7%),以及胃恶性肿瘤(1.4%);流向区属三级医院住院人次中,因循环系统疾病(27.1%)住院人次占比最高,其中占比最高的病种是慢性缺血性心脏病(6.1%)、特发性高血压(5.9%)和脑梗死(4.7%);流向区属二级医院住院人次中,因循环系统疾病(25.3%)住院人次占比最高,其中占比最高的病种是脑梗死(6.0%)、慢性缺血性心脏病(5.6%)和特发性高血压(3.7%);流向社区卫生服务中心(站)住院人次中,因循环系统疾病(44.4%)住院人次占比最高,其中占比最高的病种是脑血管病后遗症(20.4%)、脑梗死(10.0%)和慢性缺血性心脏病(7.5%)。

表4-17 不同性别人口流向各医疗机构住院人次占比最高的住院原因

机构流向	男 性			女 性		
	疾病分类	病 种	占比(%)	疾病分类	病 种	占比(%)
市级三级医院						
	肿瘤		25.3	肿瘤		25.0
		支气管和肺恶性肿瘤	7.4		支气管和肺恶性肿瘤	4.0
		肝和肝内胆管恶性肿瘤	1.7		乳房恶性肿瘤	2.8
		胃恶性肿瘤	1.4		子宫平滑肌瘤	2.0
区属三级医院						
	循环系统疾病		27.1	循环系统疾病		22.8
		慢性缺血性心脏病	6.1		特发性高血压	6.3
		特发性高血压	5.9		慢性缺血性心脏病	4.8
		脑梗死	4.7		脑梗死	3.8
区属二级医院						
	循环系统疾病		25.3	妊娠、分娩和产褥期		23.3
		脑梗死	6.0		医疗性流产	4.0
		慢性缺血性心脏病	5.6		单胎顺产	3.9
		特发性高血压	3.7		为盆腔器官异常给予的孕产妇医疗	2.0
社区卫生服务中心(站)						
	循环系统疾病		44.4	循环系统疾病		56.3
		脑血管病后遗症	20.4		脑血管病后遗症	21.4
		脑梗死	10.0		慢性缺血性心脏病	13.3
		慢性缺血性心脏病	7.5		脑梗死	11.9

女性流向市级三级医院住院人次中,因肿瘤(25.0%)住院人次占比最高,其中占比最高的病种是支气管和肺恶性肿瘤(4.0%)、乳房恶性肿瘤(2.8%)和子宫平滑肌瘤(2.0%);流向区属三级医院住院人次中,因循环系统疾病(22.8%)住院人次占比最高,其中占比最高的病种是特发性高血压(6.3%)、慢性缺血性心脏病(4.8%)和脑梗死(3.8%);流向区属二级医院住院人次中,因妊娠、分娩和产褥期(23.3%)住院人次占比最高,其中占比最高的病种是医疗性流产(4.0%)、单胎顺产(3.9%)和为盆腔器官异常给予的孕产妇医疗(2.0%);流向社区卫生服务中心(站)住院人次中,因循环系统疾病(56.3%)住院人次占比最高,其中占比最高的病种是脑血管病后遗症(21.4%)、慢性缺血性心脏病(13.3%)和脑梗死(11.9%)。

(四)不同年龄组人口住院人次流向及人次占比最高的住院原因

如图4-5,儿童住院人次中,流向市级三级医院占比75.7%,流向区属三级医院占比7.6%,流向区属二级医院占比16.6%,流向社区卫生服务中心(站)占比0.03%;青年住院人次中,流向市级三级医院占比61.2%,流向区属三级医院占比9.1%,流向区属二级医院占比

29.6%,流向社区卫生服务中心(站)占比0.1%;中年住院人次中,流向市级三级医院占比67.8%,流向区属三级医院占比9.4%,流向区属二级医院占比22.4%,流向社区卫生服务中心(站)占比0.4%;年轻老年人住院人次中,流向市级三级医院占比62.5%,流向区属三级医院占比10.8%,流向区属二级医院占比25.3%,流向社区卫生服务中心(站)占比1.4%;老年人住院人次中,流向市级三级医院占比36.5%,流向区属三级医院占比15.4%,流向区属二级医院占比41.4%,流向社区卫生服务中心(站)占比6.7%;长寿老人住院人次中,流向市级三级医院占比20.9%,流向区属三级医院占比14.6%,流向区属二级医院占比55.0%,流向社区卫生服务中心(站)占比9.5%。

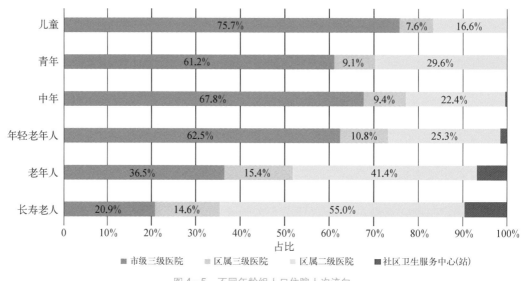

图4-5 不同年龄组人口住院人次流向

如表4-18,儿童流向各医疗机构住院人次中,均因呼吸系统疾病住院人次占比最高,其中占比最高的病种集中于肺炎、急性上呼吸道感染、急性支气管炎、急性扁桃体炎等。

表4-18 儿童流向各医疗机构住院人次占比最高的住院原因

医疗机构	疾病分类	病 种	占比(%)
市级三级医院	呼吸系统疾病		17.5
		肺炎	21.4
		扁桃体和腺样体慢性疾病	13.3
		细菌性肺炎	11.9
区属三级医院	呼吸系统疾病		67.2
		肺炎	32.8
		急性上呼吸道感染	10.6
		急性支气管炎	8.4
区属二级医院	呼吸系统疾病		76.8
		肺炎	32.6
		急性支气管炎	13.4
		急性扁桃体炎	11.1

续 表

医 疗 机 构	疾 病 分 类	病 种	占比(%)
社区卫生服务中心(站)	呼吸系统疾病		73.8
		急性支气管炎	19.0
		急性扁桃体炎	19.0
		肺炎	19.0

如表 4－19,青年流向市级三级医院和社区卫生服务中心(站)住院人次中,均因呼吸系统疾病住院人次占比最高,其中占比最高的病种集中于急性支气管炎、肺炎、呼吸性疾患等;流向区属三级医院和区属二级医院的住院人次中,均因妊娠、分娩和产褥期住院人次占比最高,其中占比最高的病种集中于医疗性流产、为盆腔器官异常给予的孕产妇医疗、妊娠期糖尿病等。

表 4－19　青年流向各医疗机构住院人次占比最高的住院原因

医 疗 机 构	疾 病 分 类	病 种	占比(%)
市级三级医院	呼吸系统疾病		17.5
		细菌性肺炎	2.8
		呼吸性疾患	1.9
		声带和喉疾病	1.8
区属三级医院	妊娠、分娩和产褥期		39.9
		医疗性流产	4.8
		为盆腔器官异常给予的孕产妇医疗	4.1
		妊娠期糖尿病	2.6
区属二级医院	妊娠、分娩和产褥期		50.1
		单胎顺产	8.5
		医疗性流产	8.5
		为盆腔器官异常给予的孕产妇医疗	4.2
社区卫生服务中心(站)	呼吸系统疾病		32.0
		急性支气管炎	11.4
		肺炎	7.0
		呼吸性疾患	4.7

如表 4－20,中年流向市级三级医院住院人次中,因肿瘤(35.3%)住院人次占比最高,其中占比最高的病种是支气管和肺恶性肿瘤(6.7%)、乳房恶性肿瘤(3.0%)和子宫平滑肌瘤(2.5%);流向区属三级医院住院人次中,因循环系统疾病(18.7%)住院人次占比最高,其中占比最高的病种是慢性缺血性心脏病(4.6%)、特发性高血压(1.7%)和脑梗死(1.6%);流向区属二级医院住院人次中,因消化系统疾病(16.2%)住院人次占比最高,其中占比最高的病种是胆石症(2.4%)、肠的其他疾病(2.0%)和急性阑尾炎(1.5%);流向社区卫生服务中心(站)住院人次中,因呼吸系统疾病(29.0%)住院人次占比最高,其中占比最高的病种是急性支气管炎(8.5%)、肺炎(6.2%)和呼吸性疾患(4.1%)。

表4-20　中年流向各医疗机构住院人次占比最高的住院原因

医 疗 机 构	疾 病 分 类	病 　 种	占比(%)
市级三级医院	肿瘤		35.3
		支气管和肺恶性肿瘤	6.7
		乳房恶性肿瘤	3.0
		子宫平滑肌瘤	2.5
区属三级医院	循环系统疾病		18.7
		慢性缺血性心脏病	4.6
		特发性高血压	1.7
		脑梗死	1.6
区属二级医院	消化系统疾病		16.2
		胆石症	2.4
		肠的其他疾病	2.0
		急性阑尾炎	1.5
社区卫生服务中心(站)	呼吸系统疾病		29.0
		急性支气管炎	8.5
		肺炎	6.2
		呼吸性疾患	4.1

如表4-21,年轻老年人流向市级三级医院住院人次中,因肿瘤(31.4%)住院人次占比最高,其种占比最高的病种是支气管和肺恶性肿瘤(9.1%)、胃恶性肿瘤(1.8%)和结肠恶性肿瘤(1.6%);流向区属三级医院、区属二级医院和社区卫生服务中心(站)住院人次中,均因循环系统疾病住院人次占比最高,其中占比最高的病种集中于特发性高血压、慢性缺血性心脏病、脑梗死和脑血管病等。

表4-21　年轻老年人流向各医疗机构住院人次占比最高的住院原因

医 疗 机 构	疾 病 分 类	病 　 种	占比(%)
市级三级医院	肿瘤		31.4
		支气管和肺恶性肿瘤	9.1
		胃恶性肿瘤	1.8
		结肠恶性肿瘤	1.6
区属三级医院	循环系统疾病		29.5
		慢性缺血性心脏病	8.7
		脑梗死	3.0
		特发性高血压	2.6
区属二级医院	循环系统疾病		26.4
		脑梗死	6.9
		慢性缺血性心脏病	4.8
		特发性高血压	4.5
社区卫生服务中心(站)	循环系统疾病		45.0
		脑血管病后遗症	20.2
		脑梗死	13.9
		脑血管病	4.1

如表 4 - 22,老年人流向各级医疗机构住院人次中,均因循环系统疾病住院人次占比最高,其中占比最高的病种集中于特发性高血压、慢性缺血性心脏病和脑梗死等。

表 4 - 22 老年人流向各医疗机构住院人次占比最高的住院原因

医 疗 机 构	疾 病 分 类	病　　种	占比(%)
市级三级医院	循环系统疾病		30.2
		慢性缺血性心脏病	8.1
		脑梗死	6.0
		特发性高血压	4.2
区属三级医院	循环系统疾病		39.8
		慢性缺血性心脏病	10.7
		脑梗死	5.2
		特发性高血压	4.1
区属二级医院	循环系统疾病		40.4
		慢性缺血性心脏病	11.4
		脑梗死	9.7
		特发性高血压	6.0
社区卫生服务中心(站)	循环系统疾病		54.0
		脑血管病后遗症	22.8
		慢性缺血性心脏病	11.5
		脑梗死	10.8

如表 4 - 23,长寿老人流向各级医疗机构住院人次中,均因循环系统疾病住院人次占比最高,其中占比最高的病种集中于特发性高血压、慢性缺血性心脏病和脑梗死等。

表 4 - 23 长寿老人流向各医疗机构住院人次占比最高的住院原因

医 疗 机 构	疾 病 分 类	病　　种	占比(%)
市级三级医院	循环系统疾病		31.8
		慢性缺血性心脏病	11.0
		脑梗死	4.8
		特发性高血压	4.7
区属三级医院	循环系统疾病		47.1
		慢性缺血性心脏病	11.8
		脑梗死	6.5
		特发性高血压	6.4
区属二级医院	循环系统疾病		43.9
		慢性缺血性心脏病	16.6
		脑梗死	7.1
		特发性高血压	6.3
社区卫生服务中心(站)	循环系统疾病		62.1
		脑血管病后遗症	26.3
		慢性缺血性心脏病	13.3
		脑梗死	12.4

三、住院人口平均住院天数及住院天数最长的住院原因

（一）总体概述

2018年，上海市住院人口平均住院天数是7.1天（剔除住院天数大于60天的住院人次，下同）。住院人口因精神和行为障碍（18.4天）、循环系统疾病（10.3天），以及损伤、中毒和外因的某些其他后果（9.5天）住院产生的平均住院天数最长。因精神和行为障碍住院产生的平均住院天数中，天数最长的病种是精神发育迟缓（35.3天）、心境（情感）障碍（31.6天）和精神分裂症（29.8天）。因循环系统疾病住院产生的平均住院天数中，天数最长的病种是脑血管病后遗症（17.1天）、非风湿性三尖瓣疾患（16.3天），以及脑内出血（16.1天）。因损伤、中毒和外因的某些其他后果住院产生的平均住院天数中，天数最长的病种是有机溶剂的毒性效应（40.8天）、髋和大腿挤压伤（30.0天），以及气压和水压的效应（29.9天）。

表4-24　住院天数最长的住院原因

顺　位	疾病分类	病　种	平均住院天数（天）
1	精神和行为障碍		18.4
		精神发育迟缓	35.3
		心境（情感）障碍	31.6
		精神分裂症	29.8
2	循环系统疾病		10.3
		脑血管病后遗症	17.1
		非风湿性三尖瓣疾患	16.3
		脑内出血	16.1
3	损伤、中毒和外因的某些其他后果		9.5
		有机溶剂的毒性效应	40.8
		髋和大腿挤压伤	30.0
		气压和水压的效应	29.9

（二）不同支付方式人口平均住院天数及住院天数最长的住院原因

2018年，医保支付住院人口的平均住院天数是7.7天；非医保支付住院人口是6.1天。

如表4-25，医保支付住院人口因精神和行为障碍（20.1天）、起源于围生期的某些情况（14.0天）及循环系统疾病（10.7天）住院的平均住院天数最长。因精神和行为障碍住院产生的平均住院天数中，天数最长的病种是品行和情绪混合性障碍（53.0天）、心境（情感）障碍（36.0天），以及习惯和冲动障碍（36.0天）。因起源于围生期的某些情况住院产生的平均住院天数中，天数最长的病种是胎儿和新生儿的坏死性小肠结肠炎（36.3天）、新生儿细菌性脓毒症（16.2天），以及胎儿和新生儿出血性疾病（15.0天）。因循环系统疾病住院产生的平均住院天数中，天数最长的病种是脑血管病后遗症（17.4天）、非风湿性三尖瓣疾患（16.8天），以及急性和亚急性心内膜炎（16.6天）。

表 4-25　医保支付住院人口平均住院天数最长的住院原因

顺　位	疾 病 分 类	病　　种	平均住院天数(天)
1	精神和行为障碍		20.1
		品行和情绪混合性障碍	53.0
		心境(情感)障碍	36.0
		习惯和冲动障碍	36.0
2	起源于围生期的某些情况		14.0
		胎儿和新生儿的坏死性小肠结肠炎	36.3
		新生儿细菌性脓毒症	16.2
		胎儿和新生儿出血性疾病	15.0
3	循环系统疾病		10.7
		脑血管病后遗症	17.4
		非风湿性三尖瓣疾患	16.8
		急性和亚急性心内膜炎	16.6

　　如表 4-26,非医保支付住院人口因精神和行为障碍(16.3 天),损伤、中毒和外因的某些其他后果(9.5 天),以及循环系统疾病(8.8 天)住院的平均住院天数最长。因精神和行为障碍住院产生的平均住院天数中,天数最长的病种是精神发育迟缓(41.5 天)、心境(情感)障碍(40.0 天)和品行障碍(31.7 天)。因损伤、中毒和外因的某些其他后果住院产生的平均住院天数中,天数最长的病种是在踝和足水平的血管损伤(40.0 天)、有机溶剂的毒性效应(35.2 天)和无机物质的毒性效应(34.0 天)。因循环系统疾病住院产生的平均住院天数中,天数最长的病种是高血压心脏和肾脏病(15.4 天)、非风湿性三尖瓣疾患(15.3 天)、脑内出血(15.2 天)。

表 4-26　非医保支付住院人口平均住院天数最长的住院原因

顺　位	疾 病 分 类	病　　种	平均住院天数(天)
1	精神和行为障碍		16.3
		精神发育迟缓	41.5
		心境(情感)障碍	40.0
		品行障碍	31.7
2	损伤、中毒和外因的某些其他后果		9.5
		在踝和足水平的血管损伤	40.0
		有机溶剂的毒性效应	35.2
		无机物质的毒性效应	34.0
3	循环系统疾病		8.8
		高血压心脏和肾脏病	15.4
		非风湿性三尖瓣疾患	15.3
		脑内出血	15.2

（三）不同性别人口平均住院天数及住院天数最长的住院原因

　　如图 4-6,2018 年,男性平均住院天数(7.5 天)高于女性(6.8 天)。医保支付住院人口中,男性平均住院天数为 8.0 天,女性为 7.4 天;在非医保支付住院人口中,男性平均住院天数为 6.6 天,女性为 5.7 天。

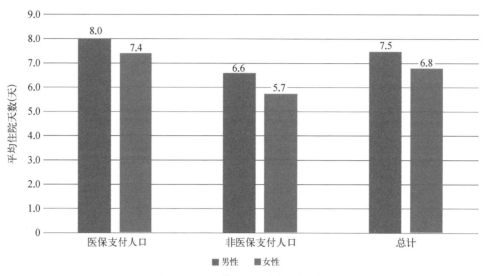

表 4 - 6　不同性别人口平均住院天数

如表 4 - 27,男性因精神和行为障碍(17.6 天)、循环系统疾病(10.0 天),以及损伤、中毒和外因的某些其他后果(9.5 天)住院的平均住院天数最长。因精神和行为障碍住院产生的平均住院天数中,天数最长的病种是精神发育迟缓(41.5 天)、品行和情绪混合性障碍(39.3 天),以及复发性抑郁障碍(31.0 天)。因循环系统疾病住院产生的平均住院天数中,天数最长的病种是非风湿性三尖瓣疾患(19.1 天)、脑血管病后遗症(17.1 天),以及急性和亚急性心内膜炎(16.2 天)。因损伤、中毒和外因的某些其他后果住院产生的平均住院天数中,天数最长的病种是有机溶剂的毒性效应(38.6 天)、气压和水压的效应(36.6 天),以及髋和大腿挤压伤(33.3 天)。

表 4 - 27　男性平均住院天数最长的住院原因

顺　位	疾 病 分 类	病　种	平均住院天数(天)
1	精神和行为障碍		17.6
		精神发育迟缓	41.5
		品行和情绪混合性障碍	39.3
		复发性抑郁障碍	31.0
2	循环系统疾病		10.0
		非风湿性三尖瓣疾患	19.1
		脑血管病后遗症	17.1
		急性和亚急性心内膜炎	16.2
3	损伤、中毒和外因的某些其他后果		9.5
		有机溶剂的毒性效应	38.6
		气压和水压的效应	36.6
		髋和大腿挤压伤	33.3

如表 4-28,女性因精神和行为障碍(19.1 天)、循环系统疾病(10.6 天),以及损伤、中毒和外因的某些其他后果(9.6 天)住院的平均住院天数最长。因精神和行为障碍住院产生的平均住院天数中,天数最长的病种是品行障碍(48.0 天)、心境(情感)障碍(41.3 天)和持久的心境(情感)障碍(30.3 天)。因循环系统疾病住院产生的平均住院天数中,天数最长的病种是脑血管病后遗症(17.2 天)、脑内出血(16.2 天),以及急性和亚急性心内膜炎(15.8 天)。因损伤、中毒和外因的某些其他后果住院产生的平均住院天数中,天数最长的病种是有机溶剂的毒性效应(46.1 天)、髋和大腿挤压伤(26.7 天),以及在踝和足水平的血管损伤(24.6 天)。

表 4-28　女性平均住院天数最长的住院原因

顺　　位	疾病分类	病　　种	平均住院天数(天)
1	精神和行为障碍		19.1
		品行障碍	48.0
		心境(情感)障碍	41.3
		持久的心境(情感)障碍	30.3
2	循环系统疾病		10.6
		脑血管病后遗症	17.2
		脑内出血	16.2
		急性和亚急性心内膜炎	15.8
3	损伤、中毒和外因的某些其他后果		9.6
		有机溶剂的毒性效应	46.1
		髋和大腿挤压伤	26.7
		在踝和足水平的血管损伤	24.6

(四) 不同年龄人口平均住院天数及住院天数最长的住院原因

由图 4-7,医保支付住院人口在各年龄段的平均住院天数均略高于非医保支付住院人口。

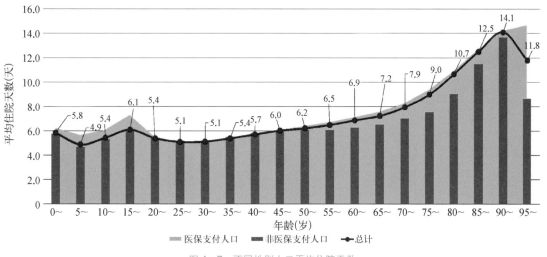

图 4-7　不同性别人口平均住院天数

如表 4 - 29,医保支付住院人口和非医保支付住院人口中,长寿老人平均住院天数最长,分别为 14.3 天和 11.1 天。

表 4 - 29　不同年龄组人口的平均住院天数(天)

年　龄　组	支　付　方　式		合　　计
	医保支付	非医保支付	
儿童	6.0	5.3	5.5
青年	5.3	5.4	5.3
中年	6.4	6.1	6.3
年轻老年人	7.6	6.5	7.3
老年人	10.9	8.9	10.6
长寿老人	14.3	11.1	13.5

如表 4 - 30,儿童因疾病和死亡的外因(9.0 天)、循环系统疾病(7.7 天)及起源于围生期的某些情况(7.5 天)住院的平均住院天数最长。因疾病和死亡的外因住院产生的平均住院天数中,天数最长的病种是机动或非机动车辆事故(10.5 天)、细菌疫苗类的有害效应(9.6天)和从高处跌落、跳下或被推下(5.0 天)。因循环系统疾病住院产生的平均住院天数中,天数最长的病种是肺栓塞(23.0 天)、急性和亚急性心内膜炎(22.8 天),以及急性心包炎(22.0 天)。因起源于围生期的某些情况住院产生的平均住院天数中,天数最长的病种是胎儿和新生儿的坏死性小肠结肠炎(33.0 天)、起源于围生期的慢性呼吸性疾病(20.0 天)和胎儿失血(18.0 天)。

表 4 - 30　儿童平均住院天数最长的住院原因

顺　　位	疾病分类	病　　种	平均住院天数(天)
1	疾病和死亡的外因		9.0
		机动或非机动车辆事故	10.5
		细菌疫苗类的有害效应	9.6
		从高处跌落、跳下或被推下	5.0
2	循环系统疾病		7.7
		肺栓塞	23.0
		急性和亚急性心内膜炎	22.8
		急性心包炎	22.0
3	起源于围生期的某些情况		7.5
		胎儿和新生儿的坏死性小肠结肠炎	33.0
		起源于围生期的慢性呼吸性疾病	20.0
		胎儿失血	18.0

如表 4 - 31,青年因精神和行为障碍(20.9 天),损伤、中毒和外因的某些其他后果(8.3 天),以及循环系统疾病(7.4 天)住院的平均住院天数最长。因精神和行为障碍住院产生的平均住院天数中,天数最长的病种是心境(情感)障碍(40.0 天)、习惯和冲动障碍(36.0 天),以及精神发育迟缓(31.7 天)。因损伤、中毒和外因的某些其他后果住院产生的

平均住院天数中,天数最长的病种是头部挤压伤(37.5 天)、髋和大腿挤压伤(31.0 天),以及有机溶剂的毒性效应(30.3 天)。因循环系统疾病住院产生的平均住院天数中,天数最长的病种是心内膜炎(17.5 天)、脑内出血(16.6 天)和脑卒中(16.0 天)。

表 4-31　青年平均住院天数最长的住院原因

顺位	疾病分类	病种	平均住院天数(天)
1	精神和行为障碍		20.9
		心境(情感)障碍	40.0
		习惯和冲动障碍	36.0
		精神发育迟缓	31.7
2	损伤、中毒和外因的某些其他后果		8.3
		头部挤压伤	37.5
		髋和大腿挤压伤	31.0
		有机溶剂的毒性效应	30.3
3	循环系统疾病		7.4
		心内膜炎	17.5
		脑内出血	16.6
		脑卒中	16.0

　　如表 4-32,中年因精神和行为障碍(18.8 天)、损伤、中毒和外因的某些其他后果(9.4 天),以及神经系统疾病(8.3 天)住院的平均住院天数最长。因精神和行为障碍住院产生的平均住院天数中,天数最长的病种是心境(情感)障碍(58.0 天)、精神分裂症(31.0 天)和双相情感障碍(29.5 天)。因损伤、中毒和外因的某些其他后果住院产生的平均住院天数中,天数最长的病种是有机溶剂的毒性效应(45.2 天)、在踝和足水平的血管损伤(32.5 天),以及在肩和上臂水平的血管损伤(31.0 天)。因神经系统疾病住院产生的平均住院天数中,天数最长的病种是截瘫和四肢瘫(17.3 天)、颅内和椎管内脓肿及肉芽肿(15.9 天),以及细菌性脑膜炎(15.8 天)。

表 4-32　中年平均住院天数最长的住院原因

顺位	疾病分类	病种	平均住院天数(天)
1	精神和行为障碍		18.8
		心境(情感)障碍	58.0
		精神分裂症	31.0
		双相情感障碍	29.5
2	损伤、中毒和外因的某些其他后果		9.4
		有机溶剂的毒性效应	45.2
		在踝和足水平的血管损伤	32.5
		在肩和上臂水平的血管损伤	31.0
3	神经系统疾病		8.3
		截瘫和四肢瘫	17.3
		颅内和椎管内脓肿及肉芽肿	15.9
		细菌性脑膜炎	15.8

如表4-33,年轻老年人因精神和行为障碍(17.1天)、神经系统疾病(9.9天),以及损伤、中毒和外因的某些其他后果(9.8天)住院的平均住院天数最长。因精神和行为障碍住院产生的平均住院天数中,天数最长的病种是持久的心境(情感)障碍(52.0天)、精神发育迟缓(46.0天)和重度精神发育迟缓(37.5天)。因神经系统疾病住院产生的平均住院天数中,天数最长的病种是神经系统疾病的操作后疾患(46.0天)、颅内和椎管内脓肿及肉芽肿(18.5天),以及截瘫和四肢瘫(17.8天)。因损伤、中毒和外因的某些其他后果住院产生的平均住院天数中,天数最长的病种是无机物质的毒性效应(52.0天)、金属的毒性效应(45.0天)和有机溶剂的毒性效应(42.8天)。

表4-33　年轻老年人平均住院天数最长的住院原因

顺　位	疾病分类	病　种	平均住院天数(天)
1	精神和行为障碍		17.1
		持久的心境(情感)障碍	52.0
		精神发育迟缓	46.0
		重度精神发育迟缓	37.5
2	神经系统疾病		9.9
		神经系统疾病的操作后疾患	46.0
		颅内和椎管内脓肿及肉芽肿	18.5
		截瘫和四肢瘫	17.8
3	损伤、中毒和外因的某些其他后果		9.8
		无机物质的毒性效应	52.0
		金属的毒性效应	45.0
		有机溶剂的毒性效应	42.8

如表4-34,老年人因精神和行为障碍(16.6天)、循环系统疾病(12.2天),以及损伤、中毒和外因的某些其他后果(12.1天)住院的平均住院天数最长。因精神和行为障碍住院产生的平均住院天数中,天数最长的病种是持久的妄想性障碍(31.0天)、复发性抑郁障碍(29.8天)和双相情感障碍(28.6天)。因循环系统疾病住院产生的平均住院天数中,天数最长的病种是非风湿性三尖瓣疾患(20.5天)、脑血管病后遗症(17.7天)和脑内出血(15.2天)。因损伤、中毒和外因的某些其他后果住院产生的平均住院天数中,天数最长的病种是有机溶剂的毒性效应(47.0天)、无机物质的毒性效应(44.0天)和金属的毒性效应(43.4天)。

表4-34　老年人平均住院天数最长的住院原因

顺　位	疾病分类	病　种	平均住院天数(天)
1	精神和行为障碍		16.6
		持久的妄想性障碍	31.0
		复发性抑郁障碍	29.8
		双相情感障碍	28.6
2	循环系统疾病		12.2
		非风湿性三尖瓣疾患	20.5
		脑血管病后遗症	17.7
		脑内出血	15.2

顺　位	疾病分类	病　种	平均住院天数(天)
3	损伤、中毒和外因的某些其他后果		12.1
		有机溶剂的毒性效应	47.0
		无机物质的毒性效应	44.0
		金属的毒性效应	43.4

如表 4-35,长寿老人因精神和行为障碍(16.8 天)、循环系统疾病(15.9 天)及神经系统疾病(14.5 天)住院的平均住院天数最长。因精神和行为障碍住院产生的平均住院天数中,天数最长的病种是中度精神发育迟缓(50.0 天)、痴呆(34.0 天)和器质性或症状性精神障碍(26.4 天)。因循环系统疾病住院产生的平均住院天数中,天数最长的病种是脑血管病后遗症(19.8 天)、高血压心脏和肾脏病(18.8 天),以及心脏病的并发症(18.3 天)。因神经系统疾病住院产生的平均住院天数中,天数最长的病种是阿尔茨海默病(25.3 天)、截瘫和四肢瘫(19.4 天),以及帕金森病(18.3 天)。

表 4-35　长寿老人平均住院天数最长的住院原因

顺　位	疾病分类	病　种	平均住院天数(天)
1	精神和行为障碍		16.8
		中度精神发育迟缓	50.0
		痴呆	34.0
		器质性或症状性精神障碍	26.4
2	循环系统疾病		15.9
		脑血管病后遗症	19.8
		高血压心脏和肾脏病	18.8
		心脏病的并发症	18.3
3	神经系统疾病		14.5
		阿尔茨海默病	25.3
		截瘫和四肢瘫	19.4
		帕金森病	18.3

(五)住院人口在各医疗机构平均住院天数及住院天数最长的住院原因

住院人口在市级三级医院平均住院天数是 5.8 天,区属三级医院是 8.0 天,区属二级医院是 9.0 天,社区卫生服务中心(站)是 15.2 天。

如表 4-36,住院人口在市级三级医院因疾病和死亡的外因(8.8 天)住院的平均住院天数最长(精神和行为障碍平均住院时间较长,在该部分的病种展示中,不展示精神和行为障碍的平均住院天数),其中天数最长的病种是含机动或非机动车辆事故(10.5 天)、细菌疫苗类的有害效应(9.6 天)和从高处跌落、跳下或被推下(5.0 天);在区属三级医院因损伤、中毒和外因的某些其他后果(9.8 天)住院的平均住院天数最长,其中天数最长的病种是金属的毒性效应(43.7 天)、有机溶剂的毒性效应(42.2 天),以及气压和水压的效应(41.2 天);在区属二级医院因循环系统疾病(12.5 天)住院的平均住院天数最长,其中天数最长的病种是脑血管病后遗症(17.4 天)、脑内出血(16.9 天)和脑卒中(15.4 天);在社区卫生服务中心(站)因妊娠、分娩和产褥期(46.4 天)住院的平均住院天数最长,其中天数最长的病种是妊娠期糖尿病(46.4 天)。

表4-36 住院人口在各医疗机构平均住院天数最长的住院原因

机 构 选 择	疾 病 分 类	病　　种	平均住院天数(天)
市级三级医院	疾病和死亡的外因		8.8
		机动或非机动车辆事故	10.5
		细菌疫苗类的有害效应	9.6
		从高处跌落、跳下或被推下	5.0
区属三级医院	损伤、中毒和外因的某些其他后果		9.8
		金属的毒性效应	43.7
		有机溶剂的毒性效应	42.2
		气压和水压的效应	41.2
区属二级医院	循环系统疾病		12.5
		脑血管病后遗症	17.4
		脑内出血	16.9
		脑卒中	15.4
社区卫生服务中心(站)	妊娠、分娩和产褥期		46.4
		妊娠期糖尿病	46.4

1. 不同支付方式人口差异

如图4-8,医保支付住院人口在各医疗机构平均住院天数均高于非医保支付住院人口。医保支付住院人口在市级三级医院平均住院天数是 6.0 天,区属三级医院是 8.3 天,区属二

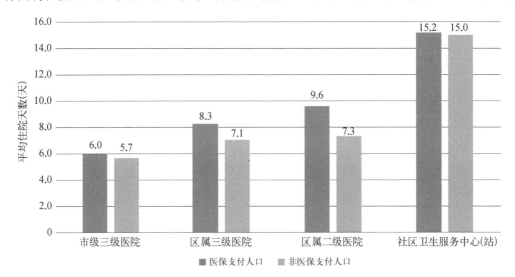

图4-8 不同支付方式人口在各医疗机构平均住院天数

级医院是 9.6 天,社区卫生服务中心(站)是 15.2 天;非医保支付住院人口在市级三级医院平均住院天数是 5.7 天,区属三级医院是 7.1 天,区属二级医院是 7.3 天,社区卫生服务中心(站)是 15.0 天。

如表 4-37,医保支付住院人口在市级三级医院因起源于围生期的某些情况(15.4 天)住院的平均住院天数最长,其中天数最长的病种是胎儿和新生儿的坏死性小肠结肠炎(36.3 天)、新生儿细菌性脓毒症(32.0 天),以及与孕期短和低出生体重有关的疾患(30.8 天);在区属三级医院因起源于围生期的某些情况(16.3 天)住院的平均住院天数最长,其中天数最长的病种是与孕期短和低出生体重有关的疾患(37.0 天)、新生儿脐炎伴或不伴轻度出血(8.0 天)和新生儿黄疸(4.0 天);在区属二级医院内因传染病和寄生虫病(12.8 天)住院的平均住院天数最长,其中天数最长的病种是粟粒性结核(32.7 天)、神经系统疾病的结核(27.4 天)和其他器官的结核(23.2 天);在社区卫生服务中心(站)住院人口内因妊娠、分娩和产褥期(36.6 天)住院的平均住院天数最长,其中天数最长的病种是妊娠期糖尿病(36.6 天)。

表 4-37　医保支付住院人口在各医疗机构平均住院天数最长的住院原因

机 构 选 择	疾 病 分 类	病　　　种	平均住院天数(天)
市级三级医院	起源于围生期的某些情况		15.4
		胎儿和新生儿的坏死性小肠结肠炎	36.3
		新生儿细菌性脓毒症	32.0
		与孕期短和低出生体重有关的疾患	30.8
区属三级医院	起源于围生期的某些情况		16.3
		与孕期短和低出生体重有关的疾患	37.0
		新生儿脐炎伴或不伴轻度出血	8.0
		新生儿黄疸	4.0
区属二级医院	传染病和寄生虫病		12.8
		粟粒性结核	32.7
		神经系统疾病的结核	27.4
		其他器官的结核	23.2
社区卫生服务中心(站)	妊娠、分娩和产褥期		36.6
		妊娠期糖尿病	36.6

如表 4-38,非医保支付住院人口在市级三级医院因疾病和死亡的外因(8.8 天)住院的平均住院天数最长,其中天数最长的病种是机动或非机动车辆事故(10.5 天)、细菌疫苗类的有害效应(9.7 天),以及从高处跌落、跳下或被推下(5.0 天);在区属三级医院因损伤、中毒和外因的某些其他后果(10.0 天)住院的平均住院天数最长,其中天数最长的病种是气压和水压的效应(38.3 天)、胸部挤压伤和胸的部分创伤性切断(34.0 天),以及累及身体多个部位的骨折(27.5 天);在区属二级医院因损伤、中毒和外因的某些其他后果(10.8 天)住院的平均住院天数最长,其中天数最长的病种是在踝和足水平的血管损伤(30.5 天)、在肩和上臂水平的血管损伤(28.0 天),以及涉及多个身体部位损伤的后遗症(25.3 天);在社区卫生服

务中心(站)因妊娠、分娩和产褥期(60.0 天)住院的平均住院天数最长,其中天数最长的病种是妊娠期糖尿病(60.0 天)。

表 4 - 38　非医保支付住院人口在各医疗机构内平均住院天数最长的住院原因

机 构 选 择	疾 病 分 类	病 种	平均住院天数(天)
市级三级医院	疾病和死亡的外因		8.8
		机动或非机动车辆事故	10.5
		细菌疫苗类的有害效应	9.7
		从高处跌落、跳下或被推下	5.0
区属三级医院	损伤、中毒和外因的某些其他后果		10.0
		气压和水压的效应	38.3
		胸部挤压伤和胸的部分创伤性切断	34.0
		累及身体多个部位的骨折	27.5
区属二级医院	损伤、中毒和外因的某些其他后果		10.8
		在踝和足水平的血管损伤	30.5
		在肩和上臂水平的血管损伤	28.0
		涉及多个身体部位损伤的后遗症	25.3
社区卫生服务中心(站)	妊娠、分娩和产褥期		60.0
		妊娠期糖尿病	60.0

2. 不同性别人口差异

如图 4 - 9,男性在市级三级医院平均住院天数是 6.2 天,区属三级医院是 8.3 天,区属二级医院是 9.7 天,社区卫生服务中心(站)是 14.8 天;女性在市级三级医院平均住院天数是 5.5 天,区属三级医院是 7.7 天,区属二级医院是 8.4 天,社区卫生服务中心(站)是 15.5 天。

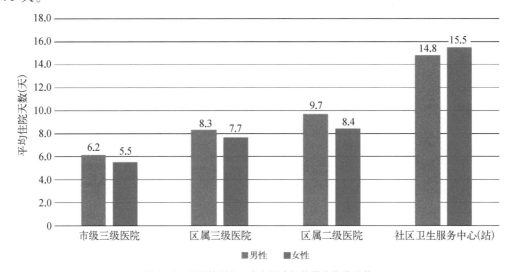

图 4 - 9　不同性别人口在各医疗机构平均住院天数

如表 4-39,男性在市级三级医院因起源于围生期的某些情况(8.8 天)住院的平均住院天数最长,其中天数最长的病种是胎儿和新生儿的坏死性小肠结肠炎(32.5 天)、起源于围生期的慢性呼吸性疾病(24.2 天),以及与孕期短和低出生体重有关的疾患(18.0 天);在区属三级医院因损伤、中毒和外因的某些其他后果(9.8 天)住院的平均住院天数最长,其中天数最长的病种是金属的毒性效应(43.4 天)、有机溶剂的毒性效应(41.8 天),以及气压和水压的效应(41.2 天);在区属二级医院因传染病和寄生虫病(12.5 天)住院的平均住院天数最长,其中天数最长的病种是粟粒性结核(28.7 天)、急性甲型肝炎(24.8 天)和其他器官的结核(22.6 天);在社区卫生服务中心(站)因先天性畸形、变形和染色体异常(29.9 天)住院的平均住院天数最长,其中天数最长的病种是足先天性变形(53.0 天)、心间隔先天性畸形(32.0 天)和心脏的其他先天性畸形(25.0 天)。

表 4-39 男性在各医疗机构平均住院天数最长的住院原因

机 构 选 择	疾 病 分 类	病　　种	平均住院天数(天)
市级三级医院	起源于围生期的某些情况		8.8
		胎儿和新生儿的坏死性小肠结肠炎	32.5
		起源于围生期的慢性呼吸性疾病	24.2
		与孕期短和低出生体重有关的疾患	18.0
区属三级医院	损伤、中毒和外因的某些其他后果		9.8
		金属的毒性效应	43.4
		有机溶剂的毒性效应	41.8
		气压和水压的效应	41.2
区属二级医院	传染病和寄生虫病		12.5
		粟粒性结核	28.7
		急性甲型肝炎	24.8
		其他器官的结核	22.6
社区卫生服务中心(站)	先天性畸形、变形和染色体异常		29.9
		足先天性变形	53.0
		心间隔先天性畸形	32.0
		心脏的其他先天性畸形	25.0

如表 4-40,女性在市级三级医院因疾病和死亡的外因(11.7 天)住院的平均住院天数最长,其中天数最长的病种是细菌疫苗类的有害效应(13.5 天)、从高处跌落、跳下或被推下(5.0 天)和异物或物体经皮肤进入(1.0 天);在区属三级医院因损伤、中毒和外因的某些其他后果(10.3 天)住院的平均住院天数最长,其中天数最长的病种是下肢骨折(47.0 天)、有机溶剂的毒性效应(47.0 天)和金属的毒性效应(45.0 天);在区属二级医院因循环系统疾病(12.6 天)住院的平均住院天数最长,其中天数最长的病种是急性和亚急性心内膜炎(21.8 天)、肺血管的其他疾病(18.0 天),以及脑血管病后遗症(17.4 天);在社区卫生服务中心(站)因妊娠、分娩和产褥期(46.4 天)住院的平均住院天数最长,其中天数最长的病种是妊娠期糖尿病(46.4 天)。

表 4 - 40　女性在各医疗机构平均住院天数最长的住院原因

机 构 选 择	疾 病 分 类	病　　　种	平均住院天数(天)
市级三级医院	疾病和死亡的外因		11.7
		细菌疫苗类的有害效应	13.5
		从高处跌落、跳下或被推下	5.0
		异物或物体经皮肤进入	1.0
区属三级医院	损伤、中毒和外因的某些其他后果		10.3
		下肢骨折	47.0
		有机溶剂的毒性效应	47.0
		金属的毒性效应	45.0
区属二级医院	循环系统疾病		12.6
		急性和亚急性心内膜炎	21.8
		肺血管的其他疾病	18.0
		脑血管病后遗症	17.4
社区卫生服务中心(站)	妊娠、分娩和产褥期		46.4
		妊娠期糖尿病	46.4

3. 不同年龄组人口差异

如图 4 - 10,儿童在市级三级医院平均住院天数是 5.3 天,区属三级医院是 5.5 天,区属二级医院是 6.1 天,社区卫生服务中心(站)是 10.5 天;青年在市级三级医院平均住院天数是 5.0 天,区属三级医院是 5.7 天,区属二级医院是 5.9 天,社区卫生服务中心(站)是 12.1 天;中年在市级三级医院平均住院天数是 5.5 天,区属三级医院是 7.3 天,区属二级医院是 8.0 天,社区卫生服务中心(站)是 12.0 天;年轻老年人在市级三级医院平均住院天数是 6.1 天,区属三级医院是 8.4 天,区属二级医院是 9.5 天,社区卫生服务中心(站)是 13.1 天;老年人在市级三级医院平均住院天数是 8.0 天,区属三级医院是 10.2 天,区属二级医院是 12.4 天,社区卫生服务中心(站)是 15.8 天;长寿老人在市级三级医院平均住院天数是 12.1 天,区属三级医院是 11.8 天,区

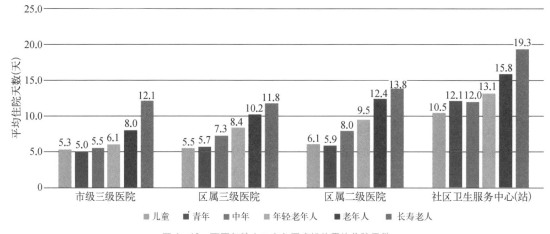

图 4 - 10　不同年龄人口在各医疗机构平均住院天数

属二级医院是 13.8 天,社区卫生服务中心(站)是 19.3 天。

如表 4 - 41,儿童在市级三级医院因起源于围生期的某些情况(9.0 天)住院的平均住院天数最长,其中天数最长的病种是胎儿和新生儿的坏死性小肠结肠炎(33.7 天)、起源于围生期的慢性呼吸性疾病(20.0 天),以及与孕期短和低出生体重有关的疾患(19.1 天);在区属三级医院因损伤、中毒和外因的某些其他后果(7.4 天)住院的平均住院天数最长,其中天数最长的病种是颈部和躯干损伤后遗症(18.0 天)、根据体表累及范围疾病分类的烧伤(13.9 天),以及腰椎和骨盆骨折(12.0 天);在区属二级医院因神经系统疾病(13.7 天)住院的平均住院天数最长,其中天数最长的病种是截瘫和四肢瘫(26.8 天)、麻痹(瘫痪)综合征(25.0 天),以及锥体束外和运动疾患(20.5 天);在社区卫生服务中心(站)因损伤、中毒和外因的某些其他后果(13.3 天)住院的平均住院天数最长,其中天数最长的病种是肩和上臂骨折(21.0 天)、小腿(包括踝)骨折(15.0 天),以及腕和手挤压伤(4.0 天)。

表 4 - 41 儿童在各医疗机构平均住院天数最长的住院原因

机 构 选 择	疾 病 分 类	病　种	平均住院天数(天)
市级三级医院	起源于围生期的某些情况		9.0
		胎儿和新生儿的坏死性小肠结肠炎	33.7
		起源于围生期的慢性呼吸性疾病	20.0
		与孕期短和低出生体重有关的疾患	19.1
区属三级医院	损伤、中毒和外因的某些其他后果		7.4
		颈部和躯干损伤后遗症	18.0
		根据体表累及范围疾病分类的烧伤	13.9
		腰椎和骨盆骨折	12.0
区属二级医院	神经系统疾病		13.7
		截瘫和四肢瘫	26.8
		麻痹(瘫痪)综合征	25.0
		锥体束外和运动疾患	20.5
社区卫生服务中心(站)	损伤、中毒和外因的某些其他后果		13.3
		肩和上臂骨折	21.0
		小腿(包括踝)骨折	15.0
		腕和手挤压伤	4.0

如表 4 - 42,青年在市级三级医院因循环系统疾病(8.0 天)住院的平均住院天数最长,其中天数最长的病种是脑卒中(33.0 天)、心内膜炎(18.8 天)和脑内出血(16.1 天);在区属三级医院因损伤、中毒和外因的某些其他后果(8.9 天)住院的平均住院天数最长,其中天数最长的病种是气压和水压的效应(40.0 天)、有机溶剂的毒性效应(37.0 天),以及胸部挤压伤和胸的部分创伤性切断(24.0 天);在区属二级医院因传染病和寄生虫病疾病(12.2 天)住院的平均住院天数最长,其中天数最长的病种是急性甲型肝炎(20.3 天)、呼吸道结核

（20.2 天）和其他器官的结核（20.0 天）；在社区卫生服务中心（站）因神经系统疾病（16.2 天）住院的平均住院天数最长，其中天数最长的病种是脊髓的其他疾病（28.0 天）、神经系统疾病的其他变性性疾病（13.5 天）和短暂性大脑缺血性发作（13.0 天）。

表 4-42 青年在各医疗机构平均住院天数最长的住院原因

机 构 选 择	疾 病 分 类	病　　　　种	平均住院天数(天)
市三级医院	循环系统疾病		8.0
		脑卒中	33.0
		心内膜炎	18.8
		脑内出血	16.1
区属三级医院	损伤、中毒和外因的某些其他后果		8.9
		气压和水压的效应	40.0
		有机溶剂的毒性效应	37.0
		胸部挤压伤和胸的部分创伤性切断	24.0
区属二级医院	传染病和寄生虫病		12.2
		急性甲型肝炎	20.3
		呼吸道结核	20.2
		其他器官的结核	20.0
社区卫生服务中心(站)	神经系统疾病		16.2
		脊髓的其他疾病	28.0
		神经系统的其他变性性疾病	13.5
		短暂性大脑缺血性发作	13.0

如表 4-43，中年在市级三级医院因损伤、中毒和外因的某些其他后果（7.1 天）住院的平均住院天数最长，其中天数最长的病种是髋和大腿挤压伤（57.0 天）、有机溶剂的毒性效应（45.5 天），以及肩和上臂损伤（45.0 天）；在区属三级医院因传染病和寄生虫病（10.0 天）住院的平均住院天数最长，其中天数最长的病种是细菌性肠道感染（60.0 天）、脊髓灰质炎的后遗症（23.0 天）和隐球菌病（20.5 天）；在区属二级医院因传染病和寄生虫病（12.6 天）住院的平均住院天数最长，其中天数最长的病种是粟粒性结核（35.0 天）、其他器官的结核（21.2 天）和动物源性细菌性疾病（21.0 天）；在社区卫生服务中心（站）因内神经系统疾病（17.8 天）住院的平均住院天数最长，其中天数最长的病种是中毒性脑病（55.0 天）、脑的其他疾患（54.5 天）和短暂性大脑缺血性发作（12.8 天）。

如表 4-44，年轻老年人在市级三级医院因神经系统疾病（8.9 天）住院的平均住院天数最长，其中天数最长的病种是神经系统疾病的操作后疾患（46.0 天）、中毒性脑病（27.0 天），以及颅内和椎管内脓肿及肉芽肿（18.8 天）；在区属三级医院因传染病和寄生虫病（10.4 天）住院的平均住院天数最长，其中天数最长的病种是细菌性疾病（30.0 天）、疱疹病毒（单纯疱疹）感染（18.0 天）和病毒性脑炎（17.8 天）；在区属二级医院因传染病和寄生虫病（12.5 天）住院的平均住院天数最长，其中天数最长的病种是病毒性肝炎（25.0 天）、其他器官的结核（21.8 天）和细菌性食物中毒（20.0 天）；在社区卫生服务中心

（站）因损伤、中毒和外因的某些其他后果（19.4 天）住院的平均住院天数最长，其中天数最长的病种是累及身体多个部位的损伤（60.0 天）、眼和眶损伤（59.0 天），以及颈部和躯干损伤后遗症（49.0 天）。

表 4-43　中年在各医疗机构平均住院天数最长的住院原因

机 构 选 择	疾 病 分 类	病　　种	平均住院天数（天）
市级三级医院	损伤、中毒和外因的某些其他后果		7.1
		髋和大腿挤压伤	57.0
		有机溶剂的毒性效应	45.5
		肩和上臂损伤	45.0
区属三级医院	传染病和寄生虫病		10.0
		细菌性肠道感染	60.0
		脊髓灰质炎的后遗症	23.0
		隐球菌病	20.5
区属二级医院	传染病和寄生虫病		12.6
		粟粒性结核	35.0
		其他器官的结核	21.2
		动物源性细菌性疾病	21.0
社区卫生服务中心（站）	神经系统疾病		17.8
		中毒性脑病	55.0
		脑的其他疾患	54.5
		短暂性大脑缺血性发作	12.8

表 4-44　年轻老年人在各医疗机构平均住院天数最长的住院原因

机 构 选 择	疾 病 分 类	病　　种	平均住院天数（天）
市级三级医院	神经系统疾病		8.9
		神经系统疾病的操作后疾患	46.0
		中毒性脑病	27.0
		颅内和椎管内脓肿及肉芽肿	18.8
区属三级医院	传染病和寄生虫病		10.4
		细菌性疾病	30.0
		疱疹病毒（单纯疱疹）感染	18.0
		病毒性脑炎	17.8
区属二级医院	传染病和寄生虫病		12.5
		病毒性肝炎	25.0
		其他器官的结核	21.8
		细菌性食物中毒	20.0
社区卫生服务中心（站）	损伤、中毒和外因的某些其他后果		19.4
		累及身体多个部位的损伤	60.0
		眼和眶损伤	59.0
		颈部和躯干损伤后遗症	49.0

　　如表4-45,老年人在市级三级医院因呼吸系统疾病(11.3天)住院的平均住院天数最长,其中天数最长的病种是吸入化学制剂、气体、烟雾和蒸气引起的呼吸性情况(56.3天)、固体和液体引起的肺炎(19.3天),以及有机粉尘引起的过敏性肺炎(17.0天);在区属三级医院、区属二级医院和社区卫生服务中心(站)均因损伤、中毒和外因的某些其他后果住院的平均住院天数最长,其中天数最长的病种集中于累及身体多个部位的骨折、脊柱骨折、有机溶剂的毒性效应等。

表4-45　老年人在各医疗机构平均住院天数最长的住院原因

机 构 选 择	疾 病 分 类	病　　　种	平均住院天数(天)
市级三级医院	呼吸系统疾病		11.3
		吸入化学制剂、气体、烟雾和蒸气引起的呼吸性情况	56.3
		固体和液体引起的肺炎	19.3
		有机粉尘引起的过敏性肺炎	17.0
区属三级医院	损伤、中毒和外因的某些其他后果		11.3
		有机溶剂的毒性效应	45.5
		金属的毒性效应	43.4
		气压和水压的效应	33.0
区属二级医院	损伤、中毒和外因的某些其他后果		14.5
		累及身体多个部位的损伤	35.7
		累及身体多个部位的骨折	29.0
		上肢损伤后遗症	24.8
社区卫生服务中心(站)	损伤、中毒和外因的某些其他后果		25.6
		累及身体多个部位的损伤	56.0
		脊柱骨折	53.0
		累及身体多个部位的骨折	50.0

　　如表4-46,长寿老人在市级三级医院因神经系统疾病(18.5天)住院的平均住院天数最长,其中天数最长的病种是阿尔茨海默病(28.0天)、神经系统疾病的其他变性性疾病(25.3天),以及脑积水(18.6天);在区属三级医院因神经系统疾病(14.5天)住院的平均住院天数最长,其中天数最长的病种是细菌性脑膜炎(21.0天)、短暂性大脑缺血性发作和相关的综合征(15.8天),以及癫痫(癫痫)(13.3天);在区属二级医院因循环系统疾病(15.8天)住院的平均住院天数最长,其中天数最长的病种是心包疾病(28.0天)、非风湿性主动脉瓣疾患(28.0天),以及高血压心脏和肾脏病(23.3天);在社区卫生服务中心(站)因血液疾病(27.9天)住院的平均住院天数最长,其中天数最长的病种是再生障碍性贫血(54.0天)、缺铁性贫血(54.0天),以及紫癜和出血性情况(30.0天)。

表 4 - 46　长寿老人在各医疗机构平均住院天数最长的住院原因

机 构 选 择	疾 病 分 类	病　　种	平均住院天数(天)
市级三级医院	神经系统疾病		18.5
		阿尔茨海默病	28.0
		神经系统疾病的其他变性性疾病	25.3
		脑积水	18.6
区属三级医院	神经系统疾病		14.5
		细菌性脑膜炎	21.0
		短暂性大脑缺血性发作和相关的综合征	15.8
		癫痫(癫痫)	13.3
区属二级医院	循环系统疾病		15.8
		心包疾病	28.0
		非风湿性主动脉瓣疾患	28.0
		高血压心脏和肾脏病	23.3
社区卫生服务中心(站)	血液疾病		27.9
		再生障碍性贫血	54.0
		缺铁性贫血	54.0
		紫癜和出血性情况	30.0

第二节　住院费用 360°视图

一、住院费用占比及占比最高的住院原因

(一) 总体概述

如表 4-47,住院人口因循环系统疾病(27.5%)、肿瘤(23.7%),以及损伤、中毒和外因的某些其他后果(9.1%)产生的费用占比最高。循环系统疾病产生的住院费用中,占比最高的病种是慢性缺血性心脏病(6.3%)、脑梗死(3.3%)和特发性高血压(2.2%)。肿瘤产生的住院费用中,占比最高的病种是支气管和肺恶性肿瘤(5.0%)、胃恶性肿瘤(1.5%),以及肝和肝内胆管恶性肿瘤(1.2%)。损伤、中毒和外因的某些其他后果产生的住院费用中,占比最高的病种是股骨骨折(1.5%)、小腿(包括踝)骨折(1.5%),以及肩和上臂骨折(0.8%)。

表 4-47　住院费用占比最高的住院原因

顺　　位	疾 病 分 类	病　　种	费用占比(%)
1	循环系统疾病		27.5
		慢性缺血性心脏病	6.3
		脑梗死	3.3
		特发性高血压	2.2
2	肿瘤		23.7
		支气管和肺恶性肿瘤	5.0
		胃恶性肿瘤	1.5
		肝和肝内胆管恶性肿瘤	1.2
3	损伤、中毒和外因的某些其他后果		9.1
		股骨骨折	1.5
		小腿(包括踝)骨折	1.5
		肩和上臂骨折	0.8

(二) 不同支付方式人口住院费用占比及占比最高的住院原因

2018 年,在住院人口产生的总费用中,医保支付人口住院费用占比 60.8%,非医保支付人口住院费用占比 39.2%。

由表 4-48,医保支付人口因循环系统疾病(27.5%)、肿瘤(18.7%)及消化系统疾病(8.9%)住院产生的费用占比最高。循环系统疾病产生的住院费用中,占比最高的病种是慢性缺血性心脏病(6.4%)、脑梗死(3.9%)和特发性高血压(2.6%)。肿瘤产生的住院费用中,占比最高的病种是支气管和肺恶性肿瘤(4.1%)、结肠恶性肿(1.2%),以及胃恶性肿瘤

（1.2%）。消化系统疾病产生的住院费用中，占比最高的病种是胆石症（2.1%）、肠的其他疾病（0.6%）和腹股沟疝（0.6%）。

表4-48 医保支付人口住院费用占比最高的住院原因

顺 位	疾病分类	病 种	费用占比（%）
1	循环系统疾病		27.5
		慢性缺血性心脏病	6.4
		脑梗死	3.9
		特发性高血压	2.6
2	肿瘤		18.7
		支气管和肺恶性肿瘤	4.1
		结肠恶性肿瘤	1.2
		胃恶性肿瘤	1.2
3	消化系统疾病		8.9
		胆石症	2.1
		肠的其他疾病	0.6
		腹股沟疝	0.6

由表4-49，非医保支付人口因肿瘤（31.5%）、循环系统疾病（15.5%），以及损伤、中毒和外因的某些其他后果（11.8%）住院产生的费用占比最高。肿瘤产生的住院费用中，占比最高的病种是支气管和肺恶性肿瘤（6.5%）、肝和肝内胆管恶性肿瘤（2.3%），以及胃恶性肿瘤（2.0%）。循环系统疾病产生的住院费用中，占比最高的病种是慢性缺血性心脏病（3.4%）、脑梗死（1.0%），以及心房纤颤和扑动（1.0%）。损伤、中毒和外因的某些其他后果产生的住院费用中，占比最高的病种是小腿（包括踝）骨折（2.0%）、股骨骨折（1.1%）和腰椎，以及骨盆骨折（1.0%）。

表4-49 非医保支付人口住院费用占比最高的住院原因

顺 位	疾病分类	病 种	费用占比（%）
1	肿瘤		31.5
		支气管和肺恶性肿瘤	6.5
		肝和肝内胆管恶性肿瘤	2.3
		胃恶性肿瘤	2.0
2	循环系统疾病		15.5
		慢性缺血性心脏病	3.4
		脑梗死	1.0
		心房纤颤和扑动	1.0
3	损伤、中毒和外因的某些其他后果		11.8
		小腿（包括踝）骨折	2.0
		股骨骨折	1.1
		腰椎和骨盆骨折	1.0

（三）不同性别人口住院费用占比及占比最高的住院原因

如表 4-50,在住院人口产生的总费用中,男性占 52.5%,女性占 47.5%,性别比是 1.10。医保支付住院人口产生的费用中,男性占 51.0%,女性占 49.0%,性别比是 1.04;非医保支付住院人口产生的费用中,男性占 54.7%,女性占 45.3%,性别比是 1.21。

表 4-50　不同性别人口住院费用占比

性　别	支　付　方　式		合　计
	医保支付	非医保支付	
男性(%)	51.0	54.7	52.5
女性(%)	49.0	45.3	47.5
男女性别比	1.04	1.21	1.10

由表 4-51,男性因循环系统疾病(26.2%)、肿瘤(23.2%),以及损伤、中毒和外因的某些其他后果(9.4%)住院产生的费用占比最高。循环系统疾病产生的住院费用中,占比最高的病种是慢性缺血性心脏病(6.3%)、脑梗死(3.0%)和急性心肌梗死(1.8%)。肿瘤产生的住院费用中,占比最高的病种是支气管和肺恶性肿瘤(5.1%)、胃恶性肿瘤(2.0%),以及肝和肝内胆管恶性肿瘤(1.9%)。损伤、中毒和外因的某些其他后果产生的住院费用中,占比最高的病种是小腿(包括踝)骨折(1.6%)、股骨骨折(1.1%)和颅内损伤(0.8%)。

表 4-51　男性住院费用占比最高的住院原因

顺　　位	疾病分类	病　　种	费用占比(%)
1	循环系统疾病		26.2
		慢性缺血性心脏病	6.3
		脑梗死	3.0
		急性心肌梗死	1.8
2	肿瘤		23.2
		支气管和肺恶性肿瘤	5.1
		胃恶性肿瘤	2.0
		肝和肝内胆管恶性肿瘤	1.9
3	损伤、中毒和外因的某些其他后果		9.4
		小腿(包括踝)骨折	1.6
		股骨骨折	1.1
		颅内损伤	0.8

由表 4-52,女性因肿瘤(24.2%)、循环系统疾病(19.3%),以及损伤、中毒和外因的某些其他后果(8.8%)住院产生的费用占比最高。肿瘤产生的住院费用中,占比最高的病种是支气管和肺恶性肿瘤(5.0%)、乳房恶性肿瘤(1.9%)和子宫平滑肌瘤(1.5%)。循环系统疾病产生的住院费用中,占比最高的病种是慢性缺血性心脏病(4.1%)、脑梗死(2.5%)和特发性高血压(2.0%)。损伤、中毒和外因的某些其他后果产生的住院费用中,占比最高的病种是股骨骨折(2.0%)、小腿(包括踝)骨折(1.4%)和前臂骨折(1.0%)。

表 4-52　女性住院费用占比最高的住院原因

顺　位	疾病分类	病　种	费用占比(%)
1	肿瘤		24.2
		支气管和肺恶性肿瘤	5.0
		乳房恶性肿瘤	1.9
		子宫平滑肌瘤	1.5
2	循环系统疾病		19.3
		慢性缺血性心脏病	4.1
		脑梗死	2.5
		特发性高血压	2.0
3	损伤、中毒和外因的某些其他后果		8.8
		股骨骨折	2.0
		小腿(包括踝)骨折	1.4
		前臂骨折	1.0

(四) 不同年龄人口住院费用占比及占比最高的住院原因

2018 年,如图 4-11,从住院费用占比随年龄段变化来看,在 60~64 岁(13.5%)出现 1 个波峰。

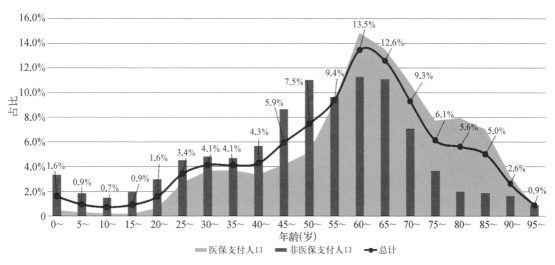

图 4-11　不同年龄段人口住院费用占比

如表 4-53,在住院人口产生的费用中,年轻老年人占比最高,为 35.3%。医保支付住院人口产生的住院费用中,年轻老年人占比最高,为 39.2%;非医保支付住院人口产生的住院费用中,中年和年轻老年人住院费用占比最高,均为 29.4%。

由表 4-54,儿童因先天性畸形、变形和染色体异常(19.7%)、呼吸系统疾病(15.0%)及肿瘤(10.9%)住院产生的费用占比最高。先天性畸形、变形和染色体异常产生的住院费用中,占比最高的病种是胆囊、胆管和肝先天性畸形(2.5%)、心间隔先天性畸形(2.0%)和心脏的其他先天性畸形(1.8%)。呼吸系统疾病产生的住院费用中,占比最高的病种是肺炎

（8.0%）、扁桃体和腺样体慢性疾病（2.0%），以及细菌性肺炎（1.2%）。肿瘤产生的住院费用中，占比最高的病种是脑恶性肿瘤（1.9%）、淋巴样白血病（1.4%）和黑素细胞痣（0.8%）。

表4-53 不同年龄组人口住院费用占比（%）

年龄组	支付方式		合计
	医保支付	非医保支付	
儿童	1.0	6.7	3.2
青年	14.3	24.7	18.4
中年	18.6	29.4	22.8
年轻老年人	39.2	29.4	35.3
老年人	22.8	7.5	16.8
长寿老人	4.2	2.5	3.5

表4-54 儿童住院费用占比最高的住院原因

顺位	疾病分类	病种	费用占比（%）
1	先天性畸形、变形和染色体异常		19.7
		胆囊、胆管和肝先天性畸形	2.5
		心间隔先天性畸形	2.0
		心脏的其他先天性畸形	1.8
2	呼吸系统疾病		15.0
		肺炎	8.0
		扁桃体和腺样体慢性疾病	2.0
		细菌性肺炎	1.2
3	肿瘤		10.9
		脑恶性肿瘤	1.9
		淋巴样白血病	1.4
		黑素细胞痣	0.8

由表4-55，青年因肿瘤（21.2%）、妊娠、分娩和产褥期（18.3%），以及损伤、中毒和外因的某些其他后果（11.7%）住院产生的费用占比最高。肿瘤产生的住院费用中，占比最高的病种是脑恶性肿瘤（3.6%）、淋巴样白血病（2.8%）和黑素细胞痣（1.5%）。妊娠、分娩和产褥期产生的住院费用中，占比最高的病种是为盆腔器官异常给予的孕产妇医疗（2.5%）、单胎顺产（1.6%）和异位妊娠（1.2%）。损伤、中毒和外因的某些其他后果产生的住院费用中，占比最高的病种是小腿（包括踝）骨折（2.3%）、肩和上臂骨折（1.0%），以及前臂骨折（0.8%）。

表4-55 青年住院费用占比最高的住院原因

顺位	疾病分类	病种	费用占比（%）
1	肿瘤		21.2
		脑恶性肿瘤	3.6
		淋巴样白血病	2.8
		黑素细胞痣	1.5

续 表

顺 位	疾病分类	病 种	费用占比(%)
2	妊娠、分娩和产褥期		18.3
		为盆腔器官异常给予的孕产妇医疗	2.5
		单胎顺产	1.6
		异位妊娠	1.2
3	损伤、中毒和外因的某些其他后果		11.7
		小腿(包括踝)骨折	2.3
		肩和上臂骨折	1.0
		前臂骨折	0.8

由表4-56，中年因肿瘤(33.3%)、循环系统疾病(16.6%)及损伤、中毒和外因的某些其他后果(11.1%)住院产生的费用占比最高。肿瘤产生的住院费用中，占比最高的病种是支气管和肺恶性肿瘤(3.6%)、甲状腺恶性肿瘤(3.0%)和子宫平滑肌瘤(2.8%)。循环系统疾病产生的住院费用中，占比最高的病种是慢性缺血性心脏病(3.0%)、脑梗死(1.4%)和急性心肌梗死(1.2%)。损伤、中毒和外因的某些其他后果产生的住院费用中，占比最高的病种是小腿(包括踝)骨折(2.3%)、肩和上臂骨折(0.9%)，以及腰椎和骨盆骨折(0.9%)。

表4-56　中年住院费用占比最高的住院原因

顺 位	疾病分类	病 种	费用占比(%)
1	肿瘤		33.3
		支气管和肺恶性肿瘤	3.6
		甲状腺恶性肿瘤	3.0
		子宫平滑肌瘤	2.8
2	循环系统疾病		16.6
		慢性缺血性心脏病	3.0
		脑梗死	1.4
		急性心肌梗死	1.2
3	损伤、中毒和外因的某些其他后果		11.1
		小腿(包括踝)骨折	2.3
		肩和上臂骨折	0.9
		腰椎和骨盆骨折	0.9

由表4-57，年轻老年人因肿瘤(27.7%)、循环系统疾病(26.6%)及肌肉骨骼系统和结缔组织疾病(8.1%)住院产生的费用占比最高。肿瘤住院产生的住院费用中，占比最高的病种是支气管和肺恶性肿瘤(6.0%)、肝和肝内胆管恶性肿瘤(1.9%)，以及乳房恶性肿瘤(1.5%)。循环系统疾病产生的住院费用中，占比最高的病种是慢性缺血性心脏病(6.0%)、脑梗死(3.0%)，以及心房纤颤和扑动(2.0%)。肌肉骨骼系统和结缔组织疾病产生的住院费用中，占比最高的病种是椎间盘疾患(1.4%)、脊椎病(1.2%)和关节炎(1.0%)。

表 4-57　年轻老年人住院费用占比最高的住院原因

顺　位	疾病分类	病　种	费用占比(%)
1	肿瘤		27.7
		支气管和肺恶性肿瘤	6.0
		肝和肝内胆管恶性肿瘤	1.9
		乳房恶性肿瘤	1.5
2	循环系统疾病		26.6
		慢性缺血性心脏病	6.0
		脑梗死	3.0
		心房纤颤和扑动	2.0
3	肌肉骨骼系统和结缔组织疾病		8.1
		椎间盘疾患	1.4
		脊椎病	1.2
		关节炎	1.0

由表 4-58,老年人因循环系统疾病(39.9%)、肿瘤(12.9%)及呼吸系统疾病(12.6%)住院产生的费用占比最高。循环系统疾病产生的住院费用中,占比最高的病种是慢性缺血性心脏病(10.1%)、脑梗死(6.4%)和特发性高血压(4.0%)。肿瘤产生的住院费用中,占比最高的病种是支气管和肺恶性肿瘤(3.5%)、胃恶性肿瘤(1.1%),以及结肠恶性肿瘤(0.8%)。呼吸系统疾病产生的住院费用中,占比最高的病种是慢性阻塞性肺病(4.1%)、呼吸性疾患(2.9%)和肺炎(2.3%)。

表 4-58　老年人住院费用占比最高的住院原因

顺　位	疾病分类	病　种	费用占比(%)
1	循环系统疾病		39.9
		慢性缺血性心脏病	10.1
		脑梗死	6.4
		特发性高血压	4.0
2	肿瘤		12.9
		支气管和肺恶性肿瘤	3.5
		胃恶性肿瘤	1.1
		结肠恶性肿瘤	0.8
3	呼吸系统疾病		12.6
		慢性阻塞性肺病	4.1
		呼吸性疾患	2.9
		肺炎	2.3

由表 4-59,长寿老人因循环系统疾病(46.5%)、呼吸系统疾病(22.5%),以及损伤、中毒和外因的某些其他后果(6.7%)住院产生的费用占比最高。循环系统疾病产生的住院费用中,占比最高的病种是慢性缺血性心脏病(16.6%)、特发性高血压(6.6%)和脑血管病后遗症(6.4%)。呼吸系统疾病产生的住院费用中,占比最高的病种是慢性阻塞性肺病(7.9%)、呼

吸性疾患(6.5%)和肺炎(3.5%)。损伤、中毒和外因的某些其他后果产生的住院费用中,占比最高的病种是股骨骨折(3.9%)、小腿(包括踝)骨折(0.4%),以及腰椎和骨盆骨折(0.4%)。

表 4-59　长寿老人住院费用占比最高的住院原因

顺　位	疾病分类	病　种	费用占比(%)
1	循环系统疾病		46.5
		慢性缺血性心脏病	16.6
		特发性高血压	6.6
		脑血管病后遗症	6.4
2	呼吸系统疾病		22.5
		慢性阻塞性肺病	7.9
		呼吸性疾患	6.5
		肺炎	3.5
3	损伤、中毒和外因的某些其他后果		6.7
		股骨骨折	3.9
		小腿(包括踝)骨折	0.4
		腰椎和骨盆骨折	0.4

(五) 住院人口在各医疗机构费用占比及占比最高的住院原因

在住院人口产生的总费用中,在市级三级医院费用占比 66.5%,区属三级医院占比 9.1%,区属二级医院占比 22.9%,社区卫生服务中心(站)占比 1.5%。

由表 4-60,住院人口在市级三级医院因肿瘤(30.9%)、循环系统疾病(19.4%),以及肌肉骨骼系统和结缔组织疾病(8.7%)住院产生的费用占比最高。肿瘤产生的住院费用中,占比最高的病种是支气管和肺恶性肿(7.2%)、胃恶性肿瘤(1.8%),以及肝和肝内胆管恶性肿瘤(1.7%)。循环系统疾病产生的住院费用中,占比最高的病种是慢性缺血性心脏病(4.3%)、心房纤颤和扑动(1.7%),以及脑梗死(1.3%)。肌肉骨骼系统和结缔组织疾病产生的住院费用中,占比最高的病种是椎间盘疾患(1.4%)、脊椎病(1.0%)和脊椎关节强硬(0.9%)。

表 4-60　住院人口在市级三级医院费用占比最高的住院原因

顺　位	疾病分类	病　种	费用占比(%)
1	肿瘤		30.9
		支气管和肺恶性肿瘤	7.2
		胃恶性肿瘤	1.8
		肝和肝内胆管恶性肿瘤	1.7
2	循环系统疾病		19.4
		慢性缺血性心脏病	4.3
		心房纤颤和扑动	1.7
		脑梗死	1.3

顺 位	疾 病 分 类	病 种	费用占比（%）
3	肌肉骨骼系统和结缔组织疾病		8.7
		椎间盘疾患	1.4
		脊椎病	1.0
		脊椎关节强硬	0.9

由表4－61，住院人口在区属三级医院因循环系统疾病（30.5%），损伤、中毒和外因的某些其他后果（13.2%），以及消化系统疾病（10.8%）住院产生的费用占比最高。循环系统疾病产生的住院费用中，占比最高的病种是慢性缺血性心脏病（6.9%）、特发性高血压（6.1%）和脑梗死（4.9%）。损伤、中毒和外因的某些其他后果产生的住院费用中，占比最高的病种是小腿（包括踝）骨折（2.0%）、股骨骨折（1.9%）和颅内损伤（1.3%）。消化系统疾病产生的住院费用中，占比最高的病种是胆石症（2.3%）、急性阑尾炎（0.9%）和腹股沟疝（0.7%）。

表4－61　住院人口在区属三级医院费用占比最高的住院原因

顺 位	疾 病 分 类	病 种	费用占比（%）
1	循环系统疾病		30.5
		慢性缺血性心脏病	6.9
		特发性高血压	6.1
		脑梗死	4.9
2	损伤、中毒和外因的某些其他后果		13.2
		小腿（包括踝）骨折	2.0
		股骨骨折	1.9
		颅内损伤	1.3
3	消化系统疾病		10.8
		胆石症	2.3
		急性阑尾炎	0.9
		腹股沟疝	0.7

由表4－62，住院人口在区属二级医院因循环系统疾病（26.8%），损伤、中毒和外因的某些其他后果（11.4%），以及呼吸系统疾病（10.7%）住院产生的费用占比最高。循环系统疾病产生的住院费用中，占比最高的病种是慢性缺血性心脏病（6.5%）、脑梗死（5.5%）和特发性高血压（3.0%）。损伤、中毒和外因的某些其他后果产生的住院费用中，占比最高的病种是股骨骨折（1.9%）、小腿（包括踝）骨折（1.9%），以及肩和上臂骨折（1.0%）。呼吸系统疾病产生的住院费用中，占比最高的病种是慢性阻塞性肺病（3.3%）、呼吸性疾患（2.0%）和肺炎（1.9%）。

由表4－63，住院人口在社区卫生服务中心（站）因循环系统疾病（65.3%）、呼吸系统疾病（16.3%），以及损伤、中毒和外因的某些其他后果（3.3%）住院产生的费用占比最高。循环系统疾病产生的住院费用中，占比最高的病种是脑血管病后遗症（27.5%）、慢性缺血性心脏病(14.2%)和脑梗死(12.2%)。呼吸系统疾病产生的住院费用中,占比最高的病种是慢性阻塞性肺病(6.2%)、呼吸性疾患(4.6%)和肺炎(1.6%)。损伤、中毒和外因的某些其他后果产生的住院费用中,占比最高的病种是股骨骨折(1.7%)、小腿(包括踝)骨折(0.3%),以及腰椎和骨盆骨折(0.3%)。

表 4-62　住院人口在区属二级医院费用占比最高的住院原因

顺　位	疾病分类	病　　种	费用占比(%)
1	循环系统疾病		26.8
		慢性缺血性心脏病	6.5
		脑梗死	5.5
		特发性高血压	3.0
2	损伤、中毒和外因的某些其他后果		11.4
		股骨骨折	1.9
		小腿(包括踝)骨折	1.9
		肩和上臂骨折	1.0
3	呼吸系统疾病		10.7
		慢性阻塞性肺病	3.3
		呼吸性疾患	2.0
		肺炎	1.9

表 4-63　住院人口在社区卫生服务中心(站)费用占比最高的住院原因

顺　位	疾病分类	病　　种	费用占比(%)
1	循环系统疾病		65.3
		脑血管病后遗症	27.5
		慢性缺血性心脏病	14.2
		脑梗死	12.2
2	呼吸系统疾病		16.3
		慢性阻塞性肺病	6.2
		呼吸性疾患	4.6
		肺炎	1.6
3	损伤、中毒和外因的某些其他后果		3.3
		股骨骨折	1.7
		小腿(包括踝)骨折	0.3
		腰椎和骨盆骨折	0.3

1. 不同支付方式人口差异

如图 4-12,在医保支付住院人口产生的住院费用中,在市级三级医院住院费用占比57.0%,区属三级医院占比11.8%,区属二级医院占比28.9%,社区卫生服务中心(站)占比2.3%;非医保支付住院人口产生的住院费用中,在市级三级医院住院费用占比81.4%,区属三级医院占比4.9%,区属二级医院占比13.6%,社区卫生服务中心(站)占比0.1%。

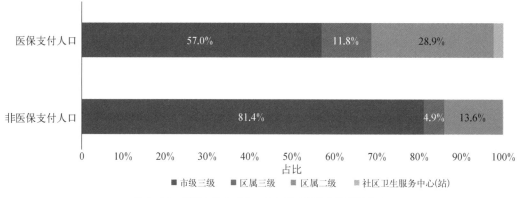

图 4-12 不同支付方式人口在各医疗机构住院费用占比

如表 4-64,医保支付住院人口在市级三级医院内肿瘤(25.9%)住院产生的费用占比最高,其中费用占比最高的病种是支气管和肺恶性肿瘤(6.5%)、胃恶性肿瘤(1.4%)和结肠恶性肿瘤(1.4%);在区属三级医院、区属二级医院和社区卫生服务中心(站)内均因循环系统疾病住院产生的费用占比最高,其中费用占比较高的病种集中于慢性缺血性心脏病、特发性高血压和脑梗死等。

表 4-64 医保支付人口在各医疗机构住院费用占比最高的住院原因

就诊机构	疾病分类	病　种	费用占比(%)
市级三级医院	肿瘤		25.9
		支气管和肺恶性肿瘤	6.5
		胃恶性肿瘤	1.4
		结肠恶性肿瘤	1.4
区属三级医院	循环系统病		33.4
		慢性缺血性心脏病	7.7
		特发性高血压	6.8
		脑梗死	5.5
区属二级医院	循环系统疾病		29.1
		慢性缺血性心脏病	7.1
		脑梗死	6.4
		特发性高血压	3.3
社区卫生服务中心(站)	循环系统疾病		65.5
		脑血管病后遗症	27.7
		慢性缺血性心脏病	14.3
		脑梗死	12.3

如表 4-65,非医保支付住院人口在市级三级医院内因肿瘤(36.4%)住院产生的费用占比最高,其中费用占比最高的病种是支气管和肺恶性肿瘤(7.9%)、肝和肝内胆管恶性肿瘤(2.8%),以及胃恶性肿瘤(2.3%);在区属三级医院内因损伤、中毒和外因的某些其他后果(32.3%)住院产生的费用占比最高,其中费用占比最高的病种是小腿(包括踝)骨折

(5.1%)、颅内损伤(4.3%),以及肋骨、胸骨和胸部脊柱骨折(3.7%);在区属二级医院内因损伤、中毒和外因的某些其他后果(23.6%)住院产生的费用占比最高,其中费用占比最高的病种是小腿(包括踝)骨折(4.4%)、颅内损伤(2.3%)和股骨骨折(1.8%);在社区卫生服务中心(站)内因循环系统疾病(59.4%)住院产生的费用占比最高,其中费用占比最高的病种是脑血管病后遗症(23.4%)、慢性缺血性心脏病(12.5%)和脑梗死(11.6%)。

表 4-65　非医保支付人口在各医疗机构住院费用占比最高的住院原因

就 诊 机 构	疾 病 分 类	病　种	费用占比(%)
市级三级医院	肿瘤		36.4
		支气管和肺恶性肿瘤	7.9
		肝和肝内胆管恶性肿瘤	2.8
		胃恶性肿瘤	2.3
区属三级医院	损伤、中毒和外因的某些其他后果		32.3
		小腿(包括踝)骨折	5.1
		颅内损伤	4.3
		肋骨、胸骨和胸部脊柱骨折	3.7
区属二级医院	损伤、中毒和外因的某些其他后果		23.6
		小腿(包括踝)骨折	4.4
		颅内损伤	2.3
		股骨骨折	1.8
社区卫生服务中心(站)	循环系统疾病		59.4
		脑血管病后遗症	23.4
		慢性缺血性心脏病	12.5
		脑梗死	11.6

2. 不同性别人口差异

如图 4-13,男性住院费用中,在市级三级医院住院费用占比 67.9%,区属三级医院占比 9.0%,区属二级医院占比 22.0%,社区卫生服务中心(站)占比 1.1%;女性住院费用中,在市级三级医院住院费用占比 65.0%,区属三级医院占比 9.2%,区属二级医院占比 23.9%,社区卫生服务中心(站)占比 1.9%。

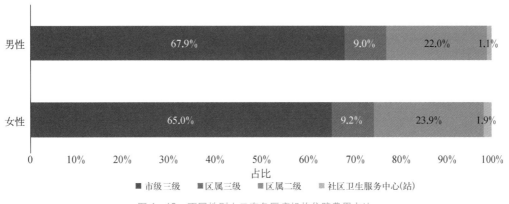

图 4-13　不同性别人口在各医疗机构住院费用占比

如表4-66，男性在市级三级医院因肿瘤（30.0%）住院产生的费用占比最高，其中费用占比最高的病种是支气管和肺恶性肿瘤（7.0%）、肝和肝内胆管恶性肿瘤（2.7%），以及胃恶性肿瘤（2.4%）；在区属三级医院、区属二级医院和社区卫生服务中心（站）内均因循环系统疾病住院产生的费用占比最高，其中费用占比最高的病种为慢性缺血性心脏病、特发性高血压和脑梗死等。

表4-66　男性在各医疗机构住院费用占比最高的住院原因

就诊机构	疾病分类	病种	费用占比（%）
市级三级医院	肿瘤		30.0
		支气管和肺恶性肿瘤	7.0
		肝和肝内胆管恶性肿瘤	2.7
		胃恶性肿瘤	2.4
区属三级医院	循环系统疾病		33.0
		慢性缺血性心脏病	7.9
		特发性高血压	5.4
		脑梗死	5.2
区属二级医院	循环系统疾病		29.2
		慢性缺血性心脏病	6.8
		脑梗死	5.9
		特发性高血压	3.0
社区卫生服务中心（站）	循环系统疾病		59.8
		脑血管病后遗症	28.1
		脑梗死	11.8
		慢性缺血性心脏病	10.2

如表4-67，女性在市级三级医院因肿瘤（32.0%）住院产生的费用占比最高，其中费用占比最高的病种是支气管和肺恶性肿瘤（7.4%）、乳房恶性肿瘤（2.3%），以及子宫平滑肌瘤（1.7%）；在区属三级医院、区属二级医院和社区卫生服务中心（站）内均因循环系统疾病住院产生的费用占比最高，其中费用占比最高的病种集中于慢性缺血性心脏病、特发性高血压和脑梗死等。

表4-67　女性在各医疗机构住院费用占比最高的住院原因

就诊机构	疾病分类	病种	费用占比（%）
市级三级医院	肿瘤		32.0
		支气管和肺恶性肿瘤	7.4
		乳房恶性肿瘤	2.3
		子宫平滑肌瘤	1.7
区属三级医院	循环系统疾病		27.8
		特发性高血压	6.9
		慢性缺血性心脏病	5.9
		脑梗死	4.5

续　表

就 诊 机 构	疾 病 分 类	病　　种	费用占比(%)
区属二级医院	循环系统疾病		24.4
		慢性缺血性心脏病	6.2
		脑梗死	5.1
		特发性高血压	3.0
社区卫生服务中心(站)	循环系统疾病		68.8
		脑血管病后遗症	27.2
		慢性缺血性心脏病	16.8
		脑梗死	12.6

3. 不同年龄组人口差异

如图 4-14,儿童住院费用中,在市级三级医院住院费用占比 92.0%,区属三级医院占比 2.2%,区属二级医院占比 5.8%,社区卫生服务中心(站)占比 0.0%;青年住院费用中,在市级三级医院住院费用占比 72.2%,区属三级医院占比 7.0%,区属二级医院占 20.7%,社区卫生服务中心(站)占比 0.1%;中年住院费用中,在市级三级医院住院费用占比 74.9%,区属三级医院占比 7.4%,区属二级医院占比 17.5%,社区卫生服务中心(站)占比 0.2%;年轻老年人住院费用中,在市级三级医院住院费用占比 69.5%,区属三级医院占比 9.2%,区属二级医院占比 20.7%,社区卫生服务中心(站)占比 0.6%;老年人住院费用中,在市级三级医院住院费用占比 45.3%,区属三级医院占比 14.1%,区属二级医院占比 35.5%,社区卫生服务中心(站)占比 5.1%;长寿老人住院费用中,在市级三级医院住院费用占比 30.8%,区属三级医院占比 11.7%,区属二级医院占比 47.5%,社区卫生服务中心(站)占比 10.0%。

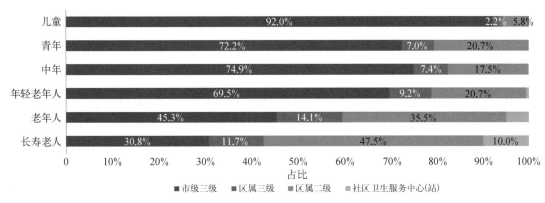

图 4-14　不同年龄人口在各医疗机构住院费用占比

如表 4-68,儿童在市级三级医院人口内因先天性畸形、变形和染色体异常(20.5%)住院产生的费用占比最高,其中费用占比最高的病种是胆囊、胆管和肝先天性畸形(2.7%)、心间隔先天性畸形(2.2%)和心脏的其他先天性畸形(1.9%);在区属三级医院、区属二级医院和社区卫生服务中心(站)内均因呼吸系统疾病住院产生的费用占比最高,其中费用占比最高的病种集中于肺炎、急性上呼吸道感染、急性支气管炎和急性扁桃体炎等。

表 4－68　儿童在各医疗机构住院费用占比最高的住院原因

就诊机构	疾病分类	病　　种	费用占比(%)
市级三级医院	先天性畸形、变形和染色体异常		20.5
		胆囊、胆管和肝先天性畸形	2.7
		心间隔先天性畸形	2.2
		心脏的其他先天性畸形	1.9
区属三级医院	呼吸系统疾病		58.5
		肺炎	32.1
		急性上呼吸道感染	6.3
		急性支气管炎	6.1
区属二级医院	呼吸系统疾病		52.1
		肺炎	24.5
		急性支气管炎	7.6
		急性扁桃体炎	6.0
社区卫生服务中心(站)	呼吸系统疾病		60.5
		肺炎	16.5
		急性扁桃体炎	14.9
		急性支气管炎	14.7

　　如表 4－69,青年在市级三级医院内因肿瘤(26.0%)住院产生的费用占比最高,其中费用占比最高的病种是支气管和肺恶性肿瘤(3.1%)、甲状腺恶性肿瘤(2.3%)和子宫平滑肌瘤(1.9%);在区属三级医院和区属二级医院内均因妊娠、分娩和产褥期疾病住院产生的费用占比最高,其中费用占比最高的病种集中于为盆腔器官异常给予的孕产妇医疗、单胎顺产、经剖宫产术的单胎分娩等;在社区卫生服务中心(站)内因损伤、中毒和外因的某些其他后果(32.0%)住院产生的费用占比最高,其中费用占比最高的病种是小腿(包括踝)骨折(13.8%)、足骨折(5.3%),以及烧伤和腐蚀伤(2.9%)。

表 4－69　青年在各医疗机构住院费用占比最高的住院原因

就诊机构	疾病分类	病　　种	费用占比(%)
市级三级医院	肿瘤		26.0
		支气管和肺恶性肿瘤	3.1
		甲状腺恶性肿瘤	2.3
		子宫平滑肌瘤	1.9
区属三级医院	妊娠、分娩和产褥期		26.3
		为盆腔器官异常给予的孕产妇医疗	3.5
		经剖宫产术的单胎分娩	2.7
		单胎顺产	2.5
区属二级医院	妊娠、分娩和产褥期		30.9
		单胎顺产	5.0
		为盆腔器官异常给予的孕产妇医疗	4.4
		异位妊娠	2.4

续 表

就 诊 机 构	疾 病 分 类	病 种	费用占比(%)
社区卫生服务中心(站)	损伤、中毒和外因的某些其他后果		32.0
		小腿(包括踝)骨折	13.8
		足骨折	5.3
		烧伤和腐蚀伤	2.9

如表4-70,中年在市级三级医院内因肿瘤(40.0%)住院产生的费用占比最高,其中费用占比最高的病种是支气管和肺恶性肿瘤(9.5%)、肝和肝内胆管恶性肿瘤(2.9%),以及乳房恶性肿瘤(1.9%);在区属三级医院内因循环系统疾病(22.9%)住院产生的费用占比最高,其中费用占比最高的病种是特发性高血压(4.9%)、慢性缺血性心脏病(4.2%)和脑梗死(3.0%);在区属二级医院内因损伤、中毒和外因的某些其他后果(18.8%)住院产生的费用占比最高,其中费用占比最高的病种是小腿(包括踝)骨折(4.0%)、肩和上臂骨折(1.7%),以及前臂骨折(1.5%);在社区卫生服务中心(站)内因循环系统疾病(34.1%)住院产生的费用占比最高,其中费用占比最高的病种是脑血管病后遗症(15.0%)、脑梗死(10.2%)和特发性高血压(3.2%)。

表4-70 中年在各医疗机构住院费用占比最高的住院原因

就 诊 机 构	疾 病 分 类	病 种	费用占比(%)
市级三级医院	肿瘤		40.0
		支气管和肺恶性肿瘤	9.5
		肝和肝内胆管恶性肿瘤	2.9
		乳房恶性肿瘤	1.9
区属三级医院	循环系统疾病		22.9
		特发性高血压	4.9
		慢性缺血性心脏病	4.2
		脑梗死	3.0
区属二级医院	损伤、中毒和外因的某些其他后果		18.8
		小腿(包括踝)骨折	4.0
		肩和上臂骨折	1.7
		前臂骨折	1.5
社区卫生服务中心(站)	循环系统疾病		34.1
		脑血管病后遗症	15.0
		脑梗死	10.2
		特发性高血压	3.2

如表4-71,年轻老年人在市级三级医院因肿瘤(34.6%)住院产生的费用占比最高,其中费用占比最高的病种是支气管和肺恶性肿瘤(10.1%)、胃恶性肿瘤(2.7%),以及肝和肝内胆管恶性肿瘤(1.9%);在区属三级医院、区属二级医院和社区卫生服务中心(站)住院产生的费用占比最高,其中费用占比最高的病种集中于慢性缺血性心脏病、特发性高血压、脑梗死等。

表4-71　年轻老年人在各医疗机构住院费用占比最高的住院原因

就诊机构	疾病分类	病种	费用占比(%)
市级三级医院	肿瘤		34.6
		支气管和肺恶性肿瘤	10.1
		胃恶性肿瘤	2.7
		肝和肝内胆管恶性肿瘤	1.9
区属三级医院	循环系统疾病		33.3
		特发性高血压	7.4
		慢性缺血性心脏病	7.2
		脑梗死	5.1
区属二级医院	循环系统疾病		26.7
		脑梗死	6.4
		慢性缺血性心脏病	4.8
		特发性高血压	2.7
社区卫生服务中心(站)	循环系统疾病		56.6
		脑血管病后遗症	27.2
		脑梗死	15.2
		慢性缺血性心脏病	4.9

如表4-72,老年人在各医疗机构均因循环系统疾病住院产生的费用占比最高,其中费用占比最高的病种集中于慢性缺血性心脏病、心房纤颤和扑动、特发性高血压、脑梗死等。

表4-72　老年人在各医疗机构住院费用占比最高的住院原因

就诊机构	疾病分类	病种	费用占比(%)
市级三级医院	循环系统疾病		35.7
		慢性缺血性心脏病	8.5
		脑梗死	3.4
		心房纤颤和扑动	3.0
区属三级医院	循环系统疾病		41.1
		慢性缺血性心脏病	10.4
		脑梗死	7.5
		特发性高血压	7.2
区属二级医院	循环系统疾病		40.5
		慢性缺血性心脏病	11.4
		脑梗死	8.9
		特发性高血压	4.8
社区卫生服务中心(站)	循环系统疾病		67.3
		脑血管病后遗症	29.8
		慢性缺血性心脏病	13.8
		脑梗死	12.0

如表4-73,长寿老人在各医疗机构均因循环系统疾病住院产生的费用占比最高,其中费用占比最高的病种是集中于慢性缺血性心脏病、脑血管病后遗症、特发性高血压、脑梗死等。

表4-73 长寿老人在各医疗机构住院费用占比最高的住院原因

就诊机构	疾病分类	病种	费用占比(%)
市级三级医院	循环系统疾病		33.7
		慢性缺血性心脏病	10.5
		特发性高血压	4.1
		脑血管病后遗症	3.5
区属三级医院	循环系统疾病		47.6
		慢性缺血性心脏病	14.3
		特发性高血压	9.0
		脑梗死	8.7
区属二级医院	循环系统疾病		49.3
		慢性缺血性心脏病	19.6
		特发性高血压	7.0
		脑梗死	6.6
社区卫生服务中心(站)	循环系统疾病		70.5
		脑血管病后遗症	24.2
		慢性缺血性心脏病	22.7
		脑梗死	11.5

二、住院次均费用及费用最高的住院原因

(一) 总体概述

2018年,住院人口住院次均费用是17 439元。如表4-74,因精神和行为障碍(101 030元),损伤、中毒和外因的某些其他后果(37 609元),以及肌肉骨骼系统和结缔组织疾病(28 696元)住院产生的次均费用最高。因精神和行为障碍住院产生的次均费用中,费用最高的病种是精神分裂症(101 030元)。因损伤、中毒和外因的某些其他后果住院产生的次均费用中,费用最高的病种是股骨骨折(49 371元)、小腿(包括踝)骨折(43 551元),以及腰椎和骨盆骨折(42 168元)。因肌肉骨骼系统和结缔组织疾病住院产生的次均费用中,费用最高的病种是膝关节病(57 335元)、脊椎病(47 469元)和脊椎关节强硬(47 121元)。

表4-74 住院人口次均费用最高的住院原因

顺位	疾病分类	病种	次均费用(元)
1	精神和行为障碍		101 030
		精神分裂症	101 030
2	损伤、中毒和外因的某些其他后果		37 609
		股骨骨折	49 371

顺 位	疾病分类	病 种	次均费用(元)
		小腿(包括踝)骨折	43 551
		腰椎和骨盆骨折	42 168
3	肌肉骨骼系统和结缔组织疾病		28 696
		膝关节病	57 355
		脊椎病	47 469
		脊椎关节强硬	47 121

(二) 不同支付方式人口住院次均费用及费用最高的住院原因

医保支付住院人口住院次均费用为 16 761 元;非医保支付为 18 609 元。

如表 4-75,医保支付住院人口因精神和行为障碍(131 391 元),损伤、中毒和外因的某些其他后果(37 403 元),以及肌肉骨骼系统和结缔组织疾病(26 055 元)住院产生的次均费用最高。因精神和行为障碍住院产生的次均费用中,费用最高的病种是精神分裂症(131 391 元)。因损伤、中毒和外因的某些其他后果住院产生的次均费用中,费用最高的病种是股骨骨折(48 418 元)、小腿(包括踝)骨折(41 520 元),以及肩和上臂骨折(40 022 元)。因肌肉骨骼系统和结缔组织疾病住院产生的次均费用中,费用最高的病种是膝关节病(52 267 元)、脊椎病(42 469 元)和脊椎关节强硬(40 575 元)。

表 4-75 医保支付住院人口次均费用最高的住院原因

顺 位	疾病分类	病 种	次均费用(元)
1	精神和行为障碍		131 391
		精神分裂症	131 391
2	损伤、中毒和外因的某些其他后果		37 403
		股骨骨折	48 418
		小腿(包括踝)骨折	41 520
		肩和上臂骨折	40 022
3	肌肉骨骼系统和结缔组织疾病		26 055
		膝关节病	52 267
		脊椎病	42 469
		脊椎关节强硬	40 575

如表 4-76,非医保支付住院人口因损伤、中毒和外因的某些其他后果(37 853 元)、肌肉骨骼系统和结缔组织疾病(34 360 元),以及精神和行为障碍(34 070 元)住院产生的次均费用最高。因损伤、中毒和外因的某些其他后果住院产生的次均费用中,费用最高的病种是股骨骨折(52 187 元)、腰椎和骨盆骨折(47 905 元),以及小腿(包括踝)骨折(45 560 元)。因肌肉骨骼系统和结缔组织疾病住院产生的次均费用中,费用最高的病种是膝关节病(64 941 元)、脊椎病(59 594 元)和脊椎关节强硬(58 448 元)。因精神和行为障碍住院产生的次均费用中,费用最高的病种是精神分裂症(34 070 元)。

表4-76 非医保支付住院人口次均费用最高的住院原因

顺 位	疾 病 分 类	病 种	次均费用(元)
1	损伤、中毒和外因的某些其他后果		37 853
		股骨骨折	52 187
		腰椎和骨盆骨折	47 905
		小腿(包括踝)骨折	45 560
2	肌肉骨骼系统和结缔组织疾病		34 360
		膝关节病	64 941
		脊椎病	59 594
		脊椎关节强硬	58 448
3	精神和行为障碍		34 070
		精神分裂症	34 070

(三)不同性别人口住院次均费用及费用最高的住院原因

如表4-77,男性住院次均费用为19 544元,女性为15 586元,性别比是1.25。医保支付住院人口中,男性住院次均费用为18 475元,女性为15 283元,性别比是1.21;非医保支付住院人口中,男性住院次均费用为21 333元,女性为16 122元,性别比是1.32。

表4-77 不同性别人口住院次均费用

性 别	支 付 方 式		合 计
	医保支付	非医保支付	
男性(元)	18 475	21 333	19 544
女性(元)	15 283	16 122	15 586
男女性别比	1.21	1.32	1.25

如表4-78,男性因精神和行为障碍(119 935元),损伤、中毒和外因的某些其他后果(37 226元),以及肌肉骨骼系统和结缔组织疾病(31 124元)住院产生的次均费用最高。因精神和行为障碍住院产生的次均费用中,费用最高的病种是精神分裂症(119 935元)。因损伤、中毒和外因的某些其他后果住院产生的次均费用中,费用最高的病种是股骨骨折(50 734元)、腰椎和骨盆骨折(47 952元),以及小腿(包括踝)骨折(44 567元)。因肌肉骨骼系统和结缔组织疾病住院产生的次均费用中,费用最高的病种是脊椎关节强硬(52 604元)、膝关节病(52 306元)和脊椎病(50 446元)。

表4-78 男性住院次均费用最高的住院原因

顺 位	疾 病 分 类	病 种	次均费用(元)
1	精神和行为障碍		119 935
		精神分裂症	119 935
2	损伤、中毒和外因的某些其他后果		37 226
		股骨骨折	50 734
		腰椎和骨盆骨折	47 952
		小腿(包括踝)骨折	44 567

顺　　位	疾 病 分 类	病　　种	次均费用(元)
3	肌肉骨骼系统和结缔组织疾病		31 124
		脊椎关节强硬	52 604
		膝关节病	52 306
		脊椎病	50 446

如表 4-79,女性因精神和行为障碍(80 577 元),损伤、中毒和外因的某些其他后果(38 010 元),以及肌肉骨骼系统和结缔组织疾病(27 117 元)住院产生的次均费用最高。因精神和行为障碍住院产生的次均费用中,费用最高的病种是精神分裂症(80 577 元)。因损伤、中毒和外因的某些其他后果住院产生的次均费用中,费用最高的病种是股骨骨折(48 595元)、小腿(包括踝)骨折(42 310 元),以及肩和上臂骨折(40 345 元)。因肌肉骨骼系统和结缔组织疾病住院产生的次均费用中,费用最高的病种是膝关节病(58 907 元)、脊椎病(44 923 元)和关节炎(41 915 元)。

表 4-79　女性住院次均费用最高的住院原因

顺　　位	疾 病 分 类	病　　种	次均费用(元)
1	精神和行为障碍		80 577
		精神分裂症	80 577
2	损伤、中毒和外因的某些其他后果		38 010
		股骨骨折	48 595
		小腿(包括踝)骨折	42 310
		肩和上臂骨折	40 345
3	肌肉骨骼系统和结缔组织疾病		27 117
		膝关节病	58 907
		脊椎病	44 923
		关节炎	41 915

(四) 不同年龄人口住院次均费用及费用最高的住院原因

如图 4-15,从住院次均费用随年龄段变化来看,随着年龄段增大,次均费用也越高;在0~4 岁(10 895 元)、15~19 岁(16 256 元)和 90~94 岁(23 252 元)出现 3 个波峰。非医保支付住院人口各年龄段住院次均费用均高于医保支付人口。

如表 4-80,长寿老人住院次均住院费用最高,为 22 388 元。无论是医保支付住院人口和非医保支付住院人口,长寿老人住院次均费用均最高,分别为 21 716 元和 24 376 元。

如表 4-81,儿童因精神和行为障碍(32 009 元)、先天性畸形、变形及染色体异常(23 917 元)和肿瘤(22 377 元)住院产生的次均费用最高。因精神和行为障碍住院产生的次均费用中,费用最高的病种是精神分裂症(32 009 元)。因先天性畸形、变形和染色体异常住院产生的次均费用中,费用最高的病种是心脏的先天性畸形(40 825 元)和循环系统疾病的其他先天性畸形(14 656 元)。因肿瘤住院产生的次均费用中,费用最高的病种是多发性骨髓瘤和恶性浆细胞肿瘤(89 794 元)、脑脊膜良性肿瘤(82 042 元),以及胰恶性肿瘤(58 587 元)。

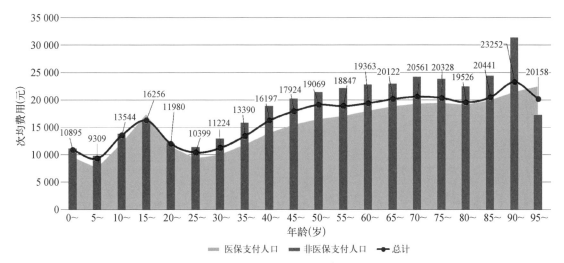

图 4-15　不同年龄段人口住院次均费用

表 4-80　不同年龄组人口住院次均费用(元)

年龄组	支付方式		合计
	医保支付	非医保支付	
儿童	9 258	11 265	10 829
青年	11 229	14 293	12 656
中年	16 560	21 336	18 668
年轻老年人	18 645	23 274	19 937
老年人	19 468	23 653	20 085
长寿老人	21 716	24 376	22 388

表 4-81　儿童住院次均费用最高的住院原因

顺位	疾病分类	病种	次均费用(元)
1	精神和行为障碍		32 009
		精神分裂症	32 009
2	先天性畸形、变形和染色体异常		23 917
		心脏的先天性畸形	40 825
		循环系统疾病的其他先天性畸形	14 656
3	肿瘤		22 377
		多发性骨髓瘤和恶性浆细胞肿瘤	89 794
		脑脊膜良性肿瘤	82 042
		胰恶性肿瘤	58 587

　　如表 4-82，青年因精神和行为障碍(42 584 元)，损伤、中毒和外因的某些其他后果(34 826 元)，以及循环系统疾病(21 374 元)住院产生的次均费用最高。因精神和行为障碍住院产生的次均费用中，费用最高的病种是精神分裂症(42 584 元)。因损伤、中毒和外因的某些其他后果住院产生的次均费用中，费用最高的病种是股骨骨折(53 411 元)、腰椎和骨盆骨折(52 670 元)，以及小腿(包括踝)骨折(43 335 元)。因循环系统疾病住院产生的次均费用中，费

用最高的病种是心房纤颤和扑动(53 284 元)、脑内出血(50 907 元)和急性心肌梗死(48 830 元)。

表 4 - 82　青年住院次均费用最高的住院原因

顺　位	疾 病 分 类	病　种	次均费用(元)
1	精神和行为障碍		42 584
		精神分裂症	42 584
2	损伤、中毒和外因的某些其他后果		34 826
		股骨骨折	53 411
		腰椎和骨盆骨折	52 670
		小腿(包括踝)骨折	43 335
3	循环系统疾病		21 374
		心房纤颤和扑动	53 284
		脑内出血	50 907
		急性心肌梗死	48 830

如表 4 - 83,中年因精神和行为障碍(104 009 元),损伤、中毒和外因的某些其他后果(37 652 元),以及肌肉骨骼系统和结缔组织疾病(30 613 元)住院产生的次均费用最高。因精神和行为障碍住院产生的次均费用中,费用最高的病种是精神分裂症(104 009 元)。因损伤、中毒和外因的某些其他后果住院产生的次均费用中,费用最高的病种是股骨骨折(49 287 元)、腰椎和骨盆骨折(49 270 元),以及小腿(包括踝)骨折(45 386 元)。因肌肉骨骼系统和结缔组织疾病住院产生的次均费用中,费用最高的病种是脊椎关节强硬(52 491 元)、脊椎病(51 884 元)和膝关节病(47 911 元)。

表 4 - 83　中年住院次均费用最高的住院原因

顺　位	疾 病 分 类	病　种	次均费用(元)
1	精神和行为障碍		104 009
		精神分裂症	104 009
2	损伤、中毒和外因的某些其他后果		37 652
		股骨骨折	49 287
		腰椎和骨盆骨折	49 270
		小腿(包括踝)骨折	45 386
3	肌肉骨骼系统和结缔组织疾病		30 613
		脊椎关节强硬	52 491
		脊椎病	51 884
		膝关节病	47 911

如表4 - 84,年轻老年人因精神和行为障碍(216 492 元),损伤、中毒和外因的某些其他后果(40 119 元),以及肌肉骨骼系统和结缔组织疾病(34 913 元)住院产生的次均费用最高。因精神和行为障碍住院产生的次均费用中,费用最高的病种是精神分裂症(216 492 元)。因损伤、中毒和外因的某些其他后果住院产生的次均费用中,费用最高的病种是股骨骨折(55 530 元)、小腿(包括踝)骨折(43 543 元),以及肩和上臂骨折(42 339 元)。因肌肉骨骼系统和结缔组织疾病住院产生的次均费用中,费用最高的病种是膝关节病(63 384 元)、脊椎病(52 975 元)和关节炎(45 839 元)。

表 4-84　年轻老年人住院次均费用最高的住院原因

顺　位	疾 病 分 类	病　种	次均费用(元)
1	精神和行为障碍		216 492
		精神分裂症	216 492
2	损伤、中毒和外因的某些其他后果		40 119
		股骨骨折	55 530
		小腿(包括踝)骨折	43 543
		肩和上臂骨折	42 339
3	肌肉骨骼系统和结缔组织疾病		34 913
		膝关节病	63 384
		脊椎病	52 975
		关节炎	45 839

如表 4-85,老年人因精神和行为障碍(204 427 元),损伤、中毒和外因的某些其他后果(39 402 元),以及肌肉骨骼系统和结缔组织疾病(28 045 元)住院产生的次均费用最高。因精神和行为障碍住院产生的次均费用中,费用最高的病种是精神分裂症(204 427 元)。因损伤、中毒和外因的某些其他后果住院产生的次均费用中,费用最高的病种是股骨骨折(47 396 元)、肩和上臂骨折(42 481 元),以及小腿(包括踝)骨折(38 627 元)。因肌肉骨骼系统和结缔组织疾病住院产生的次均费用中,费用最高的病种是膝关节病(54 733 元)、关节炎(39 491 元)和脊椎病(33 867 元)。

表 4-85　老年人住院次均费用最高的住院原因

顺　位	疾 病 分 类	病　种	次均费用(元)
1	精神和行为障碍		204 427
		精神分裂症	204 427
2	损伤、中毒和外因的某些其他后果		39 402
		股骨骨折	47 396
		肩和上臂骨折	42 481
		小腿(包括踝)骨折	38 627
3	肌肉骨骼系统和结缔组织疾病		28 045
		膝关节病	54 733
		关节炎	39 491
		脊椎病	33 867

如表 4-86,长寿老人因精神和行为障碍(170 783 元)、血液疾病(105 136 元),以及损伤、中毒和外因的某些其他后果(35 051 元)住院产生的次均费用最高。因精神和行为障碍住院产生的次均费用中,费用最高的病种是精神分裂症(170 783 元)。因血液疾病住院产生的次均费用中,费用最高的病种是紫癜和出血性情况(162 521 元)和再生障碍性贫血(10 450 元)。因损伤、中毒和外因的某些其他后果住院产生的次均费用中,费用最高的病种是股骨骨折(42 801 元)、小腿(包括踝)骨折(38 666 元),以及肩和上臂骨折(33 627 元)。

表4-86　长寿老人住院次均费用最高的住院原因

顺　位	疾病分类	病　种	次均费用(元)
1	精神和行为障碍		170 783
		精神分裂症	170 783
2	血液疾病		105 136
		紫癜和出血性情况	162 521
		再生障碍性贫血	10 450
3	损伤、中毒和外因的某些其他后果		35 051
		股骨骨折	42 801
		小腿(包括踝)骨折	38 666
		肩和上臂骨折	33 627

（五）住院人口在各医疗机构次均费用及费用最高的住院原因

住院人口在市级三级医院次均费用为19 652元,区属三级医院为14 769元,区属二级医院为14 039元,社区卫生服务中心(站)为14 458元。

如表4-87,住院人口在市级三级医院因损伤、中毒和外因的某些其他后果(45 285元)(由于精神和行为障碍次均住院费用高但病种单一,在该部分不展示精神和行为障碍的数据)、肌肉骨骼系统和结缔组织疾病(33 049元),以及循环系统疾病(29 931元)住院产生的次均费用最高。因损伤、中毒和外因的某些其他后果住院产生的次均费用中,费用最高的病种是股骨骨折(56 885元)、腰椎和骨盆骨折(54 244元),以及小腿(包括踝)骨折(50 700元)。因肌肉骨骼系统和结缔组织疾病住院产生的次均费用中,费用最高的病种是脊椎病(62 481元)、膝关节病(60 860元)和脊椎关节强硬(56 057元)。因循环系统疾病住院产生的次均费用中,费用最高的病种是急性心肌梗死(54 167元)、心房纤颤和扑动(53 296元),以及脑内出血(51 044元)。

表4-87　住院人口在市级三级医院次均费用最高的住院原因

顺　位	疾病分类	病　种	次均费用(元)
1	损伤、中毒和外因的某些其他后果		45 285
		股骨骨折	56 885
		腰椎和骨盆骨折	54 244
		小腿(包括踝)骨折	50 700
2	肌肉骨骼系统和结缔组织疾病		33 049
		脊椎病	62 481
		膝关节病	60 860
		脊椎关节强硬	56 057
3	循环系统疾病		29 931
		急性心肌梗死	54 167
		心房纤颤和扑动	53 296
		脑内出血	51 044

如表4-88,住院人口在区属三级医院因损伤、中毒和外因的某些其他后果(32 627元)、肌肉骨骼系统和结缔组织疾病(19 440元),以及循环系统疾病(18 869元)住院产生的次均费

用最高。因损伤、中毒和外因的某些其他后果住院产生的次均费用中,费用最高的病种是股骨骨折(47 649 元)、小腿(包括踝)骨折(39 342 元),以及肩和上臂骨折(36 594 元)。因肌肉骨骼系统和结缔组织疾病住院产生的次均费用中,费用最高的病种是关节炎(36 558 元)、膝关节病(31 451 元)和脊椎病(27 491 元)。因循环系统疾病住院产生的次均费用中,费用最高的病种是急性心肌梗死(46 371 元)、脑内出血(36 486 元)和动脉粥样硬化(33 116 元)。

表 4 - 88　住院人口在区属三级医院次均费用最高的住院原因

顺　位	疾病分类	病　种	次均费用(元)
1	损伤、中毒和外因的某些其他后果		32 627
		股骨骨折	47 649
		小腿(包括踝)骨折	39 342
		肩和上臂骨折	36 594
2	肌肉骨骼系统和结缔组织疾病		19 440
		关节炎	36 558
		膝关节病	31 451
		脊椎病	27 491
3	循环系统疾病		18 869
		急性心肌梗死	46 371
		脑内出血	36 486
		动脉粥样硬化	33 116

如表 4 - 89,住院人口在区属二级医院因损伤、中毒和外因的某些其他后果(31 051 元)、先天性畸形、变形和染色体异常(21 796 元),以及肿瘤(20 862 元)住院产生的次均费用最高。因损伤、中毒和外因的某些其他后果住院产生的次均费用中,费用最高的病种是股骨骨折(42 431 元)、小腿(包括踝)骨折(36 874 元),以及肩和上臂骨折(35 127 元)。因先天性畸形、变形和染色体异常住院产生的次均费用中,费用最高的病种是循环系统疾病的其他先天性畸形(27 298 元)和心脏的先天性畸形(10 615 元)。因肿瘤住院产生的次均费用中,费用最高的病种是脑脊膜良性肿瘤(60 906 元)、脑恶性肿瘤(43 354 元)和淋巴样白血病(36 183 元)。

表 4 - 89　住院人口在区属二级医院次均费用最高的住院原因

顺　位	疾病分类	病　种	次均费用(元)
1	损伤、中毒和外因的某些其他后果		31 051
		股骨骨折	42 431
		小腿(包括踝)骨折	36 874
		肩和上臂骨折	35 127
2	先天性畸形、变形和染色体异常		21 796
		循环系统疾病的其他先天性畸形	27 298
		心脏的先天性畸形	10 615
3	肿瘤		20 862
		脑脊膜良性肿瘤	60 906
		脑恶性肿瘤	43 354
		淋巴样白血病	36 183

如表 4-90,住院人口在社区卫生服务中心(站)因眼和附器疾病(41 760 元),妊娠、分娩和产褥期(27 753 元),以及内分泌、营养和代谢疾病(26 648 元)住院产生的次均费用最高。因眼和附器疾病住院产生的次均费用中,费用最高的病种是白内障(49 413 元)、结膜疾患(34 538 元)和视网膜疾患(9 388 元)。因妊娠、分娩和产褥期住院产生的次均费用中,费用最高的病种是妊娠期糖尿病(27 753 元)。因内分泌、营养和代谢疾病住院产生的次均费用中,费用最高的病种是非胰岛素依赖型糖尿病(27 577 元)、甲状腺毒症(甲状腺功能亢进症)(20 637 元)和糖尿病(17 900 元)。

表 4-90　住院人口在社区卫生服务中心(站)次均费用最高的住院原因

顺　　位	疾 病 分 类	病　　种	次均费用(元)
1	眼和附器疾病		41 760
		白内障	49 413
		结膜疾患	34 538
		视网膜疾患	9 388
2	妊娠、分娩和产褥期		27 753
		妊娠期糖尿病	27 753
3	内分泌、营养和代谢疾病		26 648
		非胰岛素依赖型糖尿病	27 577
		甲状腺毒症(甲状腺功能亢进症)	20 637
		糖尿病	17 900

1. 不同支付方式人口差异

如表 4-91,医保支付住院人口在市级三级医院次均费用为 18 563 元,区属三级医院为 15 241 元,区属二级医院为 14 713 元,社区卫生服务中心(站)为 14 648 元;非医保支付住院人口在市级三级医院次均费用为 20 993 元,区属三级医院为 13 239 元,区属二级医院为 12 194 元,社区卫生服务中心(站)为 10 957 元。

表 4-91　不同支付方式人口在各医疗机构住院次均费用(元)

支 付 方 式	市级三级医院	区属三级医院	区属二级医院	社区卫生服务中心(站)
医保支付	18 563	15 241	14 713	14 648
非医保支付	20 993	13 239	12 194	10 957

如表 4-92,医保支付住院人口在市级三级医院、区属三级医院和区属二级医院均因损伤、中毒和外因的某些其他后果住院产生的次均费用最高,其中费用最高的病种集中于股骨骨折、小腿(包括踝)骨折,以及腰椎和骨盆骨折等;在社区卫生服务中心(站)内因眼和附器疾病(41 760 元)住院产生的次均费用最高,其中费用最高的病种是白内障(49 413 元)、结膜疾患(34 538 元)和视网膜疾患(9 388 元)。

如表 4-93,非医保支付住院人口在市级三级医院、区属三级医院和区属二级医院均因损伤、中毒和外因的某些其他后果住院产生的次均费用最高,其中费用最高的病种集中于股骨骨折、小腿(包括踝)骨折,以及腰椎和骨盆骨折等;在社区卫生服务中心(站)内因妊娠、分娩和产褥期(27 635 元)住院产生的次均费用最高,其中费用最高的病种是妊娠期糖尿病(27 635 元)。

表 4 - 92　医保支付住院人口在各医疗机构住院次均费用最高的住院原因

就 诊 机 构	疾 病 分 类	病　　　种	次均费用(元)
市级三级医院	损伤、中毒和外因的某些其他后果		44 071
		股骨骨折	55 884
		小腿(包括踝)骨折	47 867
		腰椎和骨盆骨折	44 369
区属三级医院	损伤、中毒和外因的某些其他后果		32 597
		股骨骨折	47 051
		小腿(包括踝)骨折	38 199
		肩和上臂骨折	36 427
区属二级医院	损伤、中毒和外因的某些其他后果		32 040
		股骨骨折	49 592
		小腿(包括踝)骨折	40 370
		腰椎和骨盆骨折	37 782
社区卫生服务中心(站)	眼和附器疾病		41 760
		白内障	49 413
		结膜疾患	34 538
		视网膜疾患	9 388

表 4 - 93　非医保支付住院人口在各医疗机构住院次均费用最高的住院原因

就 诊 机 构	疾 病 分 类	病　　　种	次均费用(元)
市级三级医院	损伤、中毒和外因的某些其他后果		46 732
		腰椎和骨盆骨折	64 239
		股骨骨折	59 312
		小腿(包括踝)骨折	53 596
区属三级医院	损伤、中毒和外因的某些其他后果		32 657
		股骨骨折	49 592
		小腿(包括踝)骨折	40 370
		腰椎和骨盆骨折	37 782
区属二级医院	损伤、中毒和外因的某些其他后果		29 870
		股骨骨折	42 661
		肩和上臂骨折	35 788
		小腿(包括踝)骨折	35 420
社区卫生服务中心(站)	妊娠、分娩和产褥期		27 635
		妊娠期糖尿病	27 635

2. 不同性别人口差异

如表 4 - 94,男性在市级三级医院住院次均费用为 21 807 元,区属三级医院为 16 188 元,区属二级医院为 16 135 元,社区卫生服务中心(站)为 13 116 元;女性在市级三级医院住院次均费用为 17 641 元, 区属三级医院为 13 489 元, 区属二级医院为 12 406 元, 社区卫生服务中心(站)为 15 491 元。

表 4 - 94 不同性别人口在各医疗机构住院次均费用(元)

性　　别	市级三级医院	区属三级医院	区属二级医院	社区卫生服务中心(站)
男性	21 807	16 188	16 135	13 116
女性	17 641	13 489	12 406	15 491

如表 4 - 95, 男性在市级三级医院、区属三级医院和区属二级医院均因损伤、中毒和外因的某些其他后果住院产生的次均费用最高, 其中费用最高的病种集中于股骨骨折、小腿(包括踝)骨折, 以及腰椎和骨盆骨折等; 在社区卫生服务中心(站)因内分泌、营养和代谢疾病(21 568 元)住院产生的次均费用最高, 其中费用最高的病种是非胰岛素依赖型糖尿病(22 672 元)、甲状腺毒症(甲状腺功能亢进症)(20 637 元)和糖尿病(13 107 元)。

表 4 - 95 男性在各医疗机构住院次均费用最高的住院原因

就诊机构	疾病分类	病　　种	次均费用(元)
市级三级医院	损伤、中毒和外因的某些其他后果		45 537
		腰椎和骨盆骨折	64 239
		股骨骨折	58 140
		小腿(包括踝)骨折	52 411
区属三级医院	损伤、中毒和外因的某些其他后果		31 978
		股骨骨折	47 781
		小腿(包括踝)骨折	39 878
		腰椎和骨盆骨折	37 771
区属二级医院	损伤、中毒和外因的某些其他后果		30 247
		股骨骨折	43 228
		小腿(包括踝)骨折	37 610
		颅内损伤	35 433
社区卫生服务中心(站)	内分泌、营养和代谢疾病		21 568
		非胰岛素依赖型糖尿病	22 672
		甲状腺毒症(甲状腺功能亢进症)	20 637
		糖尿病	13 107

如表 4 - 96, 女性在市级三级医院、区属三级医院和区属二级医院均因损伤、中毒和外因的某些其他后果住院产生的次均费用最高, 其中费用最高的病种集中于股骨骨折、小腿(包括踝)骨折, 以及腰椎和骨盆骨折等; 在社区卫生服务中心(站)因眼和附器疾病(41 760 元)住院产生的次均费用最高, 其中费用最高的病种是白内障(49 413 元)、结膜疾患(34 538 元)和视网膜疾患(9 388 元)。

表 4 - 96   女性在各医疗机构住院次均费用最高的住院原因

就诊机构	疾病分类	病种	次均费用(元)
市级三级医院	损伤、中毒和外因的某些其他后果		45 031
		股骨骨折	56 130
		小腿(包括踝)骨折	48 692
		腰椎和骨盆骨折	47 526
区属三级医院	损伤、中毒和外因的某些其他后果		33 412
		股骨骨折	47 569
		小腿(包括踝)骨折	38 590
		肩和上臂骨折	36 915
区属二级医院	损伤、中毒和外因的某些其他后果		31 891
		股骨骨折	42 003
		肩和上臂骨折	36 158
		小腿(包括踝)骨折	35 976
社区卫生服务中心(站)	眼和附器		41 760
		白内障	49 413
		结膜疾患	34 538
		视网膜疾患	9 388

3. 不同年龄组人口差异

表 4 - 97，儿童在市级三级医院住院次均费用为 13 159 元，区属三级医院为 3 115 元，区属二级医院为 3 754 元，社区卫生服务中心(站)为 2 109 元；青年在市级三级医院内住院次均费用为 14 944 元，区属三级医院为 9 747 元，区属二级医院为 8 847 元，社区卫生服务中心(站)为 5 680 元；中年在市级三级医院住院次均费用为 20 614 元，区属三级医院为 14 725 元，区属二级医院为 14 613 元，社区卫生服务中心(站)为 8 286 元；年轻老年人在市级三级医院内住院次均费用为 22 181 元，区属三级医院为 16 871 元，区属二级医院为 16 313 元，社区卫生服务中心(站)为 9 148 元；老年人在市级三级医院住院次均费用为 24 938 元，区属三级医院为 18 336 元，区属二级医院为 17 260 元，社区卫生服务中心(站)为 15 132 元；长寿老人在市级三级医院住院次均费用为 33 024 元，区属三级医院为 17 925 元，区属二级医院为 19 318 元，社区卫生服务中心(站)为 23 667 元。

表 4 - 97   不同年龄组人口在各医疗机构住院次均费用(元)

年龄组	市级三级医院	区属三级医院	区属二级医院	社区卫生服务中心(站)
儿童	13 159	3 115	3 754	2 109
青年	14 944	9 747	8 847	5 680
中年	20 614	14 725	14 613	8 286
年轻老年人	22 181	16 871	16 313	9 148
老年人	24 938	18 336	17 260	15 132
长寿老人	33 024	17 925	19 318	23 667

表4-98,儿童在市级三级医院因先天性畸形、变形和染色体异常(28 829 元)住院产生的次均费用最高,其中费用最高的病种是心脏的先天性畸形(40 976 元)和循环系统疾病的其他先天性畸形(14 725 元);在区属三级医院、区属二级医院和社区卫生服务中心(站)内均因损伤、中毒和外因的某些其他后果住院产生的次均费用最高,其中费用占比最高的病种集中于股骨骨折、小腿(包括踝)骨折,以及腰椎和骨盆骨折等。

表4-98 儿童在各医疗机构住院次均费用最高的住院原因

就 诊 机 构	疾 病 分 类	病 种	次均费用(元)
市级三级医院	先天性畸形、变形和染色体异常		28 829
		心脏的其他先天性畸形	40 976
		循环系统疾病的其他先天性畸形	14 725
区属三级医院	损伤、中毒和外因的某些其他后果		20 697
		腰椎和骨盆骨折	38 164
		股骨骨折	34 133
		小腿(包括踝)骨折	33 559
区属二级医院	损伤、中毒和外因的某些其他后果		18 991
		前臂骨折	28 434
		小腿(包括踝)骨折	27 819
		肩和上臂骨折	23 938
社区卫生服务中心(站)	损伤、中毒和外因的某些其他后果		5 000
		小腿(包括踝)骨折	6 618
		肩和上臂骨折	3 382

表4-99,青年在各医疗机构均因损伤、中毒和外因的某些其他后果住院产生的次均费用最高,其中费用最高的病种集中于腰椎和骨盆骨折、股骨骨折、小腿(包括踝)骨折,以及胸骨和胸部脊柱骨折等。

表4-99 青年在各医疗机构住院次均费用最高的住院原因

就 诊 机 构	疾 病 分 类	病 种	次均费用(元)
市级三级医院	损伤、中毒和外因的某些其他后果		42 236
		腰椎和骨盆骨折	75 588
		股骨骨折	58 618
		肋骨、胸骨和胸部脊柱骨折	54 433
区属三级医院	损伤、中毒和外因的某些其他后果		30 541
		股骨骨折	53 674
		腰椎和骨盆骨折	41 793
		小腿(包括踝)骨折	38 113
区属二级医院	损伤、中毒和外因的某些其他后果		27 691
		股骨骨折	45 254
		小腿(包括踝)骨折	36 178
		腰椎和骨盆骨折	32 764

就诊机构	疾病分类	病 种	次均费用(元)
社区卫生服务中心(站)	损伤、中毒和外因的某些其他后果		7 012
		在腕和手水平的骨折	10 768
		前臂骨折	10 366
		足骨折,除外踝	8 355

表 4-100,中年在市级三级医院、区属三级医院和区属二级医院均因损伤、中毒和外因的某些其他后果住院产生的次均费用最高,其中费用最高的病种集中于股骨骨折、小腿(包括踝)骨折,以及腰椎和骨盆骨折等;在社区卫生服务中心(站)因泌尿生殖系统疾病(18 410元)住院产生的次均费用最高,其中费用最高的病种是慢性肾病(120 062 元)、女性盆腔炎性疾病(3 710 元)和泌尿系统的其他疾患(2 850 元)。

表 4-100　中年在各医疗机构住院次均费用最高的住院原因

就诊机构	疾病分类	病 种	次均费用(元)
市级三级医院	损伤、中毒和外因的某些其他后果		47 555
		腰椎和骨盆骨折	65 751
		股骨骨折	56 446
		小腿(包括踝)骨折	53 776
区属三级医院	损伤、中毒和外因的某些其他后果		32 026
		股骨骨折	45 674
		小腿(包括踝)骨折	40 191
		腰椎和骨盆骨折	36 803
区属二级医院	损伤、中毒和外因的某些其他后果		30 053
		股骨骨折	40 261
		小腿(包括踝)骨折	37 833
		腰椎和骨盆骨折	36 835
社区卫生服务中心(站)	泌尿生殖系统疾病		18 410
		慢性肾病	120 062
		女性盆腔炎性疾病	3 710
		泌尿系统的其他疾患	2 850

表 4-101,年轻老年人在市级三级医院、区属三级医院和区属二级医院均因损伤、中毒和外因的某些其他后果住院产生的次均费用最高,其中费用最高的病种集中于股骨骨折、小腿(包括踝)骨折,以及肩和上臂骨折等;在社区卫生服务中心(站)因内分泌、营养和代谢疾病(18 388 元)住院产生的次均费用最高,其中费用最高的病种是非胰岛素依赖型糖尿病(19 239 元)、糖尿病(11 533 元)和非毒性甲状腺肿(2 162 元)。

表 4-102,老年人在市级三级医院、区属三级医院和区属二级医院均因损伤、中毒和外因的某些其他后果住院产生的次均费用最高,其中费用最高的病种集中于股骨骨折、小腿(包括踝)骨折,以及肩和上臂骨折等;在社区卫生服务中心(站)因内分泌、营养和代谢疾病(29 762 元)住院产生的次均费用最高,其中费用最高的病种是非胰岛素依赖型糖尿病

（30 550 元）和糖尿病（20 497 元）。

表 4 - 101 年轻老年人在各医疗机构住院次均费用最高的住院原因

就 诊 机 构	疾 病 分 类	病　　种	次均费用(元)
市级三级医院	损伤、中毒和外因的某些其他后果		47 833
		股骨骨折	61 882
		颅内损伤	52 064
		小腿(包括踝)骨折	50 312
区属三级医院	损伤、中毒和外因的某些其他后果		33 554
		股骨骨折	51 299
		小腿(包括踝)骨折	40 151
		肩和上臂骨折	39 348
区属二级医院	损伤、中毒和外因的某些其他后果		33 760
		股骨骨折	48 847
		颅内损伤	38 646
		小腿(包括踝)骨折	37 824
社区卫生服务中心(站)	内分泌、营养和代谢疾病		18 388
		非胰岛素依赖型糖尿病	19 239
		糖尿病	11 533
		非毒性甲状腺肿	2 162

表 4 - 102 老年人在各医疗机构住院次均费用最高的住院原因

就 诊 机 构	疾 病 分 类	病　　种	次均费用(元)
市级三级医院	损伤、中毒和外因的某些其他后果		47 791
		股骨骨折	55 216
		肩和上臂骨折	48 609
		小腿(包括踝)骨折	47 879
区属三级医院	损伤、中毒和外因的某些其他后果		34 958
		股骨骨折	46 638
		肩和上臂骨折	40 074
		小腿(包括踝)骨折	37 646
区属二级医院	损伤、中毒和外因的某些其他后果		33 334
		股骨骨折	41 227
		肩和上臂骨折	36 903
		小腿(包括踝)骨折	31 061
社区卫生服务中心(站)	内分泌、营养和代谢疾病		29 762
		非胰岛素依赖型糖尿病	30 550
		糖尿病	20 497

表 4 - 103，长寿老人在市级三级医院因血液疾病（328 258 元）住院产生的次均费用最高，其中费用最高的病种是紫癜和出血性情况（414 905 元）和再生障碍性贫血（10 552 元）；在区属三级医院因传染病和寄生虫病（72 820 元）住院产生的次均费用最高，其中费用最高的病种

是呼吸道结核(72 820 元);在区属二级医院因血液疾病(29 937 元)住院产生的次均费用最高,其中费用最高的病种是紫癜和出血性情况(48 770 元)和再生障碍性贫血(9 221 元);在社区卫生服务中心(站)因眼和附器疾病(80 491 元)住院产生的次均费用最高,其中费用最高的病种是老年性白内障(138 445 元)和视网膜疾患(22 537 元)。

表 4 - 103　长寿老人在各医疗机构住院次均费用最高的住院原因

就 诊 机 构	疾 病 分 类	病　　种	次均费用(元)
市级三级医院	血液疾病		328 258
		紫癜和出血性情况	414 905
		再生障碍性贫血	10 552
区属三级医院	传染病和寄生虫病		72 820
		呼吸道结核	72 820
区属二级医院	血液疾病		29 937
		紫癜和出血性情况	48 770
		再生障碍性贫血	9 221
社区卫生服务中心(站)	眼和附器疾病		80 491
		老年性白内障	138 445
		视网膜疾患	22 537

三、住院人口年人均费用及费用最高的住院原因

(一) 总体概述

2018 年,住院人口住院年人均费用是 26 268 元。如表 4 - 104,因精神和行为障碍(118 962 元),损伤、中毒和外因的某些其他后果(40 522 元),以及肌肉骨骼系统和结缔组织疾病(37 411 元)住院产生的年人均费用最高。因精神和行为障碍住院产生的年人均费用中,费用最高的病种是精神分裂症(118 962 元)。因损伤、中毒和外因的某些其他后果住院产生的年人均费用中,费用最高的病种是股骨骨折(55 484 元)、小腿(包括踝)骨折(47 281 元),以及腰椎和骨盆骨折(45 040 元)。因肌肉骨骼系统和结缔组织疾病住院产生的年人均费用中,费用最高的病种是膝关节病(61 991 元)、脊椎病(50 851 元)和脊椎关节强硬(50 562 元)。

表 4 - 104　住院人口年人均费用最高的住院原因

顺　　位	疾 病 分 类	病　　种	年人均费用(元)
1	精神和行为障碍		118 962
		精神分裂症	118 962
2	损伤、中毒和外因的某些其他后果		40 522
		股骨骨折	55 484
		小腿(包括踝)骨折	47 281
		腰椎和骨盆骨折	45 040

顺　位	疾病分类	病　种	年人均费用(元)
3	肌肉骨骼系统和结缔组织疾病		37 411
		膝关节病	61 991
		脊椎病	50 851
		脊椎关节强硬	50 562

(二) 不同支付方式人口年人均住院费用及费用最高的住院原因

医保支付住院人口的年人均费用为 25 618 元;非医保支付住院人口为 26 257 元。

如表 4 – 105,医保支付住院人口因精神和行为障碍(157 376 元),损伤、中毒和外因的某些其他后果(39 990 元),以及肌肉骨骼系统和结缔组织疾病(34 620 元)住院产生的年人均费用最高。在因精神和行为障碍住院产生的年人均费用中,费用最高的病种是精神分裂症(157 376 元)。因损伤、中毒和外因的某些其他后果住院产生的年人均费用中,费用最高的病种是股骨骨折(54 278 元)、小腿(包括踝)骨折(44 074 元),以及肩和上臂骨折(41 345 元)。因肌肉骨骼系统和结缔组织疾病住院产生的年人均费用中,费用最高的病种是膝关节病(56 600 元)、脊椎病(45 549 元)和脊椎关节强硬(44 373 元)。

表 4 – 105　医保支付住院人口年人均费用最高的住院原因

顺　位	疾病分类	病　种	年人均费用(元)
1	精神和行为障碍		157 376
		精神分裂症	157 376
2	损伤、中毒和外因的某些其他后果		39 990
		股骨骨折	54 278
		小腿(包括踝)骨折	44 074
		肩和上臂骨折	41 345
3	肌肉骨骼系统和结缔组织疾病		34 620
		膝关节病	56 600
		脊椎病	45 549
		脊椎关节强硬	44 373

如表 4 – 106,非医保支付住院人口因肌肉骨骼系统和结缔组织疾病(42 147 元),损伤、中毒和外因的某些其他后果(40 568 元),以及肿瘤(38 956 元)住院产生的年人均费用最高。因肌肉骨骼系统和结缔组织疾病住院产生的年人均费用中,费用最高的病种是膝关节病(69 622 元)、脊椎病(63 039 元)和脊椎关节强硬(60 316 元)。因损伤、中毒和外因的某些其他后果住院产生的年人均费用中,费用最高的病种是股骨骨折(56 837 元)、腰椎和骨盆骨折(50 862 元),以及小腿(包括踝)骨折(49 825 元)。因肿瘤住院产生的年人均费用中,费用最高的病种是髓样白血病(82 604 元)、脑恶性肿瘤(70 319 元)和淋巴样白血病(67 682 元)。

表 4 – 106　非医保支付人口住院年人均费用最高的住院原因

顺　位	疾病分类	病　种	年人均费用(元)
1	肌肉骨骼系统和结缔组织疾病		42 147
		膝关节病	69 622
		脊椎病	63 039
		脊椎关节强硬	60 316
2	损伤、中毒和外因的某些其他后果		40 568
		股骨骨折	56 837
		腰椎和骨盆骨折	50 862
		小腿(包括踝)骨折	49 825
3	肿瘤		38 956
		髓样白血病	82 604
		脑恶性肿瘤	70 319
		淋巴样白血病	67 682

（三）不同性别人口年人均住院费用及费用最高的住院原因

如表 4 – 107，男性住院年人均费用为 30 969 元，女性为 22 497 元，性别比是 1.38。医保支付住院人口中，男性住院年人均费用为 29 932 元，女性为 22 272 元，性别比是 1.34；非医保支付住院人口中，男性的住院年人均费用为 31 323 元，女性为 21 965 元，性别比是 1.43。

表 4 – 107　不同性别人口住院年人均费用

性　别	支 付 方 式		合　计
	医保支付	非医保支付	
男性(元)	29 932	31 323	30 969
女性(元)	22 272	21 965	22 497
男女性别比	1.34	1.43	1.38

如表 4 – 108，男性因精神和行为障碍(140 951 元)、肿瘤(43 951 元)，以及肌肉骨骼系统和结缔组织疾病(40 964 元)住院产生的年人均费用最高。因精神和行为障碍住院产生的年人均费用中，费用最高的病种是精神分裂症(140 951 元)。因肿瘤住院产生的年人均费用中，费用最高的病种是髓样白血病(98 822 元)、淋巴样白血病(77 365 元)和脑恶性肿瘤(71 463 元)。因肌肉骨骼系统和结缔组织疾病住院产生的年人均费用中，费用最高的病种是膝关节病(56 205 元)、脊椎关节强硬(56 003 元)和脊椎病(53 749 元)。

表 4 – 108　男性住院年人均费用最高的住院原因

顺　位	疾病分类	病　种	年人均费用(元)
1	精神和行为障碍		140 951
		精神分裂症	140 951
2	肿瘤		43 951
		髓样白血病	98 822
		淋巴样白血病	77 365
		脑恶性肿瘤	71 463

续　表

顺　位	疾 病 分 类	病　种	年人均费用(元)
3	肌肉骨骼系统和结缔组织疾病		40 964
		膝关节病	56 205
		脊椎关节强硬	56 003
		脊椎病	53 749

如表4-109,女性因精神和行为障碍(95 078 元),损伤、中毒和外因的某些其他后果(41 195 元),以及肌肉骨骼系统和结缔组织疾病(35 137 元)住院产生的年人均费用最高。因精神和行为障碍住院产生的年人均费用中,费用最高的病种是精神分裂症(95 078 元)。因损伤、中毒和外因的某些其他后果住院产生的年人均费用中,费用最高的病种是股骨骨折(54 903 元)、小腿(包括踝)骨折(45 594 元),以及肩和上臂骨折(42 335 元)。因肌肉骨骼系统和结缔组织疾病住院产生的年人均费用中,费用最高的病种是膝关节病(63 782 元)、脊椎病(48 349 元)和关节炎(46 273 元)。

表4-109　女性住院年人均费用最高的住院原因

顺　位	疾 病 分 类	病　种	年人均费用(元)
1	精神和行为障碍		95 078
		精神分裂症	95 078
2	损伤、中毒和外因的某些其他后果		41 195
		股骨骨折	54 903
		小腿(包括踝)骨折	45 594
		肩和上臂骨折	42 335
3	肌肉骨骼系统和结缔组织疾病		35 137
		膝关节病	63 782
		脊椎病	48 349
		关节炎	46 273

(四) 不同年龄人口年人均住院费用及费用最高的住院原因

如图4-16,从年人均住院费用随年龄段变化来看,随着年龄段增大,年人均费用也越高。医保支付住院人口年人均费用随年龄段增长的增长幅度较平缓;90 岁以上非医保支付住院人口的年人均费用较高。

如表4-110,长寿老人年人均住院费用最高,为 53 971 元。医保支付住院人口和非医保支付住院人口中,长寿老人年人均住院费用均为最高,分别为 42 972 元和 124 721 元。

如表4-111,儿童因肿瘤(38 942 元)、精神和行为障碍(35 510 元),以及先天性畸形、变形和染色体异常(30 249 元)住院产生的年人均费用最高。因肿瘤住院产生的年人均费用中,费用最高的病种是非滤泡性淋巴瘤(125 746 元)、髓样白血病(106 666 元)和脑脊膜良性肿瘤(102 553 元)。因精神和行为障碍住院产生的年人均费用中,费用最高的病种是精神分裂症(35 510 元)。因先天性畸形、变形和染色体异常住院产生

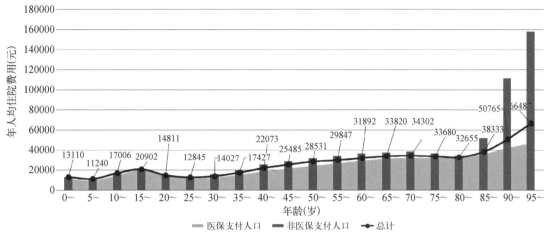

图 4-16 不同年龄段人口年人均住院费用

的年人均费用中,费用最高的病种是心脏的先天性畸形(43 204 元)和循环系统疾病的其他先天性畸形(20 733 元)。

表 4-110　不同年龄组人口年人均住院费用(元)

年龄组	支 付 方 式		合　计
	医 保 支 付	非医保支付	
儿童	11 033	13 487	13 141
青年	14 200	17 812	16 154
中年	24 774	31 554	28 166
年轻老年人	30 826	37 404	33 179
老年人	33 091	38 790	34 571
长寿老人	42 972	124 721	53 971

表 4-111　儿童年人均住院费用最高的病种

顺　位	疾 病 分 类	病　　种	年人均费用(元)
1	肿瘤		38 942
		非滤泡性淋巴瘤	125 746
		髓样白血病	106 666
		脑脊膜良性肿瘤	102 553
2	精神和行为障碍		35 510
		精神分裂症	35 510
3	先天性畸形、变形和染色体异常		30 249
		心脏的其他先天性畸形	43 204
		循环系统疾病的其他先天性畸形	20 733

　　如表 4-112,青年因精神和行为障碍(47 590 元),损伤、中毒和外因的某些其他后果(36 786 元),以及肌肉骨骼系统和结缔组织疾病(29 331 元)住院产生的年人均费用最高。因精神和行为障碍住院产生的年人均费用中,费用最高的病种是精神分裂症(47 590 元)。因损

伤、中毒和外因的某些其他后果住院产生的年人均费用中,费用最高的病种是股骨骨折(57 106 元)、腰椎和骨盆骨折(56 187 元),以及小腿(包括踝)骨折(46 916 元)。因肌肉骨骼系统和结缔组织疾病住院产生的年人均费用中,费用最高的病种是脊椎关节强硬(47 534元)、脊椎病(41 168 元)和椎间盘疾患(32 717 元)。

表 4 - 112　青年年人均住院费用最高的住院原因

顺　位	疾病分类	病　种	年人均费用(元)
1	精神和行为障碍		47 590
		精神分裂症	47 590
2	损伤、中毒和外因的某些其他后果的某些其他后果		36 786
		股骨骨折	57 106
		腰椎和骨盆骨折	56 187
		小腿(包括踝)骨折	46 916
3	肌肉骨骼系统和结缔组织疾病		29 331
		脊椎关节强硬	47 534
		脊椎病	41 168
		椎间盘疾患	32 717

如表 4 - 113,中年因精神和行为障碍(292 677 元),损伤、中毒和外因的某些其他后果(39 876 元),以及肌肉骨骼系统和结缔组织疾病(38 066 元)住院产生的年人均费用最高。因精神和行为障碍住院产生的年人均费用中,费用最高的病种是精神分裂症(292 677 元)。因损伤、中毒和外因的某些其他后果住院产生的年人均费用中,费用最高的病种是股骨骨折(53 260 元)、腰椎和骨盆骨折(51 877 元),以及小腿(包括踝)骨折(48 967 元)。因肌肉骨骼系统和结缔组织疾病住院产生的年人均费用中,费用最高的病种是脊椎关节强硬(55 077元)、脊椎病(53 831 元)和膝关节病(51 131 元)。

表 4 - 113　中年年人均住院费用最高的住院原因

顺　位	疾病分类	病　种	年人均费用(元)
1	精神和行为障碍		292 677
		精神分裂症	292 677
2	损伤、中毒和外因的某些其他后果		39 876
		股骨骨折	53 260
		腰椎和骨盆骨折	51 877
		小腿(包括踝)骨折	48 967
3	肌肉骨骼系统和结缔组织疾病		38 066
		脊椎关节强硬	55 077
		脊椎病	53 831
		膝关节病	51 131

如表 4 - 114,年轻老年人因精神和行为障碍(274 814 元),损伤、中毒和外因的某些其他

后果(42 623 元),以及肿瘤(42 480 元)住院产生的年人均费用最高。因精神和行为障碍住院产生的年人均费用中,费用最高的病种是精神分裂症(274 814 元)。因损伤、中毒和外因的某些其他后果住院产生的年人均费用中,费用最高的病种是股骨骨折(60 925 元)、小腿(包括踝)骨折(46 731 元),以及肩和上臂骨折(43 975 元)。因肿瘤住院产生的年人均费用中,费用最高的病种是髓样白血病(105 506 元)、淋巴样白血病(70 886 元)和脑恶性肿瘤(70 426 元)。

表 4 - 114　年轻老年人年人均住院费用最高的住院原因

顺　位	疾 病 分 类	病　种	年人均费用(元)
1	精神和行为障碍		274 814
		精神分裂症	274 814
2	损伤、中毒和外因的某些其他后果		42 623
		股骨骨折	60 925
		小腿(包括踝)骨折	46 731
		肩和上臂骨折	43 975
3	肿瘤		42 480
		髓样白血病	105 506
		淋巴样白血病	70 886
		脑恶性肿瘤	70 426

如表 4 - 115,老年人因精神和行为障碍(292 677 元),损伤、中毒和外因的某些其他后果(44 010 元),以及肿瘤(39 603 元)住院产生的年人均费用最高。因精神和行为障碍住院产生的年人均费用中,费用最高的病种是精神分裂症(292 677 元)。因损伤、中毒和外因的某些其他后果住院产生的年人均费用中,费用最高的病种是股骨骨折(54 216 元)、肩和上臂骨折(45 749 元),以及小腿(包括踝)骨折(42 214 元)。因肿瘤住院产生的年人均费用中,费用最高的病种是脑脊膜良性肿瘤(65 540 元)、髓样白血病(59 783 元)和非滤泡性淋巴瘤(58 413 元)。

表 4 - 115　老年人年人均住院费用最高的住院原因

顺　位	疾 病 分 类	病　种	年人均费用(元)
1	精神和行为障碍		292 677
		精神分裂症	292 677
2	损伤、中毒和外因的某些其他后果		44 010
		股骨骨折	54 216
		肩和上臂骨折	45 749
		小腿(包括踝)骨折	42 214
3	肿瘤		39 603
		脑脊膜良性肿瘤	65 540
		髓样白血病	59 783
		非滤泡性淋巴瘤	58 413

如表 4 - 116,长寿老人因精神和行为障碍(405 611 元)、血液疾病(109 259 元)及循环系

统疾病(56 109 元)住院产生的年人均费用最高。因精神和行为障碍住院产生的年人均费用中,费用最高的病种是精神分裂症(405 611 元)。因血液疾病住院产生的年人均费用中,费用最高的病种是紫癜和出血性情况(173 006 元),以及再生障碍性贫血(10 450 元)。因循环系统疾病住院产生的年人均费用中,费用最高的病种是心绞痛(96 365 元)、脑血管病后遗症(71 163 元)和动脉粥样硬化(56 378 元)。

表 4 – 116　长寿老人年人均住院费用最高的住院原因

顺　　位	疾病分类	病　　种	年人均费用(元)
1	精神和行为障碍		405 611
		精神分裂症	405 611
2	血液疾病		109 259
		紫癜和出血性情况	173 006
		再生障碍性贫血	10 450
3	循环系统疾病		56 109
		心绞痛	96 365
		脑血管病后遗症	71 163
		动脉粥样硬化	56 378

(五)住院人口在各医疗机构年人均费用及费用最高的住院原因

住院人口在市级三级医院年人均费用为 29 225 元,区属三级医院为 20 157 元,区属二级医院为 19 536 元,社区卫生服务中心(站)为 21 153 元。

如表 4 – 117,住院人口在市级三级医院因损伤、中毒和外因的某些其他后果(46 987 元)(由于精神和行为障碍年人均费用高但病种单一,在该部分不展示精神和行为障碍的数据),肌肉骨骼系统和结缔组织疾病(43 247 元),以及肿瘤(37 228 元)住院产生的年人均费用最高。因损伤、中毒和外因的某些其他后果住院产生的年人均费用中,费用最高的病种是股骨骨折(58 621 元)、腰椎和骨盆骨折(55 476 元),以及小腿(包括踝)骨折(52 741 元)。因肌肉骨骼系统和结缔组织疾病住院产生的年人均费用中,费用最高的病种是膝关节病(65 773 元)、脊椎病(65 210 元)和脊椎关节强硬(58 872 元)。因肿瘤住院产生的年人均费用最高的病种是髓样白血病(111 193 元)、淋巴样白血病(80 910 元)和脑恶性肿瘤(72 378 元)。

表 4 – 117　住院人口在市级三级医院年人均费用最高的住院原因

顺　　位	疾病分类	病　　种	年人均费用(元)
1	损伤、中毒和外因的某些其他后果		46 987
		股骨骨折	58 621
		腰椎和骨盆骨折	55 476
		小腿(包括踝)骨折	52 741
2	肌肉骨骼系统和结缔组织疾病		43 247
		膝关节病	65 773
		脊椎病	65 210
		脊椎关节强硬	58 872

续　表

顺　　位	疾 病 分 类	病　　种	年人均费用(元)
3	肿瘤		37 228
		髓样白血病	111 193
		淋巴样白血病	80 910
		脑恶性肿瘤	72 378

如表 4－118，住院人口在区属三级医院因损伤、中毒和外因的某些其他后果(33 277 元)、肿瘤(29 272 元)及循环系统疾病(25 223 元)住院产生的年人均费用最高。因损伤、中毒和外因的某些其他后果住院产生的年人均费用中，费用最高的病种是股骨骨折(48 515 元)、小腿(包括踝)骨折(39 839 元)，以及肩和上臂骨折(36 877 元)。因肿瘤住院产生的年人均费用中，费用最高的病种是髓样白血病(51 734 元)、多发性骨髓瘤和恶性浆细胞肿瘤(49 298 元)，以及非滤泡性淋巴瘤(47 371 元)。因循环系统疾病住院产生的年人均费用中，费用最高的病种是急性心肌梗死(48 348 元)、动脉粥样硬化(44 221 元)和脑内出血(37 569 元)。

表 4－118　住院人口在区属三级医院年人均费用最高的住院原因

顺　　位	疾 病 分 类	病　　种	年人均费用(元)
1	损伤、中毒和外因的某些其他后果		33 277
		股骨骨折	48 515
		小腿(包括踝)骨折	39 839
		肩和上臂骨折	36 877
2	肿瘤		29 272
		髓样白血病	51 734
		多发性骨髓瘤和恶性浆细胞肿瘤	49 298
		非滤泡性淋巴瘤	47 371
3	循环系统疾病		25 223
		急性心肌梗死	48 348
		动脉粥样硬化	44 221
		脑内出血	37 569

如表 4－119，住院人口在区属二级医院因损伤、中毒和外因的某些其他后果(32 759 元)、先天性畸形、变形和染色体异常(26 456 元)，以及肿瘤(25 944 元)住院产生的年人均费用最高。因损伤、中毒和外因的某些其他后果住院产生的年人均费用中，费用最高的病种是股骨骨折(46 761 元)、小腿(包括踝)骨折(38 412 元)，以及肩和上臂骨折(36 123 元)。因先天性畸形、变形和染色体异常住院产生的年人均费用中，费用最高的病种是循环系统疾病的其他先天性畸形(36 181 元)和心脏的先天性畸形(10 990 元)。因肿瘤住院产生的年人均费用中，费用最高的病种是淋巴样白血病(89 804 元)、髓样白血病(89 468 元)和脑脊膜良性肿瘤(68 920 元)。

表 4－119　住院人口在区属二级医院年人均费用最高的住院原因

顺　位	疾病分类	病　种	年人均费用(元)
1	损伤、中毒和外因的某些其他后果		32 759
		股骨骨折	46 761
		小腿(包括踝)骨折	38 412
		肩和上臂骨折	36 123
2	先天性畸形、变形和染色体异常		26 456
		循环系统疾病的其他先天性畸形	36 181
		心脏的先天性畸形	10 990
3	肿瘤		25 944
		淋巴样白血病	89 804
		髓样白血病	89 468
		脑脊膜良性肿瘤	68 920

如表 4－120，住院人口在社区卫生服务中心(站)因妊娠、分娩和产褥期(60 132 元)，眼和附器疾病(41 760 元)，以及内分泌、营养和代谢疾病(35 229 元)住院产生的年人均费用最高。因妊娠、分娩和产褥期住院产生的年人均费用中，费用最高的病种是妊娠期糖尿病(60 132 元)。因眼和附器疾病住院产生的年人均费用中，费用最高的病种是白内障(49 413 元)、结膜疾患(34 538 元)和视网膜疾患(9 388 元)。因内分泌、营养和代谢疾病住院产生的年人均费用中，费用最高的病种是非胰岛素依赖型糖尿病(36 570 元)、甲状腺毒症(甲状腺功能亢进症)(20 637 元)和糖尿病(20 060 元)。

表 4－120　住院人口在社区卫生服务中心(站)年人均费用最高的住院原因

顺　位	疾病分类	病　种	年人均费用(元)
1	妊娠、分娩和产褥期		60 132
		妊娠期糖尿病	60 132
2	眼和附器疾病		41 760
		白内障	49 413
		结膜疾患	34 538
		视网膜疾患	9 388
3	内分泌、营养和代谢疾病		35 229
		非胰岛素依赖型糖尿病	36 570
		甲状腺毒症(甲状腺功能亢进症)	20 637
		糖尿病	20 060

1. 不同支付方式人口差异

如表 4－121，医保支付住院人口在市级三级医院年人均费用为 27 672 元，区属三级医院为 21 269 元，区属二级医院为 20 716 元，社区卫生服务中心(站)为 21 031 元；非医保支付住院人口在市级三级医院年人均费用为 30 172 元，区属三级医院为 16 336 元，区属二级医院为 15 770 元，社区卫生服务中心(站)为 15 784 元。

表4-121 不同支付方式人口在各医疗机构年人均住院费用(元)

支付方式	市级三级医院	区属三级医院	区属二级医院	社区卫生服务中心(站)
医保支付	27 672	21 269	20 716	21 031
非医保支付	30 172	16 336	15 770	15 784

如表4-122,医保支付住院人口在市级三级医院、区属三级医院和区属二级医院均因损伤、中毒和外因的某些其他后果住院产生的年人均费用中,费用最高的病种集中于股骨骨折、小腿(包括踝)骨折,以及腰椎和骨盆骨折等;在社区卫生服务中心(站)内因妊娠、分娩和产褥期(60 574元)住院产生的年人均费用中,费用最高的病种是妊娠期糖尿病(60 574元)。

表4-122 医保支付住院人口在各医疗机构年人均费用最高的住院原因

就诊机构	疾病分类	病种	年人均费用(元)
市级三级医院	损伤、中毒和外因的某些其他后果		45 208
		股骨骨折	57 113
		小腿(包括踝)骨折	48 933
		腰椎和骨盆骨折	45 293
区属三级医院	损伤、中毒和外因的某些其他后果		33 312
		股骨骨折	47 914
		小腿(包括踝)骨折	38 793
		肩和上臂骨折	36 659
区属二级医院	损伤、中毒和外因的某些其他后果		33 546
		股骨骨折	46 834
		肩和上臂骨折	36 419
		小腿(包括踝)骨折	36 132
社区卫生服务中心(站)	妊娠、分娩和产褥期		60 574
		妊娠期糖尿病	60 574

如表4-123,非医保支付住院人口在市级三级医院和区属三级医院均因损伤、中毒和外因的某些其他后果住院产生的年人均费用中,费用最高的病种集中于股骨骨折、小腿(包括踝)骨折,以及腰椎和骨盆骨折等;在区属二级医院因循环系统疾病(32 713元)住院产生的年人均费用中,费用最高的病种是心绞痛(79 513元)、急性心肌梗死(49 648元)和慢性缺血性心脏病(41 602元);在社区卫生服务中心(站)因内分泌、营养和代谢疾病(30 235元)住院产生的年人均费用中,费用最高的病种是非胰岛素依赖型糖尿病(30 235元)。

表4-123 非医保支付住院人口在各医疗机构年人均费用最高的住院原因

就诊机构	疾病分类	病种	年人均费用(元)
市级三级医院	损伤、中毒和外因的某些其他后果		48 800
		腰椎和骨盆骨折	65 462
		股骨骨折	61 652
		小腿(包括踝)骨折	56 266

就 诊 机 构	疾 病 分 类	病 种	年人均费用(元)
区属三级医院	损伤、中毒和外因的某些其他后果		33 115
		腰椎和骨盆骨折	65 462
		股骨骨折	61 652
		小腿(包括踝)骨折	56 266
区属二级医院	循环系统疾病		32 713
		心绞痛	79 513
		急性心肌梗死	49 648
		慢性缺血性心脏病	41 602
社区卫生服务中心(站)	内分泌、营养和代谢疾病		30 235
		非胰岛素依赖型糖尿病	30 235

2. 不同性别人口差异

如表 4 - 124,男性在市级三级医院年人均住院费用为 34 223 元,区属三级医院为 22 495 元,区属二级医院为 23 205 元,社区卫生服务中心(站)为 19 072 元;女性在市级三级医院年人均住院费用为 25 011 元,区属三级医院为 18 117 元,区属二级医院为 16 839 元,社区卫生服务中心(站)为 22 771 元。

表 4 – 124 不同性别人口在各医疗机构年人均住院费用(元)

性 别	市级三级医院	区属三级医院	区属二级医院	社区卫生服务中心(站)
男性	34 223	22 495	23 205	19 072
女性	25 011	18 117	16 839	22 771

如表 4 - 125,男性在市级三级医院、区属三级医院和区属二级医院均因损伤、中毒和外因的某些其他后果住院产生的年人均费用中,费用最高的病种集中于股骨骨折、小腿(包括踝)骨折、腰椎和骨盆骨折等;在社区卫生服务中心(站)内因先天性畸形、变形和染色体异常(32 402 元)住院产生的年人均费用中,费用最高的病种是心脏的其他先天性畸形(32 402 元)。

表 4 – 125 男性在各医疗机构年人均住院费用最高的住院原因

就 诊 机 构	疾 病 分 类	病 种	年人均费用(元)
市级三级医院	损伤、中毒和外因的某些其他后果		47 476
		腰椎和骨盆骨折	65 962
		股骨骨折	60 127
		小腿(包括踝)骨折	55 018
区属三级医院	损伤、中毒和外因的某些其他后果		32 486
		股骨骨折	48 368
		小腿(包括踝)骨折	40 351
		腰椎和骨盆骨折	38 071

就诊机构	疾病分类	病　种	年人均费用(元)
区属二级医院	损伤、中毒和外因的某些其他后果		31 257
		股骨骨折	46 253
		小腿(包括踝)骨折	38 788
		颅内损伤	36 097
社区卫生服务中心(站)	先天性畸形、变形和染色体异常		32 402
		心脏的先天性畸形	32 402

如表 4-126,女性在市级三级医院、区属三级医院和区属二级医院均因损伤、中毒和外因的某些其他后果住院产生的年人均费用中,费用最高的病种集中于股骨骨折、小腿(包括踝)骨折、腰椎和骨盆骨折等;在社区卫生服务中心(站)因妊娠、分娩和产褥期(60 132 元)住院产生的年人均费用中,费用最高的病种是妊娠期糖尿病(60 132 元)。

表 4-126　女性在各医疗机构年人均住院费用最高的住院原因

就诊机构	疾病分类	病　种	年人均费用(元)
市级三级医院	损伤、中毒和外因的某些其他后果		46 497
		股骨骨折	57 719
		小腿(包括踝)骨折	50 122
		腰椎和骨盆骨折	48 476
区属三级医院	损伤、中毒和外因的某些其他后果		34 242
		股骨骨折	48 605
		小腿(包括踝)骨折	39 120
		肩和上臂骨折	37 285
区属二级医院	损伤、中毒和外因的某些其他后果		34 396
		股骨骨折	47 046
		小腿(包括踝)骨折	37 943
		肩和上臂骨折	37 768
社区卫生服务中心(站)	妊娠、分娩和产褥期		60 132
		妊娠期糖尿病	60 132

3. 不同年龄组人口差异

如表 4-127,儿童在市级三级医院年人均住院费用为 15 981 元,区属三级医院为 3 653 元,区属二级医院为 4 411 元,社区卫生服务中心(站)为 2 461 元;青年在市级三级医院年人均住院费用为 19 476 元,区属三级医院为 11 516 元,区属二级医院为 10 473 元,社区卫生服务中心(站)为 6 342 元;中年在市级三级医院年人均住院费用为 32 160 元,区属三级医院为 18 912 元,区属二级医院为 18 770 元,社区卫生服务中心(站)为 9 860 元;年轻老年人在市级三级医院年人均住院费用为 37 222 元,区属三级医院为 23 955 元,区属二级医院为 23 303 元,社区卫生服务中心(站)为 11 894 元;老年人在市级三级医院年人均住院费用为 37 349 元,区属三级医院为 28 491 元,区属二级医院为 28 894 元,社区卫生服务中心(站)为 23 220 元;长寿老人在市级三级医院年人均住院费用为 67 379 元,区属三级医院为 38 730 元,区属二级医院为 47 779 元,社区卫生服务中心(站)为 40 048 元。

表 4 – 127　不同年龄组人口在各医疗机构年人均住院费用(元)

年 龄 组	市级三级医院	区属三级医院	区属二级医院	社区卫生服务中心(站)
儿童	15 981	3 653	4 411	2 461
青年	19 476	11 516	10 473	6 342
中年	32 160	18 912	18 770	9 860
年轻老年人	37 222	23 955	23 303	11 894
老年人	37 349	28 491	28 894	23 220
长寿老人	67 379	38 730	47 779	40 048

如表 4 – 128,儿童在市级三级医院因肿瘤(39 441 元)住院产生的年人均费用中,费用最高的病种是非滤泡性淋巴瘤(125 746 元)、髓样白血病(107 679 元)和脑脊膜良性肿瘤(102 553 元);在区属三级医院因先天性畸形、变形和染色体异常(66 044 元)住院产生的年人均费用中,费用最高的病种是循环系统疾病的其他先天性畸形(66 044 元);在区属二级医院因肌肉骨骼系统和结缔组织疾病(21 091 元)住院产生的年人均费用中,费用最高的病种是膝关节内紊乱(23 758 元)和强直性脊柱炎(2 420 元);在社区卫生服务中心(站)内因损伤、中毒和外因的某些其他后果(5 000 元)住院产生的年人均费用中,费用最高的病种是小腿(包括踝)骨折(6 618 元)、肩和上臂骨折(3 382 元)。

表 4 – 128　儿童在各医疗机构住院年人均费用最高的住院原因

就 诊 机 构	疾 病 分 类	病 　 种	年人均费用(元)
市级三级医院	肿瘤		39 441
		非滤泡性淋巴瘤	125 746
		髓样白血病	107 679
		脑脊膜良性肿瘤	102 553
区属三级医院	先天性畸形、变形和染色体异常		66 044
		循环系统疾病的其他先天性畸形	66 044
区属二级医院	肌肉骨骼系统和结缔组织疾病		21 091
		膝关节内紊乱	23 758
		强直性脊柱炎	2 420
社区卫生服务中心(站)	损伤、中毒和外因的某些其他后果		5 000
		小腿(包括踝)骨折	6 618
		肩和上臂骨折	3 382

如表 4 – 129,青年在各医疗机构均因损伤、中毒和外因的某些其他后果住院产生的年人均费用中,费用最高的病种集中于腰椎和骨盆骨折、股骨骨折、小腿(包括踝)骨折,以及肋骨、胸骨和胸部脊柱骨折等。

表 4-129　青年在各医疗机构年人均住院费用最高的住院原因

就 诊 机 构	疾 病 分 类	病 种	年人均费用(元)
市级三级医院	损伤、中毒和外因的某些其他后果		43 488
		腰椎和骨盆骨折	77 283
		股骨骨折	60 115
		肋骨、胸骨和胸部脊柱骨折	54 617
区属三级医院	损伤、中毒和外因的某些其他后果		30 922
		肋骨、胸骨和胸部脊柱骨折	32 335
		颅内损伤	22 207
		腰椎和骨盆骨折	18 826
区属二级医院	损伤、中毒和外因的某些其他后果		28 314
		股骨骨折	45 727
		小腿(包括踝)骨折	37 180
		腰椎和骨盆骨折	33 668
社区卫生服务中心(站)	损伤、中毒和外因的某些其他后果		7 480
		在腕和手水平的骨折	10 768
		前臂骨折	10 366
		足骨折	8 355

　　如表 4-130,中年在市级三级医院、区属三级医院和区属二级医院均因损伤、中毒和外因的某些其他后果住院产生的年人均费用中,费用最高的病种集中于股骨骨折、小腿(包括踝)骨折、腰椎和骨盆骨折等;在社区卫生服务中心(站)因泌尿生殖系统疾病(19 045 元)住院产生的年人均费用中,费用最高的病种是慢性肾病(26 238 元)、梗阻性和反流性尿路病(23 166 元),以及女性生殖器脱垂(22 254 元)。

表 4-130　中年在各医疗机构年人均住院费用最高的住院原因

就 诊 机 构	疾 病 分 类	病 种	年人均费用(元)
市级三级医院	损伤、中毒和外因的某些其他后果		49 190
		腰椎和骨盆骨折	67 076
		股骨骨折	58 188
		小腿(包括踝)骨折	55 939
区属三级医院	损伤、中毒和外因的某些其他后果		32 513
		腰椎和骨盆骨折	67 076
		股骨骨折	58 188
		小腿(包括踝)骨折	55 939
区属二级医院	损伤、中毒和外因的某些其他后果		30 767
		腰椎和骨盆骨折	67 076
		股骨骨折	58 188
		小腿(包括踝)骨折	55 939

就 诊 机 构	疾病分类	病　　　种	年人均费用(元)
社区卫生服务中心(站)	泌尿生殖系统疾病		19 045
		慢性肾病	26 238
		梗阻性和反流性尿路病	23 166
		女性生殖器脱垂	22 254

如表4-131,年轻老年人在市级三级医院因肌肉骨骼系统和结缔组织疾病(50 081 元)住院产生的年人均费用中,费用最高的病种是膝关节病(70 888 元)、脊椎病(68 790 元)和脊椎关节强硬(58 669 元);在区属三级医院和区属二级医院均因损伤、中毒和外因的某些其他后果住院产生的年人均费用中,费用最高的病种集中于股骨骨折、小腿(包括踝)骨折、颅内损伤等;在社区卫生服务中心(站)因内分泌、营养和代谢疾病(23 018 元)住院产生的年人均费用中,费用最高的病种是糖尿病(19 515 元)、非胰岛素依赖型糖尿病(14 610 元)和非毒性甲状腺肿(13 173 元)。

表4-131　年轻老年人在各医疗机构年人均住院费用最高的住院原因

就 诊 机 构	疾病分类	病　　　种	年人均费用(元)
市级三级医院	肌肉骨骼系统和结缔组织疾病		50 081
		膝关节病	70 888
		脊椎病	68 790
		脊椎关节强硬	58 669
区属三级医院	损伤、中毒和外因的某些其他后果		34 113
		腰椎和骨盆骨折	67 076
		股骨骨折	58 188
		小腿(包括踝)骨折	55 939
区属二级医院	损伤、中毒和外因的某些其他后果		34 901
		股骨骨折	63 532
		颅内损伤	54 079
		小腿(包括踝)骨折	51 784
社区卫生服务中心(站)	内分泌、营养和代谢疾病		23 018
		糖尿病	19 515
		非胰岛素依赖型糖尿病	14 610
		非毒性甲状腺肿	13 173

如表4-132,老年人在市级三级医院、区属三级医院和区属二级医院均因损伤、中毒和外因的某些其他后果住院产生的年人均费用中,费用最高的病种股骨骨折、小腿(包括踝)骨折,以及肩和上臂骨折等;在社区卫生服务中心(站)因内分泌、营养和代谢疾病(40 813 元)住院产生的年人均费用中,费用最高的病种是糖尿病(24 574 元)、非胰岛素依赖型糖尿病(17 898 元)和甲状腺毒症(甲状腺功能亢进症)(17 114 元)。

表4-132　老年人在各医疗机构年人均住院费用最高的住院原因

就 诊 机 构	疾 病 分 类	病　　种	年人均费用(元)
市级三级医院	损伤、中毒和外因的某些其他后果		49 991
		股骨骨折	56 693
		小腿(包括踝)骨折	51 379
		肩和上臂骨折	50 080
区属三级医院	损伤、中毒和外因的某些其他后果		36 146
		股骨骨折	56 693
		小腿(包括踝)骨折	51 379
		肩和上臂骨折	50 080
区属二级医院	损伤、中毒和外因的某些其他后果		36 709
		股骨骨折	56 693
		小腿(包括踝)骨折	51 379
		肩和上臂骨折	50 080
社区卫生服务中心(站)	内分泌、营养和代谢疾病		40 813
		糖尿病	24 574
		非胰岛素依赖型糖尿病	17 898
		甲状腺毒症(甲状腺功能亢进症)	17 114

　　如表4-133,长寿老人在市级三级医院内血液疾病(328 258元)住院产生的年人均费用中,费用最高的病种是紫癜和出血性情况(414 905元),以及再生障碍性贫血(10 552元);在区属三级医院因传染病和寄生虫病(72 820元)住院产生的年人均费用中,费用最高的病种是呼吸道结核(72 820元);在区属三级医院因神经系统疾病(56 451元)住院产生的年人均费用中,费用最高的病种是癫痫(癫痫)(214 046元)、睡眠障碍(73 808元)和短暂性大脑缺血性发作(65 440元);在社区卫生服务中心(站)因眼和附器疾病(80 491元)住院产生的年人均费用中,费用最高的病种是视网膜脱离和断裂(16 318元)、视网膜疾患(13 580元),以及老年性白内障(9 239元)。

表4-133　长寿老人在各医疗机构年人均住院费用最高的住院原因

就 诊 机 构	疾 病 分 类	病　　种	年人均费用(元)
市级三级医院	血液疾病		328 258
		紫癜和出血性情况	414 905
		再生障碍性贫血	10 552
区属三级医院	传染病和寄生虫病		72 820
		呼吸道结核	72 820
区属二级医院	神经系统疾病		56 451
		癫痫(癫痫)	214 046
		睡眠障碍	73 808
		短暂性大脑缺血性发作	65 440

就诊机构	疾病分类	病　种	年人均费用(元)
社区卫生服务中心(站)	眼和附器疾病		80 491
		视网膜脱离和断裂	16 318
		视网膜疾患	13 580
		老年性白内障	9 239

四、住院药费占比

2018 年,在住院总费用中,药费占比是 23.8%。

(一) 不同支付方式人口住院药费占比

医保支付住院人口药费占比是 25.4%,高于非医保支付住院人口(21.4%)。

(二) 不同性别人口住院药费占比

如表 4 - 134,男性住院药费占比是 25.1%,女性是 22.4%。医保支付住院人口中,男性住院药费占比是 26.6%,女性是 24.1%;非医保支付住院人口中,男性住院药费占比是 23.0%,女性是 19.5%。

表 4 - 134　不同性别人口住院药费占比(%)

性　别	支　付　方　式		合　计
	医保支付	非医保支付	
男性	26.6	23.0	25.1
女性	24.1	19.5	22.4

(三) 不同年龄人口住院药费占比

如图 4 - 17,从住院药费占比随年龄段变化来看,药费占比随年龄增长逐渐增高。在 0~

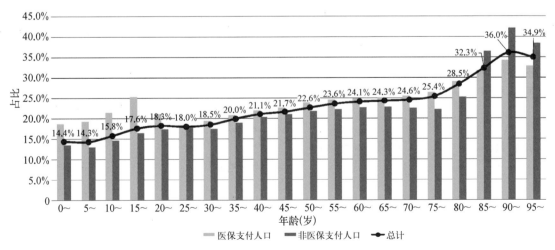

图 4 - 17　不同年龄段人口住院药费占比

85 岁各年龄段人口中,医保支付住院人口的药费占比高于非医保支付住院人口;在 85 岁以上人口中,非医保支付住院人口的药费占比高于医保支付住院人口。

如表 4-135,医保支付和非医保支付住院人口中,长寿老人的住院药费占比均最高,分别为 33.9% 和 40.8%。

表 4-135 不同年龄组人口住院药费占比(%)

年龄组	支付方式		合计
	医保支付	非医保支付	
儿童	19.4	13.6	14.7
青年	20.3	18.3	19.3
中年	23.9	21.7	22.8
年轻老年人	25.1	22.6	24.3
老年人	28.9	26.5	28.5
长寿老人	33.9	40.8	35.8

(四)住院人口在各医疗机构药费占比

住院人口在市级三级医院药费占比是 21.4%,区属三级医院是 28.7%,区属二级医院是 28.3%,社区卫生服务中心(站)是 32.1%。

1. 不同支付方式人口差异

如图 4-18,医保支付住院人口在各医疗机构药费占比均高于非医保支付住院人口。医保支付住院人口在市级三级医院药费占比是 22.4%,区属三级医院是 29.6%,区属二级医院是 29.0%,社区卫生服务中心(站)是 32.1%;非医保支付住院人口在市级三级医院药费占比是 20.4%,区属三级医院是 25.5%,区属二级医院是 26.2%,社区卫生服务中心(站)是 30.2%。

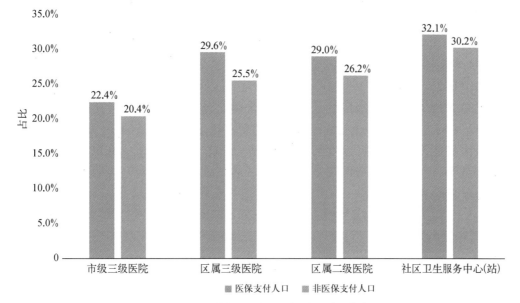

图 4-18 不同支付人口在各医疗机构住院药费占比

2. 不同性别人口差异

如图4-19,男性在各医疗机构住院药费占比均高于女性。男性在市级三级医院内的住院药费占比是22.9%,区属三级医院是29.9%,区属二级医院是29.6%,社区卫生服务中心(站)是33.0%;女性在市级三级医院住院药费占比是19.7%,区属三级医院是27.5%,区属二级医院是27.1%,社区卫生服务中心(站)是31.5%。

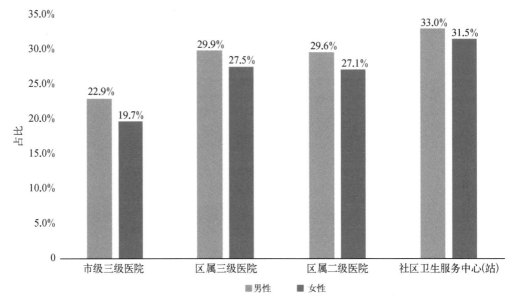

图4-19 不同性别人口在各医疗机构住院药费占比

3. 不同年龄组人口差异

如表4-136,儿童在市级三级医院住院药费占比是14.1%,区属三级医院是25.9%,区属二级医院是20.5%,社区卫生服务中心(站)是31.0%;青年在市级三级医院内的住院药费占比是18.6%,区属三级医院是22.6%,区属二级医院是20.4%,社区卫生服务中心(站)是34.8%;中年在市级三级医院住院药费占比是21.8%,区属三级医院是26.7%,区属二级医院是25.1%,社区卫生服务中心(站)是30.7%;年轻老年人在市级三级医院住院药费占比是22.5%,区属三级医院是28.6%,区属二级医院是28.2%,社区卫生服务中心(站)是32.4%;老年人在市级三级医院住院药费占比是23.0%,区属三级医院是32.5%,区属二级医院是33.4%,社区卫生服务中心(站)是32.3%;长寿老人在市级三级医院住院药费占比是34.0%,区属三级医院是36.2%,区属二级医院是37.7%,社区卫生服务中心(站)是31.3%。

表4-136 不同年龄组人口在各医疗机构住院药费占比(%)

年 龄 组	市级三级医院	区属三级医院	区属二级医院	社区卫生服务中心(站)
儿童	14.1	25.9	20.5	31.0
青年	18.6	22.6	20.4	34.8
中年	21.8	26.7	25.1	30.7

年 龄 组	市级三级医院	区属三级医院	区属二级医院	社区卫生服务中心(站)
年轻老年人	22.5	28.6	28.2	32.4
老年人	23.0	32.5	33.4	32.3
长寿老人	34.0	36.2	37.7	31.3

五、住院耗材费占比

2018 年,在住院总费用中,耗材费占比是 27.1%。

(一) 不同支付方式人口住院耗材费占比

医保支付住院人口住院耗材费占比是 25.5%,高于非医保支付住院人口(29.6%)。

(二) 不同性别人口住院耗材费占比

如表 4-137,男性住院耗材费占比是 27.9%,女性是 26.2%。医保支付住院人口中,男性耗材费占比是 26.3%,女性是 24.7%;非医保支付住院人口中,男性耗材费占比是 30.4%,女性是 28.8%。

表 4-137　不同性别人口住院耗材费占比(%)

性 别	支 付 方 式		合 计
	医保支付	非医保支付	
男性	26.3	30.4	27.9
女性	24.7	28.8	26.2

(三) 不同年龄人口住院耗材费占比

如图 4-20,从住院耗材费占比随年龄段变化来看,在 15~19 岁(30.5%)出现了一个小

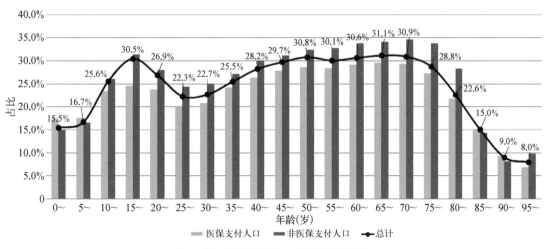

图 4-20　不同年龄段人口门诊耗材费占比

波峰后,随年龄段的上升略微上涨,在 75 岁之后,耗材费占比随年龄增长逐渐下降。医保支付住院人口在各年龄段住院耗材费占比均低于非医保支付住院人口。

如表 4 - 138,在医保支付住院人口和非医保支付住院人口中,年轻老年人住院耗材费占比均为最高,分别为 29.3% 和 34.1%。

表 4 - 138　不同年龄组人口住院耗材费占比(%)

年龄组	支付方式		合　计
	医保支付	非医保支付	
儿童	18.7	17.9	18.0
青年	23.0	27.3	25.3
中年	28.3	32.1	30.2
年轻老年人	29.3	34.1	30.9
老年人	21.6	27.5	22.6
长寿老人	8.8	8.7	8.8

(四) 住院人口在各医疗机构耗材费占比

住院人口在市级三级医院耗材费占比是 31.1%,区属三级医院是 24.4%,区属二级医院是 18.4%,社区卫生服务中心(站)是 0.9%。

1. 不同支付方式人口差异

如图 4 - 21,医保支付住院人口在市级三级医院耗材费占比是 31.7%,区属三级医院是 22.7%,区属二级医院是 16.4%,社区卫生服务中心(站)是 0.9%;非医保支付住院人口在市级三级医院耗材费占比是 30.4%,区属三级医院是 30.9%,区属二级医院是 24.9%,社区卫生服务中心(站)是 0.6%。

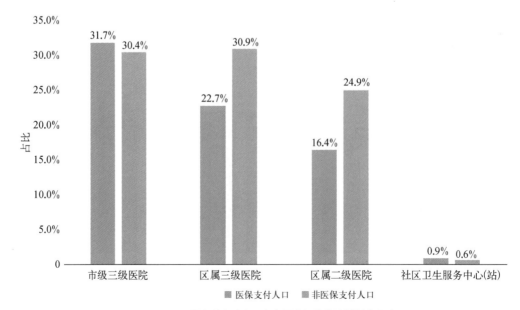

图 4 - 21　不同支付方式人口在各医疗机构住院耗材费占比

2. 不同性别人口差异

如图4-22,男性在各医疗机构住院耗材费占比均高于女性。男性在市级三级医院内的住院耗材费占比是31.6%,区属三级医院是24.9%,区属二级医院是19.1%,社区卫生服务中心(站)是0.9%;女性在市级三级医院住院耗材费占比是30.5%,区属三级医院是23.8%,区属二级医院是17.7%,社区卫生服务中心(站)是0.8%。

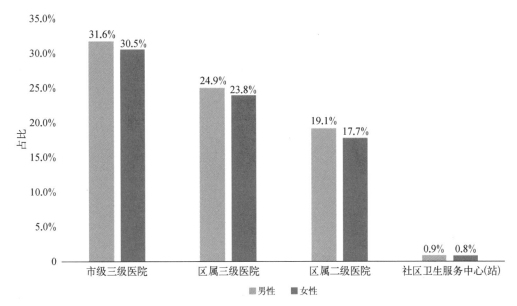

图4-22 不同性别人口在各医疗机构住院耗材费占比

3. 不同年龄组人口差异

如表4-139,儿童在市级三级医院住院耗材费占比是18.5%,区属三级医院是11.3%,区属二级医院是13.6%,社区卫生服务中心(站)是1.3%;青年在市级三级医院内的住院耗材费占比是26.2%,区属三级医院是26.2%,区属二级医院是21.8%,社区卫生服务中心(站)是0.9%;中年在市级三级医院住院耗材费占比是31.8%,区属三级医院是28.6%,区属二级医院是24.5%,社区卫生服务中心(站)是1.1%;年轻老年人在市级三级医院住院耗材费占比是34.8%,区属三级医院是27.1%,区属二级医院是20.4%,社区卫生服务中心(站)是1.0%;老年人在市级三级医院住院耗材费占比是33.5%,区属三级医院是19.6%,区属二级医院是13.1%,社区卫生服务中心(站)是0.9%;长寿老人在市级三级医院住院耗材费占比是14.1%,区属三级医院是10.1%,区属二级医院是6.8%,社区卫生服务中心(站)是0.7%。

表4-139 不同年龄组人口在各医疗机构住院耗材费占比(%)

年 龄 组	市级三级医院	区属三级医院	区属二级医院	社区卫生服务中心(站)
儿童	18.5	11.3	13.6	1.3
青年	26.2	26.2	21.8	0.9
中年	31.8	28.6	24.5	1.1

年 龄 组	市级三级医院	区属三级医院	区属二级医院	社区卫生服务中心(站)
年轻老年人	34.8	27.1	20.4	1.0
老年人	33.5	19.6	13.1	0.9
长寿老人	14.1	10.1	6.8	0.7